MANUEL

DE L'OCULISTE.

TOME I.

MANUEL
DE L'OCULISTE,

OU

DICTIONNAIRE OPHTHALMOLOGIQUE,

Contenant une description anatomique de l'œil; une définition des maladies qui l'affectent; des observations particulières sur les médicamens et les opérations qui peuvent les guérir; enfin une notice des auteurs qu'il convient de consulter;

Ouvrage utile aux personnes du monde et à celles qui se livrent à l'étude de cette branche de la Médecine,

DÉDIÉ A SA MAJESTÉ L'EMPEREUR ET ROI,

Par M. DE WENZEL,

Médecin de l'ancienne Faculté de Nancy ; Docteur Régent de l'ancienne Faculté de Médecine de Paris, et Médecin Oculiste ordinaire de la Maison de S. M. l'Empereur et Roi.

ORNÉ DE VINGT-QUATRE PLANCHES.

TOME PREMIER.

PARIS,

Bureau du Lavater, rue des Marais, faubourg Saint-Germain.

1808.

A SA MAJESTÉ

L'EMPEREUR ET ROI.

SIRE,

Enhardi *par la protection que Votre Majesté accorde aux Sciences, aux Belles-Lettres, aux Arts, et par l'encouragement qu'elle leur donne, je dépose aux pieds du Trône le recueil de mes méditations et de mon expérience dans cette partie de la Médecine qui a pour objet l'organe de la vue.*

Elève d'un père justement célèbre, je forme mon fils dans les mêmes principes;

cette tradition de famille va trouver un nouveau motif de zèle dans la récompense glorieuse dont l'honore aujourd'hui Votre Majesté, en daignant permettre que cet ouvrage paraisse sous ses auspices.

Je suis avec un profond respect,

SIRE,

De Votre Majesté, le très-humble serviteur
et fidèle sujet,

WENZEL.

PRÉFACE.

Quand je commençai cet ouvrage, je n'avais pas l'intention de le livrer à l'impression ; il est le fruit des études personnelles que j'ai faites dans cette branche de la médecine qui a pour objet l'organe visuel, sous les yeux de feu le *Baron de Wenzel*, mon père, qui a joui dans toute l'Europe, pendant plus de quarante-cinq ans, d'une réputation méritée dans cet art, dont il a étendu les bornes, fort circonscrites avant lui.

Ce que son heureuse expérience lui avait acquis de connaissances, ce qu'en lui succédant j'ai pu observer d'utile, a fait naître en moi l'idée de revenir sur ces premières notions élémentaires ; et l'espérance que je conçois de trouver à mon tour un successeur dans mon fils, m'a inspiré le desir de réunir en un corps de doctrine ce que je n'avais recueilli que comme simples notes, bonnes pour la mémoire de celui qui sait, mais trop imparfaites pour qui veut apprendre.

En travaillant à me rendre clair pour l'enfant que j'instruis, je me suis persuadé que je pouvais être entendu des malades eux-mêmes, et les garantir des prestiges du charlatanisme de ces opérateurs modernes qui se targuent de quelques demi-succès plus que hasardés, pour préconiser

leur prétendue habileté, et de ces secrets mira-
culeux qui font des dupes, en sacrifiant à leur
ignorance un grand nombre de victimes.

Cette partie de la médecine n'est point conjec-
turale : elle a des règles presque sûres pour
découvrir la source du mal, elle consacre des
moyens efficaces pour le détruire ; et souvent
même, en associant son expérience aux connaissances de la médecine ordinaire, elle peut le
prévenir.

Des hommes habiles se sont occupés avant moi
de cette science, sous les trois rapports que j'indique : en y consacrant leurs veilles, ils ont bien
mérité de l'humanité. Leur exemple est encou-
rageant ; et sans prétendre leur rien enlever,
pourquoi n'ajouterais-je pas aux connaissances
que nous tenons d'eux, ce qu'une expérience hé-
réditaire m'a fait découvrir d'intéressant ? C'est
un dépôt que je me plais à laisser à mon fils.... ;
et si j'ai le bonheur d'obtenir quelques droits à
l'estime de mes concitoyens, il sentira mieux le
prix d'un pareil héritage, et les obligations qu'il
lui impose.

J'ai préféré la forme d'un dictionnaire, comme
plus propre qu'aucune autre à mettre toute espèce de malade à portée de juger quel remède
ou quelle opération doit être employée. Dans un
traité complet, il faut tout lire ; les gens de l'art

s'y résignent : le malade est impatient ; il aimera à trouver la définition du mal dont il est affligé, et les consolations qu'il cherche sont sous sa main pour y recourir avec confiance.

J'ai divisé ce Dictionnaire en quatre classes de mots :

1°. *Mots des organes.* Courte description anatomique, mais suffisante pour avoir une idée saine de la structure de chaque partie de l'œil ; nomenclature de toutes les maladies qui affectent chacun de ces organes ; notice enfin des principaux et meilleurs auteurs qu'on doit consulter pour avoir une connaissance plus étendue de la composition de ces mêmes parties. L'ordre alphabétique aidera beaucoup à trouver l'article qu'on desire connaître.

On m'objectera que je pouvais me dispenser de traiter la partie anatomique de l'œil, parce qu'elle est parfaitement connue ; aussi ai-je prévenu ce reproche, en étant très-court dans cette description. J'ai cru d'ailleurs ce détail nécessaire dans un ouvrage comme celui-ci, pour qu'on n'eût rien à desirer de ce qui peut être relatif à l'œil.

2°. *Mots des maladies;* ceux-là sont les plus étendus, comme les plus importans. J'ai fait ici ma profession de foi, en indiquant les opérations

et les remèdes nécessaires , mais aussi en rejetant
les uns et les autres, quand je les crois inutiles
ou nuisibles. Je me suis permis encore d'émettre
mon opinion sur les causes de quelques maladies particulières, sur le traitement à employer,
avec d'autant plus d'assurance , que cette opinion
est fondée sur un grand nombre d'années d'expérience et de succès, et qu'elle est sur-tout dé-
pouillée, à ce que je pense, de tout préjugé.

3°. *Mots des instrumens*. Je les décris lorsque
je les crois bons, et seulement je nomme ceux
dont on peut et l'on doit se passer, en protestant
que, si quelques-unes de mes expressions ont
pu choquer les personnes que cela concerne,
mon intention n'a point été de les offenser. Ma
franchise ne m'a point permis de déguiser ma
façon de penser, et je suis persuadé qu'elle est
excusable, sur-tout lorsqu'il est question d'un
objet aussi important que l'art de guérir. En pareille circonstance, ce serait un crime de mentir
à sa propre conscience pour ne déplaire à personne.

4°. *Mots des médicamens*. Ils sont les plus
courts et les moins nombreux. J'ai examiné leur
influence dans les maladies d'yeux, et j'ai dit
ce que j'en pensais. Je n'ai point indiqué un grand
nombre d'entre eux, convaincu qu'on peut et que
l'on doit utilement faire la médecine oculaire

avec très-peu de remèdes , et même avec les plus communs. Une nomenclature plus multipliée serait propre tout au plus à étaler une vaine érudition , nullement profitable aux malades.

Quant aux applications locales , et sur-tout aux collyres , on verra , en consultant ce dernier mot , le degré de confiance qu'on doit y attacher, et combien l'on doit être en garde contre l'abus qu'on en fait journellement. En effet , depuis bien des siècles , on s'est accoutumé à traiter beaucoup de maladies d'yeux avec ces sortes de remèdes locaux seuls , et à attendre plus la guérison de leur application , que de l'usage bien dirigé des remèdes internes et des opérations indiquées. Je signale par là les malades , les personnes peu éclairées , et sur-tout les charlatans, dont le nombre s'accroît tous les jours d'une manière vraiment effrayante.

J'ai fait mention des expressions et des mots même les plus vulgaires , pour que la classe des lecteurs la moins instruite des termes techniques , mais qui est accoutumée à ces sortes de mots , puisse encore y puiser quelques connaissances. On ne saurait, à ce que je pense, trop se mettre à la portée de tout le monde dans pareille circonstance.

Quelque peu d'étendue que j'aie cherché à

donner à ce Dictionnaire, il m'a été impossible
de le réduire davantage , dans la crainte qu'à
force de retrancher , je ne me rendisse obscur ,
ou au moins d'une utilité équivoque. Les praticiens consommés savent qu'avec les malades il
ne faut pas craindre de se répéter , et qu'il vaut
mieux employer plus de paroles , être par conséquent plus clair , et éviter par-là les méprises.
A la vérité le style y perd , et l'amour-propre de
l'auteur n'y gagne pas.

Je n'ai eu d'autre but que celui d'être utile ;
je l'ai atteint , si je suis suffisamment intelli-
gible, et pour l'être, je ne me suis occupé que
de la science, sans prétention académique. J'a-
voue même que je partage l'opinion de plusieurs
personnes instruites , qui pensent qu'un traité
de médecine , écrit en style oratoire , en devient
par cela même moins clair. 'Ce reproche pourrait avec raison être adressé à plusieurs ouvrages
récemment publiés en médecine et en chirurgie.

Instrumens et autres objets représentés dans les Planches.

MANUEL DE L'OCULISTE.

A

ABAISSEUR (muscle). Ce muscle est destiné à porter le globe de l'œil en bas. Voy. le mot *Muscles de l'œil.*

ABATTRE LA CATARACTE. C'est déprimer au fond de l'œil la lentille crystalline opaque. Voyez le mot *Dépression.*

ABCÈS DE L'OEIL. Collection de pus dans les différentes chambres de l'œil, ou antérieures ou postérieures, ainsi qu'entre les lames de la cornée transparente; cette collection de pus est appelée diversement selon les parties qu'elle occupe. Voyez à ce sujet les mots suivans : *Hypopion, Empyesis, Onyx.*

ABCÈS DU GRAND ANGLE. Voyez le mot *Anchilops* qui est le nom donné à l'abcès du grand angle.

ABCÈS DU CRYSTALLIN. État particulier de cette lentille qui acquiert un volume plus considérable qu'elle ne l'a naturellement. Le crystallin est ordinairement dans ce cas presque fondu et tombé en suppuration dans sa capsule propre. Voyez le mot *Hydatide*, qui est la même chose.

ABCÈS DANS L'ORBITE, DERRIÈRE OU A CÔTÉ DU GLOBE.

§ I. Lorsqu'il y a un abcès derrière le globe, il paraît une tumeur plus ou moins volumineuse qui s'étend
quelquefois jusqu'au-delà des paupières, et jette l'œil de
côté ; lorsqu'elle ne se montre point de côté, elle pousse
l'œil en devant, parce que l'abcès est entièrement derrière lui.

§ II. La douleur est vive, continuelle et intolérable ;
elle s'accroît à mesure que le pus se forme ; quelquefois
au contraire les malades éprouvent un assoupissement
que rien ne peut dissiper. Presque toujours il survient
une fièvre assez aiguë, et le sentiment de pulsation
augmente jusqu'à ce que la matière soit totalement formée. La rougeur est toujours plus apparente à la place
qu'occupe l'abcès.

§ III. Il se forme un abcès dans le fond de l'orbite à la
suite d'une ophthalmie violente et de mauvais caractère,
qui aura attaqué en même tems les membranes externes
et internes de l'œil. Cette collection de matières a lieu
aussi après un épanchement sanguin ou un éclat de
soleil. Les coups, portés sur le globe avec des corps
contondans, des grandes blessures de l'œil, peuvent
encore être cause de cette collection de pus.

§ IV. On a quelque espoir de conserver la vision si
l'abcès n'est pas considérable et est situé de côté ; alors
le globe étant porté à droite ou à gauche, les tuniques
de l'œil n'éprouvent que peu ou aucune altération ; la
pupille ne change point de forme, et la vue, quoique
affaiblie, existe encore.

Cet espoir de rétablir la vision s'évanouit pour l'ordinaire, lorsque le pus est dans le fond de l'orbite et
derrière l'œil, car cet organe projeté fortement hors de
sa cavité est tiraillé dans toutes ses parties et notam-

mènt dans le nerf optique. Ce nerf se paralysant, la vue est irrévocablement perdue. Les douleurs atroces, les insomnies et la fièvre, font le complément de la maladie.

§ V. Si l'abcès est derrière le globe, et même lorsqu'il est situé de côté, les moyens les plus prompts et les plus convenables ne sauraient être trop tôt employés. Dans la dernière position, pour éviter la perte totale de la vue, et dans la première, pour épargner les douleurs affreuses dont les malades sont menacés, on administre d'abord le traitement suivant :

Le malade doit être saigné amplement à une des veines jugulaires, aux pieds, aux bras, même à l'artère temporale avec la lancette; aux vaisseaux hémorrhoïdaux, aux tempes, aux paupières avec les sang-sues, selon les indications, après avoir fait précéder les premières évacuations sanguines.

Il se déterminera à recourir à un vésicatoire large à la nuque, dans quelques cas à un séton au même endroit, dans d'autres au moxa, ou aux ventouses scarifiées. Le cautère à l'un des bras succédera à ces exutoires, mais seulement après la cure, si elle est heureuse.

Les bains de pieds, les lavemens émolliens et purgatifs les plus actifs, l'eau de veau ou de poulet lui seront conseillés comme boisson le matin.

On emploiera à l'extérieur des fomentations résolutives et chaudes, dont on fait aussi recevoir la vapeur sur l'œil, de tems en tems.

L'usage du mercure doux à l'intérieur, comme fondant et sous forme de pillules ou de bols pris tous les soirs avant de se mettre au lit, m'a paru être le meilleur moyen à employer pour dissiper ces collections de matière purulente, et éviter les opérations. On n'oubliera point de purger le malade tous les dix ou douze jours avec le même médicament, dont on forcera alors la dose.

Ce remède ne sera efficace qu'autant que le travail de la suppuration ne sera point avancé, car alors il faudrait y renoncer.

Si tout le traitement prescrit n'avait aucun succès, il sera indispensable de donner issue au pus sans plus attendre. L'abcès sera ouvert avec un bistouri quelconque, que l'on dirigera suivant la direction des fibres du muscle orbiculaire, si l'on est obligé de l'intéresser dans l'incision, de sorte cependant à ne toucher qu'à l'abcès, circonstance qui demande beaucoup d'attention, malgré que la tumeur purulente se montre à découvert d'un côté ou de l'autre du globe.

Lorsque l'ouverture est achevée et suffisamment large, que le pus paraît entièrement évacué, il convient de tenir les lèvres de l'incision écartées, pour pouvoir, dans les pansemens subséquens, deterger aisément le fond du sac, à l'aide des injections réitérées formées avec la teinture d'aloès, avec des eaux vulnéraires ou autres de ce genre; puis on laisse cicatriser la plaie, et on termine la cure par quelques purgatifs fondans.

L'issue de cette maladie est, pour l'ordinaire, des plus funestes, et l'extirpation en est le plus souvent le meilleur remède. On évite par ce moyen les douleurs affreuses, les insomnies, la fièvre, etc., qui ne cessent que lorsque l'œil se détruit petit à petit par la suppuration et par parcelles. Le globe se déchire alors avec bruit et des angoisses affreuses; le crystallin, l'humeur vitrée et aqueuse, ainsi que la plupart des membranes internes, sont chassées avec violence au dehors; quelquefois la fin de la crise est plus funeste encore, puisque les parties peuvent devenir carcinomateuses, et compromettre l'existence.

ABDUCTEUR (muscle), un des muscles droits de l'œil, dont la fonction est de porter le globe en dehors et d'opérer par conséquent l'abduction de cet organe. Voyez le mot *Muscles de l'œil.*

ABSORPTION DE LA LUMIÈRE. C'est l'engloutissement, pour ainsi dire, ou l'extinction des rayons de lumière.

ACCOMPAGNEMENS DE LA CATARACTE. Portions muqueuses et gluantes qui sortent après la cataracte et qui restent aussi quelquefois après sa sortie ; ces accompagnemens interceptent alors de nouveau les rayons lumineux, et obligent d'avoir recours à une nouvelle opération. Voyez, à ce sujet, le mot *Cataracte* vers la fin de cet article. Souvent la présence de ces accompagnemens crystallins opaques fait présumer une opacité dans l'enveloppe postérieure des corps lenticulaires, et qui n'existe point. Alors on dit qu'il y a cataracte membraneuse.

ACHLYS, ou BROUILLARD. Espèce d'ulcère superficiel de la cornée transparente. Voyez, pour le traitement à employer, le mot *Ulcère.*

ACROCHORDON. Espèce de verrue des paupières, qui est fort grêle et semblable à une corde ; elle est attachée à la peau par un pédicule fort mince, appelé ainsi par les grecs d'ακρος, *Extrémité,* et de κορδη, *Corde.* Voyez l'article *Verrues des Paupières.*

ADDUCTEUR (muscle), un des muscles droits du globe de l'œil. Lorsque le muscle agit seul, il dirige ou

tire l'œil en dedans, c'est-à-dire qu'il en produit l'ad-
duction. Voyez le mot *Muscles de l'œil.*

ADHÉRENCE de l'Iris avec la Capsule du Crystallin ; en grec Συνειχεια *Synechia, seu Concretio Iridis
cum Capsulâ lentis Crystallinœ.*

Cet accident a lieu souvent dans les cataractes anciennes qui adhèrent à la partie antérieure de cette
capsule ; quelquefois cette concrétion survient après
l'extraction de la cataracte, et pour lors l'iris adhère à
la portion postérieure de cette enveloppe. Voyez à ce
sujet l'article *Cataracte ;* voyez aussi le mot *Coalition
de l'Iris avec la Capsule du Cristallin et avec la Cornée.*
L'adhérence de l'iris avec la capsule crystalline, lorsque
la cataracte existe, se détruit au moyen d'une aiguille
d'or dont je donnerai la description aux mots *Aiguille*
et *Cystitome.* Dans les autres circonstances on ne peut
guérir cette maladie.

ADHÉRENCE de l'Iris avec la Cornée transparente. Voyez le mot *Coalition de l'Iris avec la Cornée.*

AEGYLOPS. Les Grecs ont donné à la tumeur lacrymale ulcérée, le nom d'αιγιλωψ, en latin, *Ægylops,*
quoique très-improprement.

§ I. L'ægylops est un petit ulcère calleux, profond,
quelquefois sinueux, qui se forme dans l'angle interne
des paupières et près le sac lacrymal; il n'affecte que
très-rarement les voies lacrymales ; de cet ulcère s'é-
chappe une matière purulente et glaireuse, qui peut à
la longue se faire jour à travers le conduit des larmes,
en détruisant les parois de ce sac. Dans ce dernier cas,
il y a réellement ce qu'on appelle fistule lacrymale,
puisqu'il se forme une obstruction et ulcération dans le

conduit ; à la vérité ce cas est fort rare , mais il s'est offert plus d'une fois.

§ II. L'anchilops ou tumeur du grand angle, quand il abcède, constitue l'ulcère auquel les Grecs ont donné le nom d'ægilops.

Cette espèce d'ulcération est aussi occasionnée par la maladie vénérienne, par la petite vérole, par une ophthalmie, etc.

§ III. L'ægylops , produit par une maladie vénérienne, se dissipera par l'usage des mercuriaux à l'intérieur, et des détersifs à l'extérieur. Les anti-phlogistiques conviendront à l'ægylops dépendant d'une ophthalmie. L'ulcération que cause la petite-vérole, après la cessation de cette maladie, exige seulement des collyres dessicatifs. Quant au traitement de l'ægylops , nom que porte par excellence l'ulcération de la tumeur connue sous celui d'anchilops , on doit voir le mot *Anchilops* , où les moyens à employer se trouvent décrits.

AETHIOPS, animal. C'est le nom que *Le Cat* a donné à l'espèce d'humeur noire qui enduit la choroïde. Voyez à ce sujet le mot *Choroïde*.

AFFAIBLISSEMENT de vue, *Hebetudo visûs, seu visûs obscuritas*.

§ I. Plusieurs malades se plaignent de la difficulté qu'ils éprouvent à distinguer les objets, lorsque dans des tems peu éloignés leur vue était parfaite. A l'examen, les yeux sont dans leur état d'intégrité parfaite ; les corps transparens, situés dans le globe, sont intacts ; les membranes sont saines ; la pupille jouit au plus haut degré de ses mouvemens de dilatation et de resserrement, soit qu'elle se trouve dans l'obscurité ou au grand jour. Cette maladie pourrait avoir beaucoup de rapports avec celle à laquelle on a donné le nom d'ambliopie. Voyez ce dernier mot.

§ II. En interrogeant ces personnes, on apprend presque toujours qu'elles ont beaucoup fatigué leurs yeux, soit à la lecture, à l'écriture, soit en travaillant sur des ouvrages délicats, comme font les peintres en miniature, les graveurs, les horlogers, les brodeurs, etc.; soit en regardant fixement, même un instant le soleil, ou les nuages pour les exprimer au moyen de la peinture, comme font quelques artistes; en un mot, en considérant tout objet qui jette un vif éclat, tels sont le feu, qu'il est dangereux de fixer long-tems, le blanc, le rouge, les glaces et tous corps polis.

§ III. La guérison de cette faiblesse de vue, dépendra entièrement de l'éloignement des causes premières de son existence, ensuite de quelques précautions et médicamens généraux capables de prévenir son retour, ou au moins son accroissement.

Les malades, ainsi affectés, doivent user habituellement, quoiqu'avec modération, de boissons délayantes et rafraîchissantes, telles que le petit lait, l'eau de veau, de poulet, l'orangeade, la limonade, l'orgeat, etc.; choisir des alimens sains, nourrissans, de facile digestion cependant, et pris avec prudence; ils doivent encore faire un exercice, sans le pousser jusqu'à la fatigue, mais dans des lieux ombragés et sans humidité.

Les bains entiers, les demi-bains, les bains de pieds, les lavemens émolliens, à la sortie de ces bains, leur seront également utiles.

Les remèdes oculaires, dont ils feront usage fréquemment, seront composés de fomentations toniques, et de bains d'eau de puits, ou d'eau à la glace. Les malades, emploieront encore avec avantage, trois fois la semaine, la fumigation sèche, avec les résines aromatiques, dont la nomenclature se trouve à l'article *Goutte sereine*, ainsi qu'aux mots *Fumigation* et *Collyre*. Ils joindront, comme moyen de plus, des frictions sur le front, les tempes, les paupières, les sourcils, avec une flanelle imprégnée de la même vapeur qui aura servi à la fumigation. Ces frictions suivront chaque fumigation.

Le suc de bette ou poirée, dont les malades expriment fortement quelques feuilles pour l'obtenir, dont ils mettent quelques cuillerées dans le creux de la main, et qu'ils inspirent fortement à jeun, est un sternutatoire fort simple et vulgaire, mais dont l'action n'est point à mépriser dans ce cas.

De tous les médicamens, les plus efficaces sont, sans doute, les ménagemens, et les personnes ainsi affectées, feront usage de garde-vue de couleur sombre, de conserves vertes, bleues, jaunes, etc.; elles devront modérer le travail en général, éviter sur-tout celui du soir, et, de plus, ne s'appliquer que le moins possible sur des objets difficiles à distinguer et brillans; elles garantiront avec scrupule les organes délicats, du contact du soleil, du feu et corps éclatans, etc. Voy., pour plus de détail, le mot *Ambliopie*, maladie qui, comme je l'ai dit, a une grande ressemblance avec celle-ci.

AFFAISSEMENT DE LA CORNÉE, *Subsidentia Corneæ, Rutidosis, seu Corrugatio Corneæ*.

Cette maladie est toujours un symptôme d'une autre : par exemple, quand on fait une incision à la cornée, lorsque cette tunique est ouverte à la suite d'une blessure, ou après une ophthalmie violente qui a produit un ulcère, ou un hypopion, cette membrane est affaissée, et paraît ridée; mais alors ce n'est point une maladie particulière, car dès que l'humeur aqueuse cessera do s'échapper par les ouvertures, la cornée ne sera plus affaissée. Voyez le mot *Rides de la Cornée.*

AIDE, *Adjutor, Minister.*

Un aide est une personne chargée d'aider le médecin oculiste dans ses opérations, soit en contenant le malade, en soulevant et écartant les paupières, soit en donnant à l'opérateur les instrumens à mesure qu'il en a besoin.

Un aide est un secours très-essentiel pour le médecin oculiste, et qui lui est souvent très-nécessaire; toute personne même très-instruite en médecine et en chirurgie, ne peut point aider convenablement. Celui qui opère doit être habitué avec celui qui l'aide dans ses opérations.

Il serait à desirer que lui-même fût capable d'exercer convenablement cet art. Il faut que l'aide soit adroit, ferme, nullement susceptible de s'étonner, lorsque les opérations présentent quelques complications et des difficultés peu ordinaires; qu'il ait les doigts longs, déliés, pour ne point cacher le globe ni gêner la personne chargée de l'opération; qu'il soit instruit, docile, et suive adroitement tous les mouvemens qu'on est souvent obligé d'employer lorsqu'on agit sur un organe aussi délicat que l'œil; je crois inutile de faire observer qu'il doit sur-tout jouir, autant qu'il est possible, d'une très-bonne vue, et employer avec les malades, même les plus indociles, la plus grande douceur. Souvent un médecin oculiste est fort gêné dans ses opérations, lorsqu'il n'est point aidé convenablement, et au contraire, il a les plus grandes facilités, lorsque celui qui aide est instruit et adroit, et, de plus, accoutumé à agir de concert avec lui.

Les opérateurs qui prétendent pouvoir se passer d'aide et les remplacer par des machines propres à soulever les paupières pour découvrir le globe, ont le plus grand tort, et peuvent être, avec justice, accusés de sacrifier leurs malades à leur précipitation et à leur insouciance.

AIGLE. Espèce de tumeur qui naît sur la conjonctive. Voyez, pour le traitement, les mots *Tumeur, Pustules.*

Cette tumeur, quant au traitement, ne diffère aucunement des maladies dont il est question dans les articles que je viens de nommer; elle forme une tache blanchâtre sur le blanc de l'œil, et contient une matière comme gypseuse.

AIGUILLE, *Acus ophthalmicus.*

Cet instrument est de plusieurs espèces, il y en a pour pratiquer l'opération de la cataracte par abaissement, d'autres pour soulever les corps charnus et passer une soie ou un fil au-dessous, et pouvoir les disséquer plus facilement, ainsi que pour faire quelques points de sutures; ces dernières aiguilles sont courbes, tranchantes des deux côtés, et percées d'un trou pour pouvoir y passer une soie, un fil.

Lorsqu'elles sont destinées à pratiquer des sétons, soit à la nuque ou dans toute autre partie du corps, elles sont plus fortes, plus larges, tranchantes à leur extrémité, et le trou, à travers lequel on passe une mèche ou une bandelette de linge, est aussi plus considérable; elles sont droites pour l'ordinaire, quelquefois cependant elles ont une très-légère courbure sur leur plat.

Voyez-en la figure dans les *Institutiones chirurgicæ*
d'Heister.

Les aiguilles, destinées à l'opération de la cataracte
par abaissement, sont droites, d'une demi-ligne d'épaisseur jusqu'à une ligne ou une ligne et demie vers la
pointe, ou elles sont tranchantes des deux côtés, fort
pointues et faites en langues de carpe ou en forme de
lance. D'autres sont rondes dans toute leur étendue et
simplement pointues; celles-ci sont moins favorables
pour l'opération, elles ne percent pas aussi facilement
que les autres, ne donnent pas autant d'aisance pour
déprimer le crystallin lorsqu'il a perdu sa transparence.
Quelques-unes des aiguilles, employées dans l'opération
de la cataracte, sont ou crochues comme des hameçons,
et servent à extraire les cataractes. Ceux qui les ont in-
ventées croyaient anciennement à l'existence de ces cataractes membraneuses; ces aiguilles sont encore faites
comme des pinces pour remplir le même objet, ou obtuses pour déprimer le crystallin, après avoir préalablement, percé les membranes de l'œil avec une aiguille
pointue.

Tous ces différens instrumens sont fabriqués en acier,
en or, ou en argent. Comme l'opération, qui a donné
lieu à la naissance d'une multitude de ces instrumens
très-différens dans leur forme et leur usage, est presqu'entièrement abandonnée, je n'insisterai point sur
leur description.

L'espèce d'aiguille qu'employait *Daviel*, pour inciser
la cornée dans l'opération de la cataracte par extraction,
avait la forme d'une lancette pointue, tranchante et
demi-courbée, ayant à peu près la figure d'un as de pic.
Il agrandissait cette incision avec une autre aiguille

aussi demi-courbée, mais mousse. L'aiguille dont il faisait usage pour inciser la capsule crystalline, était semblable à la première, mais beaucoup moins large.

J'emploie une aiguille d'or dans bien des circonstances, 1°. pour inciser la capsule du crystallin ; 2°. pour détruire les adhérences de ce corps avec l'iris ; 3°. pour faire faire à cette lentille une révolution sur elle-même lorsqu'elle a de la peine à sortir par l'ouverture de la pupille, et de cette manière, servir de *cystitome*, sans avoir les inconvéniens de ce dernier instrument ; 4°. pour extraire dans beaucoup de cas, les corps étrangers introduits et implantés dans l'œil ou dans le tissu des paupières.

Cette aiguille d'or présente une tige longue à peu près de deux pouces et large d'une ligne, plate dans presque toute son étendue ; vers son extrémité elle a un petit tranchant recourbé et plat, d'un quart de ligne d'étendue à peu près. Ce tranchant sert à inciser la portion antérieure de la capsule crystalline ; elle s'introduit aisément, quelque petite que soit l'ouverture de la pupille, sans blesser celle-ci, parce qu'elle est extrêmement lisse et polie jusqu'à son tranchant. Elle est fabriquée en or très-fin, qui permet, en la ployant, de lui donner plus ou moins de courbure ; on s'en sert avec facilité selon le degré d'enfoncement de l'œil dans la cavité orbitaire, et de protubérance de l'os de la pommette. Cette aiguille est fixée dans un manche de la longueur, de la largeur, de la forme et de la même matière que celui qui reçoit le *cératotome*, ou instrument pour pratiquer l'opération de la cataracte par extraction. *Voy. la figure I.*

Consultez les ouvrages suivans :

Fabric. ab Aquapendente opera chirurg.

Scultet. Armam. chirurg. *in-8º.*

Ambroise Paré (les OEuvres d'), *in-folio.*

Heister. Institut. chirurg. *in-4º.*

Garengeot (Traité des Instrumens de Chirurgie de), *in-12.*

Dionis, Traité d'Opérations de Chirurgie, au Jardin du Roi, *in-8º.*

L'Art du Coutelier, par *Perret, in-folio.*

Brambill. Armamentar. Chirurg. Austriac. *in-fol.*

AIR, *Aër.* L'air est un fluide élastique, inodore, insipide, susceptible de se dilater considérablement, et d'être fortement comprimé; pesant, nécessaire pour la combustion, pour la respiration, etc. qui nous environne de toute part, et agit sur nos individus d'une manière assez marquée.

L'air est-il nuisible dans les maladies d'yeux? C'est ce que je ne crois point. A la vérité, s'il est agité, comme lorsqu'il fait du vent, s'il est humide, lourd, mal-sain, alors il est également dangereux pour les yeux, même les plus sains. Voyez le mot *Précaution pour conserver les yeux.*

Je ne parle point des substances aëriformes, telles que les gaz hydrogène, acide muriatique, nitreux, acide carbonique, etc. qui ont bien quelques-unes des propriétés de l'air pur, mais à qui il manque celles qui caractérisent essentiellement l'air respirable, c'est-à-dire de favoriser la combustion, la respiration, etc. Il est certain que ces substances, qui ont l'apparence de l'air, et qui n'en sont point, peuvent nuire, non-seulement aux yeux, mais même causer la mort à la personne qui serait plongée quelque tems dans une semblable atmosphère.

Un air pur, tranquille ne peut affecter l'œil désagréablement et d'une manière dangereuse lorsqu'il est malade, ou qu'il a éprouvé quelque opération ; et si cet œil semble souffrir d'être exposé à l'air, cela vient bien plutôt de ce qu'il est en contact avec la lumière, que par toute autre cause. J'ai observé au contraire que les différentes maladies, survenues spontanément ou à la suite de quelqu'opération pratiquée sur l'œil, guérissaient beaucoup plus vîte et plus sûrement lorsqu'ils étaient exposés à un air doux, sain, et tel qu'il est dans une chambre dont l'atmosphère renouvelée est tempérée, que lorsqu'on le couvre avec des compresses et des bandages, etc.

Je ferai observer en passant, que plusieurs praticiens, en laissant les yeux trop long-tems couverts, suivent une méthode très-vicieuse, dans le traitement de quelques opérations, et sur-tout pendant la durée de quelques maladies, en particulier de l'ophthalmie ou inflammation de l'œil ; ils péchent même dans quelques circonstances, et en particulier lorsqu'ils couvrent les yeux pendant une ophthalmie, ne fût-ce que quelques jours : j'ai vu des suites funestes de cette méthode ; à la vérité je ne prétends point qu'on doive laisser l'organe malade, exposé à une vive lumière, ni à un air humide et agité, ainsi qu'à une atmosphère chargée de poussière, etc. ; mais je veux qu'on abandonne l'œil à l'air, sans compresses ni bandages ; qu'on fasse usage d'un large garde-vue de taffetas noir, qu'on tienne l'appartement obscur, et qu'on ne laisse entrer que le degré de jour convenable, de sorte que cette lumière ne puisse blesser un organe aussi délicat, même dans l'état de santé, et qui l'est encore plus dans l'état de maladie. Voyez les mots *Cataracte*, *Ophthalmie*.

ALBUGINÉE, *Albuginea, seu Tunica innominata.*
On a donné le nom d'Albuginée à une membrane que
l'on a composée de la réunion des tendons des quatre
muscles droits qui meuvent le globe. Cette membrane,
ont dit les anciens, est blanche, lisse, luisante et ferme;
elle forme une tunique particulière et apparente à peu
de distance de la cornée.

Aujourd'hui, les anatomistes les plus exacts s'accor-
dent à dire que cette membrane n'existe pas, et n'est
pas, comme l'ont dit les anciens, l'expansion des tendons des muscles droits; ces tendons sont visiblement
distincts, et séparés les uns des autres par la tunique
sclérotique; d'ailleurs ils ne sont point assez larges pour
constituer une membrane particulière. On les voit logés
dans des enfoncemens de la sclérotique; celle-ci se montre d'une manière sensible dans les intervalles que laissent entre eux chacun des tendons de ces muscles.

Voyez, sur la structure de cette tunique, les ouvrages
suivans :

Galenus, De usu part. lib. X, cap. 2, *in-folio.*
Riolan. Anthropogr. lib. IV, *in-4º.*
Spigel. Anatom. Corp. hum. lib. X, p. 326, *in-fol.*
Morgagnii, Epist. anat. 17, *in-4º.*
L'Anatomie de *Winzlow, in-4º.*
Celle de *M. Sabathier, in-8º.*
Descript. anat. ocul. hum. *Godfried. Zinn. in-4º.*
L'Anat. d'*Heister,* par *Senac, in-8º.*
Essais anatom. de *Lieutaud, in-8º.*
ALBUGO ou LEUCOME.

§ I. L'albugo ou leucome présente l'aspect d'une tache
ou opacité épaisse et large, blanche et inhérente à la
cornée. Cette opacité intercepte plus ou moins les rayons

de lumière, selon qu'elle est plus ou moins étendue,
ou qu'elle est placée plus près ou plus éloignée du centre de la cornée.

Cette maladie a été appelée par les Grecs λευκωμα, en
latin *leucoma albugo*. Le leucome diffère cependant un
peu de l'albugo, parce qu'il est produit en partie par
des cicatrices, ce qui n'a point lieu dans l'albugo. La
couleur n'est point non plus tout-à-fait la même.

§ II. Cette maladie ne ressemble point aux cicatrices,
en ce que celles-ci sont toujours les suites de plaies, d'ulcères, et que leur blancheur tient de celle de la perle ;
qu'elles n'ont point communément beaucoup d'étendue,
et qu'elles ne sont point accompagnées d'inflammation.

Les taies ou taches se rapprochent davantage du leucoma. Elles sont, comme lui, le produit d'ophthalmies ;
mais elles offrent une variété par le volume qui est bien
moindre, ayant d'ailleurs, comme lui, leur siége entre
les feuillets de la cornée.

L'albugo est d'un blanc de craie, quelquefois fort
large, au point d'occuper toute la cornée, d'être plus
blanc dans une partie que dans l'autre ; il est toujours
le produit d'une autre maladie, et n'existe point ordinairement par lui-même. J'ai cependant rencontré dans
ma pratique des personnes qui ont été affectées d'albugos, sans qu'il parût aucune autre maladie ; et dans ce
cas, il semblait qu'un voile blanchâtre partait du bas et
entre les lames de la cornée. Ce voile s'étendait dans
toute la surface de cette membrane. Ces malades, à la
vérité, étaient attaqués de scrophules, et jouissaient
d'une assez faible santé. On sait que dans les ophthalmies scrophuleuses la cornée devient très - facilement
opaque, quoique la rougeur de la conjonctive soit à

Tom. I.   2

peine apparente. Ces albugos d'ailleurs n'avaient point autant d'épaisseur que les albugos survenus à la suite d'ophthalmies violentes.

L'hypopion diffère de l'albugo en ce que la matière est sous la cornée et dans la chambre antérieure et postérieure, et qu'elle peut être évacuée au moyen d'une ouverture à cette membrane ; que dans l'albugo, au contraire, l'obstacle est entre les lames de cette tunique, comme je l'ai dit.

§ III. Une ophthalmie grave qui se termine par la suppuration, donne naissance à l'albugo.

La matière de la petite vérole se transporte subitement quelquefois vers l'œil et entre les lames de la cornée, s'y dessèche, et y reste adhérente après la cessation des symptômes. Elle cause alors un albugo auquel rien n'apporte de soulagement.

Les maladies vénériennes sont de même l'origine d'albugos, que rien ne peut faire disparaître.

Il en est de même des larges blessures de la cornée, elles produisent souvent un albugo par succession de tems.

§ IV. Lorsque l'albugo est confirmé, on ne peut guères s'attendre qu'il se dissipera, mais on pourra arrêter ses progrès lorsqu'il ne sera que commençant. On obtiendra ces avantages en employant à propos les remèdes capables de guérir promptement les ophthalmies qui sont les précurseurs de l'albugo. Ainsi les saignées ne seront point épargnées : les veines jugulaires, celles du pied, du bras, et, dans quelques cas, l'artère temporale, seront ouvertes avec la lancette. Le sang sera encore tiré avec les sang-sues aux tempes, aux paupières, aux vaisseaux hémorrhoïdaux, et à d'autres vaisseaux, selon l'indication.

Les sétons à la nuque, le moxa après la cessation du séton; au défaut de ces exutoires, les ventouses simples et scarifiées ne sauraient trop être recommandées.

Les bains de pieds, les lavemens simples et purgatifs, les boissons délayantes, données abondamment, auxquelles seront associés les évacuans de toute espèce, ne seront pas moins nécessaires.

L'œil malade sera fomenté avec des infusions résolutives et toniques, mais ne restera couvert que le tems nécessaire pour ces fomentations. On peut ajouter à ces infusions quelques gouttes d'esprit de vin ou d'eau-de-vie.

Un régime doux et humectant contribuera aussi beaucoup à la guérison.

Quelques praticiens ont prétendu guérir l'albugo complet par des médicamens actifs appliqués sur l'opacité même, tels sont le fiel de brochet, celui d'anguille, les substances alkalines et rongeantes, etc. Lorsque l'albugo est entièrement formé, il est très-essentiel de laisser agir la nature, qui parvient quelquefois, sinon à dissiper entièrement ces sortes de taches, du moins à les diminuer beaucoup par l'évaporation de la matière morbifique, qui a lieu dans ce cas comme dans beaucoup d'autres. Souvent on trouble, par des applications nuisibles et à contre-tems, les efforts qu'elle fait pour se débarrasser de ce qui lui nuit; et dans ces circonstances, les collyres doux et humectans peuvent seuls agir de concert avec elle. On peut aussi donner au malade quelques boissons légèrement sudorifiques, faites avec la squine, la salsepareille, etc.; une telle boisson ne peut qu'augmenter la transpiration si nécessaire dans pareille circonstance.

§ V. Je suis fort éloigné d'approuver les opérations que plusieurs praticiens mettent en usage lorsque l'albugo est entièrement formé, que l'ophthalmie ne subsiste plus, qu'il n'y a que cette tache qui prive l'œil de ses fonctions. Elles consistent à racler la cornée et à enlever, par ce moyen, plusieurs feuillets de cette tunique. Ces opérations augmentent le mal, ne remédient à rien, et souvent produisent des irritations, des douleurs et de nouvelles ophthalmies, semblables à celles qui ont causé l'albugo, et qui n'auraient point eu lieu sans ces manœuvres.

Ces opérations peuvent sur-tout donner naissance à un staphylome, parce que la cornée, amincie par les instrumens tranchans, cède souvent alors à l'impulsion de l'humeur aqueuse qui est au-dessous. Il en résulte une maladie de plus, qui peut nécessiter dans la suite l'extirpation d'une partie ou de la totalité du globe.

Si l'on s'aperçoit durant l'ophthalmie, et même après, qu'un ou plusieurs vaisseaux sanguins et variqueux de la conjonctive venant du grand ou du petit angle, vont se rendre dans la tache, et l'entretiennent, je suis d'avis de l'emporter exactement avec un bistouri ou des ciseaux courbes, après l'avoir soulevé avec une pince ou une airigne, mais sans intéresser aucune autre partie de l'organe.

Excepté ce seul cas, je ne conseillerai jamais aucune opération, mais bien de s'occuper spécialement de la cure de la maladie qu'on soupçonne pouvoir produire l'albugo. Si celui-ci est complet, et nullement accompagné d'inflammation, il faut l'abandonner, comme n'étant point susceptible d'être guéri par les secours de l'art. C'est une cure que la nature seule peut opérer.

Une opération pratiquée avec adresse et à propos au moyen d'instrumens convenables, semble offrir encore dans l'albugo quelque espoir aux malades. S'il reste une portion de la cornée qui ne participe point à l'opacité générale, on pourra tenter de pratiquer une pupille artificielle, qui, si elle subsiste, pourra permettre de jouir de quelque vue, quoique placée dans une partie de l'iris fort éloignée de son centre.

On ne risque point de tenter cette opération, puisque le malade, n'ayant rien à perdre, ne court que la chance de recouvrer une vue plus ou moins bonne. Voyez le mot *Cataracte* vers la fin, pour la méthode à employer dans cette opération ; voyez aussi le mot *Pupille artificielle;* consultez encore les mots *Ophthtalmie, Varices, Leucome.*

O U V R A G E S   A   C O N S U L T E R.

Ambroise Paré (OEuvres d'), in-folio.
Plemp. Ophthalmograph. in-folio.
Heister. Instit. chirurg. in-4°.
Mauchart. Dissert. de Λεύκωμα. Tubin, 1743, in-12.
Saint-Yves, Malad. des yeux, in-12.
Antoine Maitre-Jean, Malad. de l'œil, in-12.
Deshayes-Gendron, Malad. d'yeux, in-12.
Guerin, Malad. d'yeux, in-12.
Plenck, Doctrin. de morb. oculor. in-8°.
Bell's, System. of Surgery, etc. Edimburgh, in-8°.
Anthelme Richerand, Nosographie chirurgicale, in-8°. 1805, tom. I.

ALGALIE. Cathéter, *Specillum sulcatum.* Les algalies sont des sondes creuses, semblables à celles dont on se sert pour sonder la vessie. Elles sont recourbées, et peuvent admettre dans leurs intérieurs des stylets propres à les déboucher lorsqu'elles se trouvent obstruées par une matière épaisse.

On introduit les algalies dans le conduit des larmes par son orifice inférieur : on les laisse quelquefois à demeure dans ce conduit, pour pouvoir, au moyen d'une seringue placée dans la narine, injecter le sac lacrymal avec des médicamens appropriés à l'état de la maladie; on peut encore les ôter et les placer chaque fois, mais il vaut mieux, pour plus grande commodité, les y laisser, parce que l'introduction de ces sondes creuses, ainsi que des sondes pleines, n'est pas fort aisée par l'orifice nazal, quoiqu'elles soient très-lisses et très-polies ; ce sont des cylindres creux dont le diamètre est proportionné au peu d'étendue du canal qu'ils doivent parcourir.

On risque souvent de fracturer le cornet inférieur ou coquille du nez, et d'excorier la membrane pituitaire en sondant le sac par la narine. Il y a des algalies de toutes grandeurs, selon la longueur et la hauteur du syphon lacrymal; elles sont en même tems assez flexibles pour ne point froisser les parties dans lesquelles on les introduit lorsqu'elles rencontrent des obstacles. Ces instrumens ont à leur tête un anneau toujours fixé sur le côté, et qui s'adapte dans une rainure pratiquée dans un porte-crayon ou porte-sonde : on leur a donné cette forme, pour qu'elles soient entièrement cachées par le nez; et pour avoir la facilité de les placer lorsqu'on veut.

Les algalies sont construites en argent le plus communément; mais on en peut fabriquer avec d'autres substances, telles que la gomme élastique, etc.

Voyez les ouvrages suivans :

Le Traité d'Instrum. de Chirurg. ; par *Garangeot*, in-12.

L'armament. chirurgic. par *Scultet*, in-8º.

L'art du coutelier, par *Peret*, in-folio.

Mém. sur la fist. lacrym. par *Laforest*, memb. de l'Acad. de Chirurg. de Paris, in-4º.

ALTÉRATION PARTICULIÈRE DE LA CAPSULE ANTÉRIEURE DU CRYSTALLIN. La partie de la capsule qui revêt antérieurement la lentille crystalline, peut, en perdant sa transparence, ainsi que le corps lenticulaire, prendre des formes assez bizarres, et qui ne s'offrent que très-rarement dans la pratique. J'ai observé un de ces jeux de la nature, lorsque j'allai voir et examiner les yeux des enfans aveugles-nés, dont la maison d'institution était rue Notre-Dame-des-Victoires. Je remarquai entre autres une petite fille aveugle-née, dont les yeux étaient affectés de cataracte, et dont les capsules antérieures sortaient à travers les pupilles, en formant un cône très-aigu. Ces deux capsules étaient très-opaques et très-apparentes. Je fis voir cette singulière altération de la capsule antérieure à plusieurs personnes qui étaient alors présentes lorsque j'examinai les yeux de tous ces enfans le 27 mars 1787.

Les deux pupilles étaient immobiles, et malgré cette immobilité, il y avait tout lieu d'espérer le plus grand succès en pratiquant l'opération de la cataracte par extraction, lorsque l'âge et la raison de cette fille auront permis de l'entreprendre. J'ajouterai que la pointe de cette pyramide capsulaire se portait jusqu'à la concavité de la cornée transparente, mais ne touchait point cette tunique, et en était détachée d'une manière distincte.

Lorsque l'on aura pratiqué l'opération, il sera probablement devenu inutile d'inciser la capsule crystalline;

parce que l'instrument, en traversant la cornée, aura
coupé en même tems cette membrane vers la pointe de
sa pyramide, et donné lieu par cette incision à la sortie du crystallin, aidée d'ailleurs par les légères pressions
usitées dans ces circonstances.

J'ai eu occasion d'observer un cas semblable dans un
malade que j'opérai il y a plusieurs années très-heureu-
sement : la capsule crystalline d'un des yeux formait
également un cône ; cette pyramide touchait d'une manière évidente à la concavité de la cornée, et semblait
lui adhérer intimement. La capsule avait pris cette forme
à la suite d'un coup de canif que le malade avait reçu
dans sa jeunesse. Je rendrai compte de cette intéressante
observation dans une autre occasion.

AMAS DE SÉROSITÉS DANS LE TISSU GRAISSEUX DER-
RIÈRE OU A CÔTÉ DE L'OEIL.

§ I. Il se fait quelquefois des amas d'humeurs visqueuses, glaireuses et assez épaisses, qui tuméfient les
portions graisseuses situées dans le fond de l'orbite et
entre les différens muscles du globe et de ses parties
accessoires.

§ II. Ces humeurs sont dues à une sérosité abondante
qui y est arrêtée par une cause quelconque, assez analogue à celles qui donnent naissance à l'hydrophthalmie.

§ III. Ces sérosités, lorsqu'elles sont en grande quantité, poussent souvent l'œil plus ou moins hors de sa
cavité, soit en avant, ou de l'un ou l'autre côté, selon
leur position, ainsi que le fait l'abcès qui naît dans le
fond de l'orbite.

Lorsque le globe est poussé extraordinairement en
avant, faute d'avoir eu recours à tems aux remèdes efficaces, ou malgré les moyens les mieux indiqués, la

vue est souvent perdue, à cause de l'espèce de déchirement qu'éprouve le nerf optique tiraillé.

Les symptômes ne diffèrent que peu de ceux que les
malades éprouvent lors de la formation d'un abcès dans
la cavité osseuse; ils sont seulement moins violens. Les
résultats, il est vrai, peuvent en être les mêmes, mais
on les prévient moins difficilement.

La douleur qui est sans pulsation, n'est pas à beaucoup près aussi considérable que lorsque le globe est
poussé antérieurement par une collection de matière purulente, la pupille d'ailleurs n'a presque point changé
de forme, et l'œil n'est que très-peu ou point affecté
d'ophthalmie; la fièvre est aussi plus bénigne.

§ IV. Cette maladie exigeant les plus prompts secours,
on doit saigner plusieurs fois, suivant les forces. Ces saignées se font à l'artère temporale, à la veine jugulaire,
au pied, même avec la lancette; aux tempes, aux paupières, au fondement, avec les sang-sues.

On met en usage les ventouses scarifiées à la nuque;
on passe un séton à la même place; celui-ci est remplacé
par un vésicatoire, quelquefois aussi par l'application du
moxa.

Les fondans, sur-tout les préparations mercurielles,
auxquels on joint les tisanes sudorifiques et les purgatifs
en tems convenable, devront être ordonnés, ainsi que
je l'ai fait observer au mot *Abcès derrière le globe*, etc.

A l'extérieur, on employe les fomentations chaudes,
et spécialement une infusion de fleurs de sureau, de semences d'anis et de fenouil dans l'eau bouillante; on fait
aussi recevoir à l'œil la vapeur de cette même infusion
chaude, avec le secours d'un entonnoir de fer blanc renversé. Voyez les mots *Bains de vapeur, Fumigation,*

On ne négligera pas les frictions sèches, faites sur les paupières, aux tempes, sur le front, principalement à l'endroit d'où sort le nerf frontal, et celui où il s'épanouit.

Les bains de pied, les lavemens simples et purgatifs seront aussi ordonnés.

§ V. Si malgré ces remèdes, la maladie augmentait, que les douleurs devinssent plus vives ; si la vue était perdue, que l'œil fut très-saillant, qu'il présentât une couleur plombée, et voisine de la couleur carcinomatense, il ne resterait de ressource, pour sauver la vie du malade, que l'extirpation d'une partie, ou de la totalité du globe, comme on est obligé de le faire dans l'abcès derrière cet organe. Voyez le mot *Extirpation de l'œil*.

Si l'on fait la récision intégrale de l'œil, on la pratiquera le plus profondément qu'il sera possible ; et près du nerf optique. L'opération faite, on panse l'œil avec des compresses trempées dans la même infusion résolutive citée plus haut. Dans la suite du traitement, on lave l'endroit où a été pratiquée l'opération, avec une dissolution de pierre ophthalmique ou divine, dans l'eau commune. On comprend que ces lotions ne seront mises en usage qu'après que la cavité orbitaire sera débarrassée des matières qui la remplissent dans ce cas, et que l'hémorragie (rarement considérable et dangereuse) sera arrêtée.

AMAS d'humeurs, ou matières purulentes dans les yeux des enfans. Voyez le mot *Précautions à prendre pour les yeux des enfans*.

AMAUROSIS. C'est la même chose que goutte sereine, c'est-à-dire la paralysie du nerf optique et de son expansion (*la retine*). Voyez les mots suivans : *Paralysie du Nerf optique, Goutte sereine*.

AMBLIOPIE, *Ambliopia, seu visûs obscuritas;* en grec αμϐλυωπια.

§ I. La vue peut être affaiblie par des causes fort dif-férentes. Cette faiblesse de vue n'est donc pas toujours, mais est le plus souvent un symptôme d'une autre affection. La perception des objets est diminuée, si l'œil est affecté de goutte sereine commençante, de la cata-racte naissante, d'inflammation, de taches ou cicatrices à la cornée, d'hypopion, d'onglet, etc.

§ II. L'affaiblissement de la vue ou ambliopie, n'exige donc point le plus souvent de traitement particulier; on doit s'occuper de la maladie dont l'ambliopie est le ré-sultat. Je ne ferai point l'énumération de celles qui lui donnent naissance, parce qu'il faudrait indiquer pres-que toutes les maladies du globe qui, un peu avancées, ôtent ou diminuent la perception des objets. Les mala-dies des paupières et des parties qui environnent l'organe de la vue, sont à-peu-près les seules qui n'occasionnent point l'ambliopie, encore quelques-unes peuvent-elles en produire une momentanée, quelquefois une per-manente. Voyez les mots *Trichiaise, Paralysie des pau-pières, Tumeurs, Trachoma, Aspérités des paupières.*

§ III. La vision, chez quelques sujets, est extrêmement affaiblie, sans que rien cependant le manifeste extérieu-rement, puisque les membranes qui composent l'œil et les autres parties de cet organe, demeurent dans leur état naturel. Cette faiblesse de vue est presque toujours la suite d'un travail forcé et assidu; quelquefois il a lieu sans cause externe; le contact du soleil et des objets éclatans provoque cette faiblesse de vue, qui est encore une suite de l'âge fort avancé. Le mot ambliopie alors peut être accepté dans cet état particulier de l'œil; mais il sera rejeté lorsque l'affaiblissement de cet organe sera dépendant des maladies qui sont connues sous une dénomination quelconque.

Dans les circonstances relatées en dernier lieu, il faut recommander le repos, l'usage des conserves de couleur verte, bleue; éviter le soleil, le feu, les couleurs vives; on prescrit encore avec succès les bains, les demi-bains, les légers purgatifs de tems en tems; et à l'extérieur, les fumigations de résines aromatiques, les frictions aux tempes, au front, même aux paupières avec une flanelle fine, quelquefois imprégnée de la vapeur de ces mêmes résines. Les frictions faites sur la partie de l'os coronal qui forme une partie de l'orbite, et où se distribue le nerf frontal, ont toujours été les plus efficaces.

On ne doit point négliger l'usage journalier d'un garde-vue; on fait bien d'avoir recours aux sternutatoires le matin à jeun. Voyez le mot *Affaiblissement de la vue,* où cet article est traité plus au long.

AMOUREUX. Nom qu'on a donné aux muscles grands et petits obliques du globe de l'œil. Voyez le mot *Muscles de l'œil.*

AMPHIBLESTROIDE, *Amphlibestroïdes, retiformis.* Les anatomistes anciens ayant trouvé de la ressemblance entre la rétine et un filet à prendre le poisson, ont donné ce nom grec à cette membrane. Voyez le mot *Rétine.*

ANABROCHISME, *Anabrochismus.* C'est le nom qu'on a donné à une opération qui consiste à arracher, au moyen d'un fil, d'une soie ou d'un cheveu qu'on noue, les cils qui sont doubles, ou qui prenant une mauvaise direction, irritent le globe dans la maladie qu'on appelle *Trichiaise.* (Voyez ce dernier mot). Cette opération que

citent *Celse* et *Paul d'Egine*, n'est d'aucun usage aujour-
d'hui, et peut-être faite avec plus de sécurité et moins
de douleur au moyen d'une petite pince particulière.

ANACLASTIQUE, Partie de l'optique qui traite de
la réfaction des rayons lumineux. Voyez le mot *Réfraction*.

ANACOLLEMATES, *Anacollemata*. On a appelé
ainsi des espèces de topiques collans, qu'on prescrivait
anciennement pour arrêter et calmer la fougue des humeurs qui se dirigeaient vers les yeux. On appliquait ces
médicamens sur le front, et ils étaient constamment inutiles, souvent même dangereux. Ils étaient composés de
médicamens dessicatifs, astringens, rafraîchissans, etc.

ANCHILOPS, Tumeur du grand angle.

§ I. Cette tumeur, que les Grecs ont nommé ἀγκίλωψ
les Latins *Anchilops*, se rencontre dans le grand angle,
presque toujours au-dessous de l'union des paupières.

Elle vient entre le nez et l'angle interne, et a son siége
dans la graisse et la peau qui recouvrent le muscle orbiculaire; elle tient de la nature des tumeurs inflammatoires ou graisseuses.

Si l'anchilops est dépendant du phlegmon, il y a une
rougeur entre l'angle interne et le nez. Cette inflammation se communique à la conjonctive, et affecte les paupières. La douleur, la tension, quelquefois la fièvre, sont
assez considérables.

Lorsque cette tumeur n'est point accompagnée d'inflammation, et qu'elle est de nature graisseuse, l'élévation est dure, petite, entre le nez et l'angle interne; la
douleur n'est point véhémente, et la peau ne change
point de couleur.

La matière qui forme cette dernière espèce d'anchilops, est renfermée dans un sac particulier; c'est une petite tumeur enkistée.

§ II. Lorsqu'on presse *l'anchilops*, l'élévation ne se dissipe point, ce qui arrive souvent dans la tumeur lacrymale, qui se vuide par les points lacrymaux, ou par l'orifice inférieur du sac lacrymal.

L'anchilops n'a point de communication avec le réservoir des larmes, à moins qu'il ne soit très-ancien, de mauvais caractère, et que le pus ne se soit fait jour jusqu'au sac lacrymal, ce qui est fort rare.

Lorsque *l'anchilops* s'est ulcéré spontanément, et qu'il offre une ouverture à l'extérieur, à travers laquelle sort la matière purulente, la maladie porte alors le nom *d'œgilops*, nom que les anciens ont aussi donné assez improprement à la fistule lacrymale, car *l'œgilops* n'est que l'anchilops ulcéré, et n'a aucune relation avec le conduit des larmes.

§ III. Lorsque l'anchilops est flegmoneux, on doit, dans le commencement, employer les répercussifs les plus doux, tels que le blanc d'œuf épaissi, et légèrement coagulé par le contact d'un morceau d'alun de roche, que l'on agite dans la terrine de terre vernissée où est le blanc d'œuf (Voyez le mot *Collyre*). On enferme dans un linge plié un peu de ce blanc d'œuf épaissi, et on l'applique sur l'œil.

On peut aussi mettre en usage un cataplasme de feuilles de ciguë, ou quelqu'autre de ce genre : à la vérité, ce doit être aussitôt que la tumeur commence; car, dans tout autre moment, ils seraient nuisibles, moins cependant à l'anchilops formé par une substance graisseuse, que si cette tumeur tenait du phlegmon. Quelques applications de sang-sues à la tempe seraient à propos en

même temps qu'on mettrait en usage les susdits médicamens.

Lorsque la maladie augmente, ce qui arrive le plus souvent dans l'une et l'autre espèce d'anchilops, il convient de favoriser la suppuration qui doit la terminer.

On applique donc sur la tumeur un petit emplâtre d'onguent de la mère, mêlé avec partie égale de beurre de cacao, pour le rendre plus émollient; et lorsque la matière paraîtra assez formée, on lui donnera issue avec le bistouri.

§ IV. Quand la tumeur purulente paraît être parvenue à son dernier degré, et qu'il convient de l'ouvrir, on fait une incision dans le centre de ce dépôt, à l'aide d'un bistouri ordinaire qu'on plonge assez profondément, pour que l'ouverture soit large, en observant de ne point intéresser dans cette section la commissure des paupières, de peur de donner lieu à l'éraillement ou ectropion. La même opération convient à la tumeur qui est de nature graisseuse, et l'incision doit être proportionnée à l'étendue de la tuméfaction.

L'incision de l'une et l'autre espèce d'anchilops, sera tenue ouverte avec de petits bourdonnets secs, pour pouvoir porter dans l'intérieur les médicamens capables de provoquer une suppuration plus abondante; tels sont l'onguent de la mère, l'onguent basilicum, l'emplâtre diachilum, etc., et même ceux qui sont propres à détruire le kiste dans lequel cette matière est renfermée; tels sont le précipité rouge, l'alun calciné, l'eau mercurielle, ou ce que je préfère, la pierre infernale, etc. Toutes ces précautions observées, on favorise la réunion de la plaie avec l'emplâtre de Nuremberg.

Lorsque *l'ægilops* a lieu, c'est-à-dire lorsque *l'anchilops* s'est ouvert spontanément, on doit se comporter comme on fait après avoir pratiqué l'incision que je viens de recommander. On doit, la suppuration tarie, et l'ulcère tergé, cicatriser la plaie avec l'emplâtre sus-mentionné.

Il est entendu que si l'ouverture naturelle était trop étroite, et n'avait point la dimension requise, il faudrait l'élargir avec un bistouri ordinaire. La matière purulente pourrait alors sortir plus facilement, et l'on aurait plus d'aisance pour détruire le kiste avec les caustiques appropriés. Voy. le mot *AEgilops*. Les préparatifs, avant de pratiquer cette opération, ne sont point nécessaires.

OUVRAGES A CONSULTER.

Ambroise Paré, (OEuvres d') in-folio.

Plemp. Ophtalmogr. in-folio.

Fabric. Ab Aquapend. Oper. chir. in-folio.

Guillemeau, Malad. des yeux, in-12.

Platner, Oper. chirurg. in-8°.

Heister. Instit. chirurg. in-4°.

Antoine Maître-Jean, Malad. des yeux, in-12.

Saint-Yves, Trait. des malad. des yeux, in-12.

Dionis, Cours d'opérat. de chirur. comment. par **La Faye**, in-8°.

Deshayes-Gendron, Malad. des yeux, in-12.

Plenck, Doctrin. de morb. oculor., in-8°.

Reverhorst. Dissertat. de ægilop. Lugdun. Batavor. 1738.

ANCHYLOBLEPHARON, union des paupières contre nature, par leurs tarses. Voyez le mot *Union des Paupières contre nature.*

ANGLES DE L'OEIL : *Canthus minor,* petit angle ; *Canthus major,* grand angle.

Les paupières représentant par leurs bords deux portions d'arcs, forment deux angles dans leur jonction. La
cornée se trouve au milieu de ces deux arcs, et les sépare
en deux parties; ces deux angles sont appelés grand et
petit, par rapport à leurs dimensions.

On appelle grand angle, ou angle interne, celui qui
regarde le nez, parce qu'il est plus considérable dans la
position ordinaire et droite de la cornée.

On nomme petit angle, ou angle externe, celui qui
est vers les tempes, parce que les lignes formées par les
paupières sont plus rapprochées.

Près de l'angle interne se trouvent deux trous; ils sont
situés sur deux petits tubercules remarquables dans chaque paupière, et à quelques lignes du corps rouge et glanduleux, qu'on appelle *caroncule lacrymale.*

Ces trous sont les orifices de deux conduits qui vont se
rendre dans un canal commun nommé canal lacrymal.
Les orifices de ces trous portent le nom de points lacrymaux. C'est vers le même angle que se trouve le tubercule rougeâtre dont je viens de faire mention, sous le
nom de caroncule lacrymale.

Le réservoir des larmes est également placé dans cet
angle qui, vers cet endroit, forme une espèce de gouttière
intérieure, destinée à recevoir l'humeur lacrymale, et à
la diriger vers les points lacrymaux. C'est dans le grand
canthus que se voit la valvule semi-lunaire, formée par
un repli de la conjonctive.

Il n'y a rien de remarquable dans le petit angle ou
angle externe, au moins qui soit visible, car la glande
lacrymale qui est située dans cet angle, est trop profondément logée pour pouvoir être aperçue dans l'état naturel.

Tom. I. 3

Structure. { *Plempii*, Ophthalmogr. in-folio.
Winslow, Traité d'anatomie, in-4°.
Zinn. Descr. anatom. ocul. human. in-4°.
M. Sabatier, Traité d'anatomie, in-8°.

Les angles des yeux sont affectés des maladies suivantes :

Maladies. { *Anchilops (l')*.
AEgilops (l').
Eraillement ou *Entropion (l')*.
Érosion (l').
Ophthalmie (l').

ANTHRAX, tumeur dure, d'un rouge livide, douloureuse, accompagnée de petites élévations en forme de vessies, de croutes noires, qui affecte les paupières; tous ces symptômes différens lui ont fait donner le nom de Charbon de l'œil, Charbon des paupières, du mot grec αἰθραξ. Voyez ces mots.

AQUEDUCS de Nuck. On appelle ainsi des vaisseaux lymphatiques qui portent le nom de leur auteur; mais il paraît que ces prétendus vaisseaux lymphatiques, auxquels on a attribué la fonction de fournir l'humeur aqueuse, ne sont autre chose que des vaisseaux artériels fournis par la carotide interne, lesquels se rendent à la sclérotique. Peut-être même ce sont les artères longues qui entrent dans l'œil près de l'insertion de la cornée dans la sclétorique, et qui vont au cercle ciliaire.

AQUEUSE (humeur). Fluide transparent, assez semblable à l'eau très-limpide, qui remplit l'une et l'autre chambre de l'œil. Voyez le mot *Humeur aqueuse*.

ARACHNOIDE (membrane). Voyez le mot *Capsule du Crystallin*.

ARGEMON, espèce d'ulcère de la cornée transparente. Voyez le mot *Ulcère*.

ARTÈRE ANGULAIRE. Quand l'artère maxillaire externe de *Winslow*, est parvenue vers le grand angle de l'œil, elle se nomme artère angulaire.

Cette artère se distribue au muscle orbiculaire des paupières, au muscle surcilier, et au muscle frontal, où se termine aussi l'artère maxillaire externe. Il est possible, dans quelques cas, de blesser cette artère avec la pointe du bistouri, dans l'opération de la cataracte; à la vérité, ce serait par un grand défaut d'attention de la part de l'opérateur.

ARTÈRE SOUS ORBITAIRE. L'artère sous orbitaire vient de l'artère maxillaire interne, se glisse dans le canal sous orbitaire, se distribue au muscle releveur commun de la lèvre supérieure, et s'anastomose avec l'artère nazale, etc. Cette artère donne aussi des rameaux aux graisses de l'œil, à l'abaisseur du globe, au muscle petit oblique, et au sac nazal.

ARTÈRE TEMPORALE PROFONDE. Cette artère envoye des rameaux à quelques parties de l'œil, qui sont la glande lacrymale, le muscle orbiculaire des paupières, etc.

ARTÈRE TEMPORALE SUPERFICIELLE. Cette artère distribue des rameaux aux paupières, etc.

ARTÈRE OPHTHALMIQUE. L'artère ophthalmique naît de l'artère carotide interne, ou de l'artère cérébrale; elle se distribue à presque toutes les parties de l'œil; elle sort du crâne pour se rendre dans l'orbite, et accompagne le nerf optique au-dessous de son bord externe. Cette artère envoie des rameaux aux muscles de l'œil, une artère à la glande lacrymale; de cette dernière qu'on nomme lacrymale, en naissent d'autres qui vont au muscle droit de l'œil, au releveur de la paupière, à la paupière supérieure elle-même, à la paupière inférieure et à la conjonctive.

L'artère ophthalmique fournit ensuite cette petite artère qui, perçant le nerf optique, le fait paraître comme un cylindre creux, et porte le nom d'artère centrale de la rétine. L'artère centrale de la rétine entre dans l'œil avec le nerf optique, se distribue à cette membrane, et forme sur elle des ramifications très-nombreuses et faciles à voir.

L'artère qui se distribue à l'humeur vitrée et à la capsule de la lentille crystalline, naît aussi de l'artère centrale de la rétine. L'artère ophthalmique, après avoir donné les rameaux musculaires, l'artère lacrymale, centrale, etc., fournit le rameau frontal qui lui-même donne des branches au muscle grand oblique de l'œil, et au releveur de la paupière, après quoi l'artère frontale accompagne le nerf qui porte le même nom, et se divise comme lui en deux branches. La branche interne se distribue au périoste du front et au sourcil; l'autre branche se rend dans le muscle orbiculaire des paupières, dans le muscle surcilier, et dans le muscle occipito-frontal.

L'artère ophthalmique envoie un grand nombre de petites artères qui, perçant la sclérotique, se rendent pour la plupart à la choroïde, et se ramifient sur la face interne de cette tunique : ces artères sont appelées par les anatomistes, ciliaires courtes, et sont au nombre de quinze, vingt ou trente.

Il naît également de l'artère ophthalmique, deux branches artérielles qu'on appelle ciliaires longues, une interne, l'autre externe. Elles percent la tunique scléroti-

que, un peu plus en devant que les ciliaires courtes ;
elles se glissent entre cette membrane et la choroïde ;
parvenues jusqu'au ligament ciliaire, elles se partagent
en deux branches qui se rendent sur la partie antérieure
de l'Iris.

Les artères ciliaires antérieures, qui sont quelquefois
au nombre de quinze à vingt, naissent aussi de l'artère
ophthalmique, ou de l'artère lacrymale, de l'artère musculaire inférieure, ou du rameau sous orbitaire ; elles
percent la sclérotique, et vont se distribuer à la face antérieure de l'iris, où elles se divisent en un grand nombre
de rameaux.

L'artère ophthalmique donne un rameau assez gros,
qui se distribue au muscle abaisseur de l'œil, au muscle
abducteur, au muscle petit oblique, au périoste de l'orbite, à la conjonctive, et qui se réunit à l'artère sous orbitaire : ce rameau, assez gros, est appelé musculaire inférieure.

L'artère ophthalmique fournit ensuite la palpébrale
inférieure, qui elle-même donne des rameaux au ligament
de l'orbiculaire, à la commissure des paupières, à la caroncule lacrymale, à la conjonctive, au sac nazal.

L'artère palpébrale supérieure vient également du
même tronc d'artère, et fournit à son tour des branches
artérielles au muscle orbiculaire, au ligament orbiculaire,
à la caroncule lacrymale, et à la conjonctive.

L'artère ophthalmique, après avoir donné tous les rameaux dont il vient d'être question, fournit encore des
branches qui vont au muscle orbiculaire, et à la partie
antérieure du muscle occipito-frontal, etc.

Les autres parties de l'œil reçoivent aussi des artères qui
ne viennent point de l'ophthalmique, mais des artères

voisines ; ainsi , l'artère sous-orbitaire donne des rameaux qui vont au périoste de l'orbite , à la sclérotique , à la paupière inférieure , et au muscle orbiculaire.

La temporale profonde donne des artères à la glande lacrymale. La temporale superficielle en donne aux paupières.

Consultez les ouvrages suivans :

Winslow, Traité d'anatomie, in-4°.

Senac, Sur l'anatomie *d'Heister*, in-8°.

Ferrein, Mémoires de l'Académie des Sciences de Paris, 1741.

Howii, Tractat. de circul. humor. in ocul. motu., in-8°.

Zinn. Descript. anatom. ocul. human., in-4°.

M. Sabatier, Traité complet d'anatom. , in-8°., 1er. v.

Walther. De arteriar. et venis ocul., in-4°.

Haller. Fascicul. et tab. arter. ocul.

Artères fournies par l'artère ophtalmique.

ARTÈRE CENTRALE. Cette artère se distribue à la rétine sur laquelle elle forme des ramifications très-nombreuses. Elle est quelquefois double, alors un de ses rameaux se perd dans la substance du nerf optique, pendant que l'autre pénètre l'œil. L'artère centrale fait paraître le nerf optique, comme ayant un canal dans son intérieur ; elle naît de l'artère ophthalmique de *Willis*, quelquefois des ciliaires , ou bien de la musculaire inférieure. Voyez le mot *Artère ophthalmique de Willis*.

ARTÈRES CILIAIRES ANTÉRIEURES , LONGUES ET COURTES. Les artères ciliaires se distribuent à la choroïde, à l'iris, au ligament ciliaire, etc. Elles naissent presque toujours de l'artère ophthalmique, quelquefois de la musculaire inférieure, d'autres fois de l'éthmoïdale postérieure. Voyez le mot *Artère ophthalmique.*

ARTÈRE **LACRYMALE**. Cette artère naît très-souvent de l'artère ophthalmique, quelquefois de la meningée. Quand elle est fournie par cette dernière, elle sort du crâne par la fente sphénoïdale, donne des rameaux qui vont au muscle releveur de la paupière, au muscle droit de l'œil, et à l'orbite.

L'artère lacrymale donne aussi des branches qui s'anastomosent avec l'artère temporale profonde, puis elle se distribue à la glande lacrymale par plusieurs rameaux. Elle envoie en même temps des branches à la paupière supérieure, à l'inférieure et à la conjonctive. On la voit quelquefois partagée en deux gros rameaux qui vont se distribuer à la glande lacrymale. Voyez le mot *Artère ophthalmique*.

ARTÈRES **FRONTALES, PROFONDES ET SUPERFICIELLES.** Elles naissent de l'artère ophthalmique, et se distribuent au périoste du front et aux muscles voisins. Voyez l'article *Artère ophthalmique*.

ARTÈRE **FRONTALE OU SUS ORBITAIRE**. Elle vient de l'artère ophthalmique, et se distribue au front après avoir passé par le trou qu'on voit placé au bord de l'os frontal. Ordinairement cette artère est divisée en deux branches, dont l'une reste dans la cavité orbitaire, mais l'autre se distribue au muscle orbiculaire des paupières, au surcilier, à l'occipito-frontal. Voyez le mot *Artère ophthalmique*.

ARTÈRE **MUSCULAIRE INFÉRIEURE**. Cette artère envoye des rameaux au muscle abaisseur, abducteur, petit oblique, et à la conjonctive; elle naît constamment de l'ophthalmique, et est assez grosse. Voyez le mot *Artère opthalmique*.

ARTÈRE **DE LA PAUPIÈRE SUPÉRIEURE**. Cette artère

vient, ainsi que celle de la paupière inférieure, d'une branche commune que fournit l'artère ophthalmique. L'artère de la paupière supérieure envoye des rameaux au muscle orbiculaire, au ligament orbiculaire, à la caroncule lacrymale, à la conjonctive, et forme une arcade sur le bord du cartilage tarse de la paupière supérieure. Voyez l'article *Artère ophthalmique.*

ARTÈRE DE LA PAUPIÈRE INFÉRIEURE. Cette artère, après être sortie du tronc commun avec l'artère palpébrale supérieure, donne des rameaux au ligament orbiculaire, à la commissure des paupières, à la caroncule lacrymale, à la conjonctive, au sac nazal, etc. Elle forme des contours semblables à des arcades vers le bord du cartilage tarse de cette paupière. Voyez le mot *Artère ophthalmique.* En appliquant des sang-sues très-près du cartilage tarse, on obtient une saignée très-abondante et salutaire dans plusieurs affections d'yeux. Cet écoulement de sang qu'on a quelquefois de la peine à arrêter, est sans doute dû à la piqûre de quelques-uns de ces vaisseaux.

ARTÈRE SURCILIAIRE. Elle naît de l'ophthalmique, se distribue au muscle surcilier, au muscle orbiculaire des paupières, à l'occipito-frontal. Voyez le mot *Artère ophthalmique.*

ARTÈRE NAZALE. Cette artère naît de l'ophthalmique, donne des branches au muscle orbiculaire, et se rend au sac nazal. Voyez l'article *Artère ophthalmique de Willis.*

ASPÉRITÉS DES PAUPIÈRES.

§ I. Les paupières sont affectées d'espèces de dartres qui présentent des aspérités dans leur tissu. Les Grecs ont appelé cette maladie Τράχωμα, les Latins *Trachoma.*

Ils ont nommé le premier degré de cette affection, Δασύτης, *Dasytas palpebrarum;* s'il y a des fistules Σύκωσις,

Fycosis; si les bords des paupières sont simplement calleuses et dures comme des cors, Τύλωσις, *Tylosis.*

Souvent, dans cette maladie, les parties internes des paupières sont rudes, âpres, inégales et fort rouges. Les démangeaisons sont cuisantes.

Les malades se plaignent encore de l'acrimonie de l'humeur qui exsude des glandes de Méïbomius. La démangeaison et la cuisson sont intolérables, et la conjonctive alors en est fort irritée et comme phlegmoneuse, au point que le cartilage ressemble à un bourrelet charnu, qui donne lieu au renversement des paupières. Il se forme, dans ces circonstances, des ulcérations, des fentes, et des duretés calleuses dans ces organes.

Les yeux sont très-sensibles à l'action de la lumière vive, et lorsqu'ils sont en contact avec les corps brillans, ils deviennent dans la suite fort douloureux.

Quoique cette maladie ne produise que rarement l'aveuglement, elle n'est cependant point sans danger, et elle est d'ailleurs très-incommode, ne laisse que peu de repos à celui qui en est affecté, et l'empêche le plus souvent de vaquer à ses affaires : elle donne, de plus, lieu à un clignement ou cillement involontaire des paupières, si insupportable, que les malades, avec de très-bons yeux, n'en peuvent presque point faire usage. Le trachoma, lorsqu'il est parvenu à son dernier degré, donne lieu à un larmoyement habituel, et à une difformité très-désagréable.

§ II. Le trachoma peut dépendre des dartres répercutées, et qui étaient placées à une partie du corps toute opposée.

Les maladies vénériennes et scorbutiques produisent aussi ces aspérités. Des causes externes lui donnent de même naissance, tels sont, la poussière, l'introduction d'un corps étranger irritant ; de même qu'une excroissance charnue, venue spontanément sans principe interne.

Les ophthalmies longues et opiniâtres sont encore l'origine du trachoma. Un relâchement de la conjonctive qui revêt l'intérieur des paupières, et que favorise un larmoyement assez ordinaire aux vieillards, amène encore chez ces derniers ces espèces d'aspérités ; dans quelques circonstances, au contraire, le trachoma provoque un flux de larmes ; l'humeur laiteuse chez les femmes est encore la cause du trachoma.

§ III. Les aspérités des paupières dépendantes d'une des causes internes mentionnées ci-dessus, ne disparaîtront qu'après un traitement approprié à la cause présumée. Ainsi, celles qui seront produites par une maladie laiteuse, scorbutique, dartreuse, vénérienne, etc. céderont aux anti-dartreux, laiteux, scorbutiques et vénériens, etc.

Les saignées avec la lancette ne sont point fort nécessaires ; celles avec les sang-sues pourraient être plus utiles, quoiqu'on puisse s'en passer. Il suffira alors de les faire appliquer aux tempes et aux paupières.

Les exutoires sont plus avantageux, mais on ne doit point choisir les plus actifs. Un cautère ouvert à l'un des bras remplira cet objet.

Les bains de pied, les demi-bains et les bains entiers, sont des plus indiqués.

Les lavemens émolliens, les boissons délayantes et humectantes sont indispensables, et dans quelques circonstances, une tisane légèrement sudorifique.

Un régime doux et humectant sera joint aux remèdes généraux indiqués ci-dessus.

Les corps étrangers introduits dans l'œil, doivent être extraits avec soin. On fomentera l'organe blessé, en trempant des compresses dans un collyre légèrement résolutif. Le corps charnu qu'on soupçonnera produire ces aspérités, sera incisé avec un instrument convenable.

En général, lorsque j'ai à traiter ces sortes de maladies, je m'assure qu'elles ne sont point produites par celles que j'ai indiquées plus haut, ou au moins que ces maladies sont dissipées ou prêtes à l'être, et que ces symptômes existent encore aux paupières, dont quelques portions sont ulcérées. Eclairé sur ces faits, j'employe avec succès une pommade dans laquelle j'incorpore avec le plus grand soin une très-petite quantité de cinnabre factice, exactement porphirisé. La quantité de pommade doit excéder dix fois au moins celle du cinnabre, de crainte de trop irriter, et de nuire par conséquent; je répéterai de nouveau que le mélange doit être fait avec la plus grande attention.

On introduit entre les paupières, le soir avant de se coucher, gros comme la tête d'une épingle, de ce mélange; elles restent fermées pendant une demi-heure, avec une compresse trempée dans une infusion légère de fleurs de sureau et de roses de Provins, qu'on supprime avant de se coucher.

Cette pommade doit être continuée sans interruption tous les jours, jusqu'à ce qu'on s'aperçoive d'une diminution notable dans la maladie, sur-tout lorsqu'il s'est formé un bourrelet étendu. Ce dernier accident, ainsi que les autres aspérités bénignes dépendantes d'ophthalmies simples, sont quelquefois dissipées assez vîte par le seul usage de ce corps gras.

Lorsque la maladie tend à sa fin, l'usage de la pommade est reculé, et on ne l'employe plus que tous les deux ou trois jours.

Le trachoma produit par des causes externes, se guérit facilement après l'extraction des corps étrangers, et l'incision des corps charnus, ou après la réunion des lèvres de la plaie, s'il y a eu blessure. Les applications autres que le collyre résolutif précité, n'y sont point nécessaires. Voyez le mot *Inflammation des paupières*.

OUVRAGES A CONSULTER.

Ambroise Paré (OEuvres d'), in-folio.

Plempii, Ophthalmog., in-folio.

Guillemeau, Maladie des yeux, in-12.

Antoine Maître-Jean, Maladie des yeux, in-12.

Deshayes Gendron, Maladie des yeux, in-12.

Guérin, Maladie des yeux, in-12.

Plenck. Doctrin. de morb. oculor., in-8°.

ATHÉROME, tumeur des paupières, qui contient une matière épaisse et semblable à de la bouillie. Voyez le mot *Tumeur*.

ATONIATON BLEPHARON, mot grec qui signifie paralysie des paupières. Voyez ce dernier mot.

ATONIE DE QUELQUES FILETS NERVEUX DE LA RÉTINE. Voyez les mots suivans qui sont les symptômes que cette maladie produit: *Taches, Nuages, Mouches, Goutte sereine imparfaite, Vue qui n'existe qu'à moitié*.

ATROPHIE DE L'OEIL.

Les Grecs ont appelé la consomption totale ou partielle du globe, Ατροφια, les Latins *Atrophia*.

§ I. Cette maladie est fort aisée à reconnaître, 1°. en ce que l'œil malade devient de jour en jour plus petit;

2°. parce qu'au tact, le globe est beaucoup plus mou que dans l'état naturel; 3°. l'iris assez souvent change de couleur, et est flottante; 4°. la pupille jouit de peu de mouvement, elle est terne, irrégulière et rétrécie; 5°. toutes les différentes liqueurs qui entrent dans la composition de l'intérieur de l'œil, semblent agitées d'une espèce d'ondulation; 6°. enfin le crystallin perd souvent sa transparence, se fond en partie, à l'exception du centre, et adhère intimement dans la suite à l'iris vers sa partie postérieure, et offre une couleur jaunâtre.

Les malades ressentent, dans le cours de l'atrophie de l'œil, des douleurs aiguës, lancinantes et sourdes, dans le fond de l'orbite. Ces douleurs cessent ordinairement lorsque l'organe commence à diminuer de volume d'une manière sensible.

Dans le commencement, de cette maladie, on aperçoit des mouches et autres spectres de ce genre, qui semblent voltiger devant les yeux. La marche de cette affection a beaucoup d'analogie avec celle de la goutte sereine, le résultat en est presque le même relativement à la vision, qui court les plus grands risques.

§ II. Les causes qui donnent lieu à l'atrophie de l'œil, sont internes ou externes.

Les causes internes sont les fièvres aiguës, malignes ou lentes; les ophthalmies internes qui se terminent par la suppuration, les glaucomes, les maladies vénériennes, la gale rentrée, les dartres répercutées, déterminent encore la fonte du globe.

Les causes externes sont, les coups violens avec des corps contondans, les grandes blessures de la sclérotique, les opérations de la cataracte qui n'ont point de succès, les unes parce qu'elles provoquent la consomption de l'humeur vitrée, les autres en ce qu'elles en procurent l'écoulement trop considérable.

§ III. Il y a quelques espérances de garantir une partie de la vue ou la totalité de ce sens, en conservant tout ou la plus grande portion du globe.

Si le globe s'affaisse à la suite des fièvres lentes ou aiguës, après des ophthalmies internes ou de grandes blessures qui auront donné lieu à une évacuation forte de l'humeur vitrée, il y a moins d'espoir de guérison qu'on a plutôt droit d'attendre en rappelant les humeurs répercutées.

L'atrophie momentanée qui survient après une opération dans la cornée comme dans celle de la cataracte ou autre, qui aura laissé écouler l'humeur aqueuse, est sans conséquence, et cesse après la réunion des parties divisées.

Lorsque l'atrophie existe depuis quelque tems, que l'iris a changé de couleur, et que la pupille a perdu de son ressort, et que le globe est mou, il n'y a plus d'espoir de recouvrer la vision.

§ IV. On doit s'occuper d'abord des maladies internes, dont l'atrophie est la suite; leur guérison, dont il ne peut être question ici, permettra au globe de reprendre son volume naturel, et à la vision d'avoir lieu, s'il n'y a pas eu trop d'altération à l'intérieur de l'œil.

Il en sera de même pour la réunion des plaies de la cornée et de la sclérotique.

En général, les saignées ne sont point indiquées.

Les exutoires, tels que le séton à la nuque, le vésicatoire, le moxa à la même place, quelquefois encore les ventouses scarifiées, ensuite le cautère au bras, sont plus utiles.

Les bains et les demi-bains, et les purgatifs doux de tems en tems, pourront faire du bien.

Mais ce dont on obtient le plus de succès, c'est d'un régime doux et restaurant, d'un exercice modéré et de l'usage d'alimens nourrissans et de bons sucs. Il en sera de même si l'on fomente en même tems le globe avec des collyres toniques et spiritueux, et si l'on joint à ces fomentations des fumigations aromatiques. Voyez les mots *Collyres* et *Fumigations*.

Ces moyens pourront, dans quelques cas, retarder la perte de l'organe malade, ou au moins conserver un peu de vue, si on s'occupe de bonne heure de cette affection. Mais il faut convenir qu'il est rare qu'on soit assez heureux pour y parvenir, parce que le plus souvent les malades ont recours à la médecine, lorsque le mal a fait de grands progrès, et qu'alors les moyens curatifs deviennent illusoires.

Ouvrages a consulter.

Ambroise Paré, (OEuvres d') in-folio.

Guillemeau, Malad. de l'œil, in-12.

Antoine Maître-Jean, Malad. des yeux, in-12.

Saint-Yves, Malad. des yeux, in-12.

Deshayes-Gendron, Malad. des yeux, in-12.

Guérin, Malad. de l'œil, in-12.

ATROPHIE DE LA GRAISSE DE L'ORBITE ET DE L'OEIL.

§ I. La portion postérieure du globe, les intervalles situés entre les muscles qui meuvent l'œil, tout le fond et les parois de l'orbite, sont remplis de pelotons de graisse qui servent à lubrifier ces parties, à tenir mollement les organes que renferme cette cavité, et à faciliter les mouvemens de l'œil et des muscles qui lui appartiennent.

Lorsque cette graisse est atrophiée en partie, les moū-vemens des différens muscles qui servent à l'œil, sont extrêmement gênés; cet organe paraît comme enfoncé et flétri; les paupières sont aussi déprimées, faute d'être soutenues cônvenablement.

Les malades éprouvent un certain sentiment de séche-resse pénible dans l'œil et la cavité orbitaire; alors les mouvemens deviennent douloureux; assez souvent la vue en est un peu lésée.

§ II. Dans les maladies violentes ou longues, pendant la durée des ophthalmies de mauvaises espèces, à la suite des évacuations abondantes ou des exercices longs et pé-nibles, les graisses de l'œil et de l'orbite perdent leur consistance, et se dissipent à tel point que le globe paraît renfoncé, et est hideux à voir. Cette maladie offre beau-coup d'espérance de guérison, si elle n'a pas eu lieu pen-dant l'ophthalmie interne, ou si elle ne dépend point d'un vice des liqueurs. Ces espérances peuvent se réali-ser, en ayant recours anx moyens suivans.

§ III. On doit rejeter toute espèce d'évacuations san-guines, à moins qu'il ne subsiste encore quelqu'indice d'ophthalmie, encore faudrait-il en être avare.

Les exutoires, de quelque espèce qu'ils soient, ne feraient qu'affaiblir davantage, et on peut dire que gé-néralement parlant il est aisé de s'en passer.

Il en est à-peu-près de même des bains de tous genres.

Les lavemens pourront n'être point absolument reje-tés, quoiqu'ils ne soient point fort utiles. On n'en pres-crira que composés avec des substances émollientes.

Mais sur quoi l'on doit le plus insister, c'est sur le traitement dont il va être mention.

Le malade doit observer un bon régime. Il éloignera

les mets de haut goût, les épices et les boissons échauffantes. La nourriture sera composée, de viandes ou d'a-
limens de bons sucs et fort nourrissans. Il boira de bon
vin vieux de Bordeaux, et fera un exercice modéré dans
des lieux ombragés et non humides, il évitera tout ce
qui pourra l'attrister.

A l'extérieur, et en remèdes locaux, il usera de frictions sèches par-tout le corps, et légèrement sur l'œil,
un peu plus fortes aux parties voisines de cet organe,
frictions qu'on exerce continuellement à l'aide d'une flanelle fine, qu'on a auparavant imprégnée de la vapeur
de succin, ou de quelqu'autre substance de cette nature
(Voyez le mot *Fumigation*). L'exposition fréquente de
l'œil affecté et fermé, à la fumée de ce bitume en combustion ; les fomentations faites sur le globe, au moyen
de liqueurs spiritueuses, qu'on fait tiédir ; par exemple,
l'esprit de vin camphré, l'eau de Cologne, de la reine de
Hongrie, le baume de Fioraventi, etc., seront aussi avan-
tageuses.

Il est sur-tout de plus grande importance que le malade renonce à toute espèce de travail appliquant et un
peu fatiguant, et qu'au contraire il s'occupe de tout objet agréable, amusant, capable de l'égayer, de provoquer
à un bon sommeil, et par-là de contribuer à établir une
meilleure santé.

AUGMENTATION de vue, *Oxyopia*.

Il est des circonstances, ou plutôt des états de maladie
dans lesquels on discerne avec facilité des objets que
d'autres personnes, avec des yeux excellens, ne peuvent
distinguer. Cette maladie, car on peut dire que c'en est
une, est due à la trop grande sensibilité de la rétine. Voyez
le mot *Sensibilité de la rétine.*

Tom. I.   4

Si cette manière vicieuse de voir dépend d'un commencement de goutte sereine, ou d'une espèce de strabisme récent, car cela arrive quelquefois aussi, il faut avoir recours aux remèdes indiqués à chacun de ces articles.

AVEUGLE, *Cæcus*. On donne ce nom aux personnes qui ne peuvent discerner les objets, parce que leurs yeux sont insensibles aux impressions de la lumière, soit que cet accident vienne de naissance ou à la suite d'une maladie survenue après.

AVEUGLEMENT, *Cæcitas*. Privation de la faculté de voir. Ce vice peut être occasionné par bien des maladies différentes, comme goutte sereine, cataracte, ophthalmie, hypopion, atrophie, albugo, etc.

AVEUGLEMENT DE JOUR. Voyez le mot *Nyctalopie*, qui est la même chose.

AVEUGLEMENT DE NUIT. C'est la même chose qu'*Héméralopie*. Consultez ce dernier mot.

AXE OPTIQUE OU VISUEL. On nomme ainsi le rayon qui tombe perpendiculairement sur le milieu de l'œil, du verre, etc. Le rayon droit parvient jusqu'au fond de l'œil dans la même situation, et sans avoir éprouvé de réfractions. Il n'en est pas de même des autres rayons qui sont obliques; ils sont détournés de leur route. Voyez, à ce sujet, les mots *Visions*, *Vue*.

B

BAIGNOIRE POUR L'ŒIL, *bassin oculaire*. La baignoire pour l'œil est une espèce de petit verre monté sur un pied, de façon à pouvoir se tenir fixe sans renverser la liqueur qu'elle contient :

La partie supérieure de cet instrument, est une petite

soucoupe ou gondole, qui est la seule partie esssentielle
à examiner. Cette soucoupe a environ dix-sept lignes
de long, sur 10 ou 12 de diamètre; elle est plus élevée
par les angles que dans le milieu, forme nécessaire pour
s'accommoder à la figure, presque sphérique de l'œil.

Cette soucoupe à cinq lignes, à peu près, de profon-
deur; elle est portée sur un pied, comme je l'ai déjà dit,
elle a en général deux pouces et demie de hauteur. Cette
baignoire est construite en argent, en or, en verre, en
porcelaine, en faïence, etc. Je ferai remarquer qu'il est
essentiel, par rapport à son usage, qu'elle soit toujours
beaucoup plus longue et plus large que l'organe auquel
elle doit servir. Sans cette précaution l'œil se trouve
resserré dans l'intérieur de cette soucoupe, lorsqu'il y est
plongé; au bout de peu de tems, il se fait une raréfaction d'air qui produit l'effet d'une ventouse et gonfle
la conjonctive sans nécessité.

Pour baigner l'œil, on remplit la soucoupe d'un collyre quelconque; on tient l'instrument par le pied, on
l'approche de l'œil, et on plonge celui-ci dans la soucoupe, en ayant soin de baisser la tête et de rouler le
globe, après avoir fermé légèrement les paupières, pour
que l'organe soit simplement en contact avec la partie
spiritueuse de la substance qui entre dans la composition du collyre. Voyez *la forme de cette baignoire, dans
le Traité des Instrumens, par* Garengeot, vol. I, in-12.
pag. 367, fig. 3. *Voyez aussi la fig. II.*

La baignoire, telle qu'elle vient d'être d'écrite, est
la plus commode : elle vaut infiniment mieux que celle
dont on a donné la figure dans l'Armamentarium de
Scultet, fig. 10. tab. VIII. pag. 18, et dans plusieurs
autres ouvrages : celle-ci est une espèce de baignoire ou

aiguière, que l'on attache sur l'œil au moyen de plusieurs cordons qui font le tour de la tête. On verse la
liqueur qui doit baigner cet organe, par un petit entonnoir fixé à sa partie supérieure. Cet instrument est,
dit-on, de l'invention de *Fabrice d'Aquapendente*: quoiqu'ingénieux, il est cependant beaucoup moins commode que celui dont j'ai donné la description, et plus
sujet à exciter la raréfaction d'air que j'ai recommandé
d'éviter, et que l'on prévient dans l'autre manière de
baigner l'œil, qui ne demande pas tant d'apprêts.

Je ferai observer que, dans un cas de nécessité, on
pourrait se servir, pour le même usage, d'une cuiller
ordinaire pour baigner l'organe malade : elle rempli-
rait à-peu-près le même but.

Consultez les ouvrages suivans :

Scultet. Armamentar. chirurg. in-8°.

Garengeot. Instrum. de chirur. in-12.

BAINS ENTIERS, DE PIEDS, OCULAIRES.

Les bains entiers sont souvent prescrits, avec succès,
dans les maladies d'yeux, principalement lorsque les
nerfs de ces organes sont affectés essentiellement ou
par sympathie ; par exemple dans les maladies suivantes,
le cillement, les dartres des paupières, les démangeaisons
et l'éblouissement, les étincelles aux yeux, la goutte
sereine commençante, etc.

Les bains de pieds conviennent mieux que les bains
entiers dans l'ophthalmie et dans les autres affections
de ce genre. Cette espèce de bain a produit tout l'effet
favorable dans l'espace d'un quart d'heure. C'est la même
chose que pédiluve.

Bain de main, Voyez *Mani-luve*.

Le bain oculaire s'emploie, en baignant l'organe

dans un collyre approprié à l'état de la maladie ; on se sert, pour cet effet, d'une petite baignoire propre au volume de l'œil ; elle est construite de verre, de faïence, de porcelaine, ou d'argent. Voyez le mot *Baignoire*.

Le bain oculaire ne dure point plus de trois ou quatre minutes chaque fois et s'emploie trois ou quatre fois le jour, plus ou moins. Voyez le mot *Collyre*.

BAINS DE VAPEURS. Moyen usité assez fréquemment pour plusieurs maladies d'yeux.

Les bains de vapeurs sont composés d'infusions, de décoctions de substances dissolvantes, émollientes, toniques, etc., telle est la vapeur d'eau bouillante, l'infusion de fleurs de mauve, de racine de guimauve, de bouillon blanc, de camomille, etc. ; celle de fleurs de sureau, de roses de Provins ; les décoctions de café, de thym, de serpolet, de romarin et d'autres de ce genre. On les rend plus actives, en ajoutant quelques gouttes d'esprit de vin, d'eau de vie camphrée, d'eau de Cologne, d'eau de la reine d'Hongrie, etc.

Le bain de vapeur s'emploie en couvrant la cafetière dans laquelle est contenue la substance qu'on veut mettre en usage, avec un entonnoir de même métal, et renversé, ayant soin que l'entonnoir s'ajuste bien, et ferme hermétiquement : l'usage est d'exposer l'œil affecté, à la distance d'un pouce ou deux de l'orifice de l'entonnoir, et de l'y laisser plus ou moins exposé, selon que la substance est active. On ferme, ou on laisse l'œil ouvert. Voyez, à ce sujet, le mot *Fumigation*. Voyez aussi le mot *Fumigatoir*.

Ces sortes de bains oculaires sont recommandés dans plusieurs affections d'yeux ; ils sont bons lorsqu'il est question de débarrasser la cornée empatée, comme cela arrive dans les maladies qu'on nomme hypopion, albugo récent, etc.; et alors c'est principalement la vapeur d'eau chaude, animée d'un peu d'eau de vie camphrée, dont on se sert.

Lorsqu'on l'emploie pour l'hypopion, c'est lorsque cette maladie est terminée, et qu'il ne reste plus qu'une tache; mais on ne doit point en faire usage, lorsqu'il y a de la douleur, et que l'inflammation subsiste encore.

On met aussi en action ces sortes de bains, pour donner du ton aux fibres relâchées de l'œil. Ces sortes de vapeurs sont encore prescrites lorsque le sac lacrymal distendu, produit une tumeur qu'on nomme lacrymale, et qui se rencontrant dans le grand angle de l'œil, excite un flux de larmes, mélées souvent de matière épaisse; si la tumeur lacrymale cède à la pression, se vide inférieurement, et que la matière qui sort par les points lacrymaux soit claire ou peu consistante, les bains de vapeur deviennent très-salutaires. Alors on prescrit au malade de diriger dans sa narine, du côté affecté, le petit orifice de l'entonnoir, et par le secours de la vapeur, qu'on rend ou délayante ou fortifiante, on parvient souvent à désobstruer, et à fortifier le sac lacrymal distendu et engoué.

Après avoir mis en usage cette vapeur humide, on a recours de même à la vapeur sèche. Voyez, à ce sujet, le mot *Fumigation*.

BANDAGE POUR L'OPÉRATION DE LA CATARACTE.

§ I. Les bandages employés pour d'autres opérations que celle de la cataracte, ne sont pas toujours les mêmes; ils sont beaucoup moins intéressans à connaître, et avec un peu d'attention et d'intelligence, celui qu'on inven-

tera, sera toujours suffisant. D'après cela, je me contenterai de décrire seulement, et même fort légèrement,
celui que je mets en usage après l'opération de la cataracte.

Il est composé d'une bande double et d'une compresse. La bande est large de quatre pouces à-peu-près.
Elle doit avoir assez de longueur pour faire aisément le
tour de la tête, et que les deux bouts se recouvrent,
et puissent être attachés solidement avec des épingles.
La compresse est composée de quatre doubles de linge.
Pour bien connaître la forme de cette compresse, la
seule intéressante, on doit se figurer un quarré long
de linge très-fin, assez étendu pour pouvoir descendre
depuis le bonnet, où il est attaché avec des épingles,
jusques vers le milieu des joues.

Cette espèce de parallélogramme est coupée depuis
sa partie inférieure, jusqu'aux deux tiers vers le haut.
Cette ouverture est destinée à laisser de la liberté et de
la place au nez. Les deux chefs formés par cette ouverture sont coupés en rond par leurs extrémités inférieures,
pour ne pas trop couvrir les joues, sur-tout le nez, et
pour ne pas gêner le mouvement d'inspiration.

Cette compresse est attachée au bonnet, et les deux
chefs posent mollement sur les yeux et les couvrent
exactement. Quoiqu'on n'ait opéré qu'un œil, on les
cache tous les deux; on évite, par cette méthode, que
les mouvemens qu'exerce naturellement un œil exposé
au jour, ne se communiquent à celui qui a été opéré,
mouvemens sympathiques qu'on remarque journellement, et qui sont dangereux après l'opération de la
cataracte.

La bande est appliquée par dessus cette compresse,

de façon qu'elle ne descende pas au-delà des deux tiers du nez. Elle est assujettie, comme je l'ai dit, vers un des côtés des tempes, au moyen de quelques épingles. J'ajouterai qu'on attache cette bande vers le côté de l'œil opéré.

On évite par là l'incommodité qu'éprouverait le malade s'il y avait un petit bourlet formé par le bout de la bande et maintenue avec les épingles. Du côté de l'œil non opéré, ce bourlet a toujours lieu malgré les soins qu'on prend pour l'éviter. Il serait gênant, pour le malade, si la tête se tournait vers le côté sur lequel alors il peut seul prendre du repos; mais la personne opérée ne devant point se coucher sur l'œil malade, et le bourrelet se trouvant dehors, et vers cet œil, n'occasionne plus de gêne dans cette attitude; les épingles d'ailleurs ne peuvent s'attacher à l'oreiller et déranger le bandage.

Lorsque les deux yeux ont été opérés ensemble, cela devient indifférent parce que le malade est contraint de rester sur le dos.

BANDAGE LACRYMAL. Instrument dont on se sert pour comprimer la tumeur formée dans le grand angle de l'œil, à la suite de la maladie nommée, fistule lacrymale.

On emploie ce bandage, qu'on a appellé *Crinal,* avec quelque succès, lorsque la maladie, qui attaque les voies lacrymales, cause un larmoiement simple ou un écoulement de matière peu abondante, par les points lacrymaux, ou par l'orifice inférieur du canal nazal. Ces deux accidens sont ordinairement l'effet de la tumeur, ou hernie du sac lacrymal, dépendante d'un simple relâchement de ces parties. Anciennement on s'est servi, pour comprimer cette tumeur, de compresses graduées, soutenues d'une bande ; ce bandage a été nommé *oculiste*, par *Laurent Verduc*; cette compression n'était jamais fort exacte, elle était d'ailleurs fort difficile à pratiquer.

Le célèbre *Petit* a proposé un bandage particulier, plus propre à remplir ce but. Il est composé de deux portions de cercle en acier, jointes et soudées ensemble, et de deux branches qui coupent les premières à angle droit. Les deux portions de cercle passent d'une tempe à l'autre par dessus l'os coronal. La branche postérieure s'étend de devant en arrière sur la suture sagittale, et se porte jusques vers la partie postérieure et inférieure de l'os occipital. La quatrième branche qui doit exercer la compression sur le sac lacrymal, descend depuis le front jusqu'au grand angle de l'œil : cette branche est composée de deux pièces ; l'une entre dans une espèce de mortaise, et y est fixée par une vis ; l'autre est jointe à cette première par une charnière ou vis qui traverse la pièce fixe : cette vis sert à rapprocher ou à éloigner l'une de l'autre les deux branches pour exercer plus ou moins de compression.

L'extrémité de la branche mobile est terminée par une platine à laquelle on joint une pelote convenable. Le bandage ainsi conformé est ajusté sur la tête du malade, lorsqu'elle a été garnie d'une calotte de laine. On le fixe par le moyen de deux rubans qui sont troués sur le front et sur la machoire.

On a formé la pelote de cet instrument avec du coton, de la charpie, de la laine, de la cire, mêlée avec de la fleur de farine ou d'amidon, avec du liége, et on s'est même servi de plâtre détrempé avec de l'eau ou avec du blanc d'œuf.

Le bandage dont on voit la figure dans la dissertation de *Platner, de fistulá lacrymali,* est beaucoup moins commode, moins solide, et plus difficile à appliquer que celui dont on vient de donner la description.

Heister en a proposé un beaucoup plus simple et plus utile. Voyez les *Instit. chirurg.* de cet auteur.

Tous les bandages destinés à comprimer le sac lacrymal sont en général peu utiles. On peut assurer qu'il est très-peu de cas, et peut-être aucun où ils soient vraiment nécessaires. On ne peut, raisonnablement, en espérer du secours que dans le cas du simple relâchement des membranes et des tégumens voisins, constituant la pompe lacrymale, ce qui n'est point commun, et d'ailleurs difficile à juger : on peut au reste en faire l'essai.

Je ne me suis point appesanti sur leurs descriptions, et j'ai cru qu'il suffisait d'en faire mention. Je me dispenserai donc de décrire tous ceux qu'on a imaginés depuis les précédens, comme n'en étant que des modifications. (Voyez d'ailleurs l'article *Fistule lacrymale,* où il est mention d'une méthode plus simple de comprimer la tumeur qui a lieu dans cette maladie. *Voy. aussi la fig. III*).

BANDE, *Fascia, Tœnia.* On appelle ainsi le morceau de linge, de toile, un peu large, coupé en long, plié en double, et propre à lier, retenir et serrer la compresse appliquée sur les yeux après l'opération de la cataracte, ou après telle autre opération que ce soit, qu'on a pratiquée sur ces organes. Voyez le mot *Bandage pour l'opération de la cataracte.*

BANDEAU. Voyez le mot *Bande.*

BASILAIRE (os). Nom qu'on a aussi donné à l'os sphénoïde, un des os qui, pour sa part, forme la cavité osseuse dans laquelle est logé le globe, cavité qu'on connaît sous le nom d'orbite.

BASSIN oculaire, c'est la même chose que baignoire pour l'œil. Voyez le mot *Baignoire pour l'œil.*

BERLUE, en style familier, signifie un éblouissement passager que quelques personnes éprouvent de tems en tems. Voyez le mot *Eblouissement.*

BESICLES, *Conspicilla.* Les besicles sont des machines qu'on emploie pour les personnes affectées de strabisme, et qu'on appelle louches. Ce moyen est mis en usage pour rétablir les organes de la vision dans leur direction ordinaire. Ces instrumens sont formés de deux petites patènes concaves, construites d'ébène, d'ivoire, d'argent, etc. ; elles sont percées d'un petit trou vers le milieu, à travers lesquelles les malades sont forcés de regarder pour apercevoir les objets. Ces deux patènes ou espèces de vases sont ajustées à une bande de velours, ou d'autre étoffe, pour pouvoir les attacher à la tête de la personne qui s'en sert, de sorte que les besicles restent fermes, et sont fixées sur les yeux renfermés dans leur concavité. *Voyez la fig. IV.*

Cette méthode est assez vicieuse, ainsi que celle qui prescrit d'employer des tubes noircis en dedans et percés à l'extrémité : elles accoutument les malades à ne voir qu'au moyen de ces besicles, et d'ailleurs ils ne peuvent remédier au défaut de contraction dans quelques uns des muscles du globe, de plus ils fatiguent considérablement la retine.

Le moyen que je prescris dans le strabisme, y supplée parfaitement, ne gêne point le malade, n'a aucun inconvénient, et me réussit assez constamment ; il consiste à cacher l'œil sain par l'application d'une compresse

de taffetas noir, retenue par un ruban de même étoffe.
Par cette méthode, l'œil affecté est seul chargé de toutes
fonctions, et se trouve forcé à se redresser pour les remplir d'une manière exacte; c'est une guérison qu'on
effectue avec du tems et de la patience, sans que pour
cela les organes en souffrent, comme cela a lieu par les
autres méthodes. Voyez l'article *Strabisme.*

Consultez les ouvrages suivans :

Ambroise Paré. (les œuvres d') in-folio.

Heister. Institution. chirurg. in-4º.

Deshayes-Gendron. (Malad. des yeux par) in-12.

Platner. De fistul. lacrym. in-4º.

BISTOURI, *Scalpellum, Scalprum ;* instrument tranchant dont se servent les chirurgiens pour faire des incisions.

§ I. Les bistouris sont des instrumens droits, tranchans
d'un côté, mousses de l'autre, et fixés dans un manche,
ou se ferment comme un couteau. On s'en sert pour ouvrir des abcès, pour inciser la peau, et dans plusieurs
maladies chirurgicales. Ceux qu'on employe pour les
yeux sont de plusieurs espèces, selon l'opération qu'on
a dessein de pratiquer. Lorsqu'on veut retrancher l'excé-
dant de la peau de la paupière, par exemple dans le re-
làchement de cette partie, dans le dérangement des
cils, etc., on se sert d'un bistouri commun, ayant un
dos épais mousse, un tranchant acéré, et une pointe assez
aiguë.

Pour ouvrir la tumeur lacrymale, et pour inciser le
sac lacrymal, on fait pratiquer une rainure sur les deux
côtés du bistouri, et près le dos, afin de pouvoir, au
moyen de ce sillon, introduire dans le sac ulcéré, une
bougie, une mèche, une tente, etc. Tel est celui qu'em-

ployait Jean-Louis *Petit* dans l'opération de la fistule la-crymale.

Les bistouris destinés à pratiquer l'opération de la cataracte, diffèrent de ceux-ci, en ce que leur dos, quoique mousse, est cependant moins épais. Cette forme les rend plus propres à glisser sous la cornée, et à prévenir la formation des cicatrices trop épaisses. Ils sont en général construits d'acier très-fin, leur tranchant est acéré, et la pointe très-aiguë, pour qu'elle pénètre facilement la cornée, et qu'elle en sorte avec la même aisance. J'ai donné à celui que j'emploie dans cette opération le nom de *Cérototome*. Voyez ce mot.

§ II. *La Faye* est à-peu-près le premier chirurgien qui ait pratiqué l'incision de la cornée d'un seul trait. Il avait fait choix d'un bistouri dont la lame était bien fixée dans son manche. Cette lame, très-mince, a une pointe très-aiguë à son extrémité; elle est tranchante d'un côté, mousse à son dos, et courbe sur son plat. C'est pour cette raison qu'il faut un instrument pour chaque œil. Sa longueur est de vingt à vingt-une lignes, et sa plus grande largeur de deux. Le dos n'est tranchant que dans l'espace de deux lignes vers la pointe. Cette espèce de lancette est embarrassante; elle fait difficilement la section de la cornée d'une manière nette; l'opérateur éprouve la plus grande gêne pour achever l'incision sans blesser l'iris avec le tranchant, et le nez avec la pointe; c'est cependant la crainte de ces accidens qui a donné lieu à l'invention de ce bistouri. *Voyez la fig. V.*

Pallucci proposait un bistouri caché dans un manche, au bout duquel était une aiguille, qui perçant la cornée de part en part, fixait l'œil : comme il tient de l'ophthalmostat, voyez ce mot. *Voyez la fig. VI.*

Sharp recommandait un bistouri fixe dans un manche, différent de celui de La Faye par sa longueur, qui
est moindre. La lame est courbe dans son tranchant, son
dos est rond et mousse. Il a au reste, à peu de chose
près, les mêmes défauts que celui de La Faye. Ce bistouri a été recommandé par *Bell* (System. of Surgery.
tom. 4, planche XLI, fig. 5) pour couper les vaisseaux
des yeux et des paupières, lorsqu'on le juge nécessaire.

Celui de *Tenon* est le bistouri de La Faye corrigé. Il
en diffère en ce qu'il est moins long et moins large.
Cette correction ajoute très-peu à son utilité.

Le bistouri de *Tenhaaf* est droit, moins large, et a
son dos sans convexité. Le tranchant est convexe un peu
avant la base de la lame. Cette convexité est moins considérable que celle du bistouri de *Béranger*, comme on
le verra plus bas; cependant elle est plus nuisible qu'utile :
Un tranchant droit et sans convexité est toujours plus
avantageux.

Le bistouri décrit et présenté par *Warner*, est celui de
Sharp, il n'en diffère qu'en ce que le tranchant est droit.

Béranger s'est servi d'un bistouri fixe dans son manche. La lame peut avoir à-peu-près quinze à seize lignes
de long, et quatre à cinq dans sa plus grande largeur.
Le tranchant est fort convexe dans son milieu, le dos est
droit et mousse.

Cette convexité, qui a été recommandée pour faciliter
la section de la cornée, est cependant ce qui la rend plus
difficile, en foulant cette tunique plutôt que de la couper. On a la plus grande peine à traverser cette membrane de part en part. L'humeur aqueuse, bien loin d'être
arrêtée, s'écoule trop vîte, et rend la section de la cornée
très-difficile, en dirigeant l'œil vers le grand angle, et en

empêchant de cette façon la pointe de ressortir. Ce bistouri est droit sur le plat de la lame, et ne présente aucune convexité dans cette portion de l'instrument. Voyez *l'Art du coutelier, par Perret. Voyez la fig. VII.*

Le bistouri que *Pope* a employé pour inciser la cornée transparente, après avoir fixé l'œil avec un ophthalmostat particulier, (Voyez à l'article *Ophthalmostat*) est fort large, un peu convexe sur son tranchant, et droit sur son dos. Il a un manche à huit pans, et porte à l'extrémité de ce manche un instrument ou cystitome pour inciser la capsule crystalline. Cet instrument est trop large, trop massif, trop convexe vers son tranchant, et trop embarrassant en général.

Le bistouri de *Favier* est une variation de celui de *Béranger*. Il est fort convexe dans son tranchant, un peu à son dos et sur son plat.

Il diffère de celui de Béranger, en ce que sa pointe est fort longue et mince, pour pouvoir pénétrer plus aisément la cornée, et fixer ainsi l'œil. Ce bistouri porte à l'autre bout du manche un instrument pour soulever la partie de la cornée qui a été incisée, tandis que la pointe de ce même instrument incise la capsule crystalline : il est fort embarrassant et trop long. Son usage est dangereux, en ce que la pointe peut aisément se casser à cause de sa faiblesse.

Cette pointe doit très-facilement blesser le nez, la caroncule lacrymale, et rendre la section de la cornée très-difficile, en voulant la dégager des parties que je viens de nommer, et dans lesquelles elle peut s'embarrasser. Au reste, ce bistouri joint à ces inconvéniens les défauts de celui de *Béranger* (Voyez sur cet instrument et celui de *Pope* l'Art du coutelier de *Peret,* sect. I, part. 2).

Il existe un bistouri auquel l'auteur a donné une forme assez bizarre. La lame présente plusieurs circonvolutions pour faciliter la section de la cornée, et pour éviter la lésion de l'iris. Je ne m'occuperai pas à décrire cet instrument étrange, parce que mon but n'est que de parler de ceux qui peuvent être mis en usage avec succès. Il suffira seulement d'indiquer celui-ci. (Voyez *Recueil de Mém. et observ. sur les maladies des yeux*, par M. Pellier fils, à Montpellier. *Voyez la fig. VIII.*

Le bistouri de *Pamard* ressemble à une lancette à abcès, fixe dans un manche. Cette lancette est plus utile que celle qu'on a proposée, mais celle que je décrirai au mot *Cératotome*, me paraît mériter la préférence. Comme cet article est d'assez grande importance, je renverrai le lecteur à ce mot, où j'en donnerai une description détaillée, et telle que je l'ai faite dans mon *Traité de la Cataracte*.

Plusieurs praticiens ont recommandé des bistouris courbés sur leurs plats vers les trois quarts de la lame, pour éviter l'obstacle que présente le nez, et pouvoir opérer l'œil droit de la main droite. Le but de ces praticiens est de donner aux personnes qui ne sont point ambidextres la facilité d'opérer les deux yeux avec la même main.

Bell (Syst. of Surgery, etc.) en a présenté un de cette espèce. C'est une lame longue, étroite, droite, fixe dans son manche, et recourbée sur son plat pour s'accommoder à la convexité du nez, et pouvoir opérer de la main droite, en commençant l'incision de la cornée vers l'angle interne, en faisant ressortir la pointe de ce bistouri vers le petit angle, et terminant à la manière ordinaire l'incision de la cornée inférieurement. Cet instrument est embarrassant et très-dangereux. La section de la cornée doit se faire difficilement sans tirailler l'œil, irriter cet organe, le fatiguer, et déterminer des inflammations qui n'ont que trop souvent lieu, même par les méthodes les plus simples.

M. *Demours*, mon collègue, a proposé il y a quelque tems un bistouri à peu près semblable pour opérer l'œil droit avec la main droite (Voyez le Journal de médecine de Paris au mois de juillet 1786).

Ce bistouri est ordinaire, excepté que le talon, ou partie non tranchante de la lame, est courbée sur son plat et sur le côté. Un aide est obligé de lever la paupière supérieure d'une main, et d'abaisser l'inférieure de l'autre, parce que M. Demours recommande l'usage d'un spéculum pour fixer l'œil.

Le bistouri est plongé dans la partie inférieure et latérale interne de la cornée près de la sclérotique; en continuant de pousser le bistouri dans la même direction, on atteint l'autre côté de la cornée dans sa partie supérieure, et on finit l'incision vers la tempe, de sorte que le grand bord de l'incision se trouve, pour la plus grande partie, dans le petit angle; elle est pratiquée de bas en haut.

Le manche ne diffère pas des manches ordinaires. La lame d'argent, au moyen de laquelle on soulève la paupière supérieure, est faite et est essentielle pour prévenir la blessure de cette paupière par la pointe du bistouri.

Au reste, cet instrument n'est proposé qu'aux chirurgiens qui ne sont point ambidextres.

Le bistouri que décrit et recommande *Richter*, dans ses *Fasciculi*, etc., *de cataractâ*, ressemblant entièrement à celui que j'ai appelé *cératotome*, je n'en parlerai point ici, le lecteur le connaîtra parfaitement en lisant la description que j'en ai faite; elle est plus exacte que celle de ce praticien qui n'a été que copiste; en conséquence je ne fais que l'indiquer, et je renvoye à ce mot. On croira facilement que l'inventeur d'un instrument doit le connaître mieux que tout autre.

Le bistouri dont *Bell* fait mention dans son Traité de chirurgie, ressemble aussi à celui dont je me sers. La lame en est un peu plus étroite, et le dos plus épais; ainsi je me dispenserai également de le décrire dans cet article, renvoyant toujours au mot *cératotome*. Je ferai connaître l'espèce d'infidélité employée par M. Richter pour se procurer cet instrument; mais je passerai sous silence les petits plagiats sans nombre, et dans tous les pays, sur le bistouri que j'emploie, parce que j'aurais trop de reproches à adresser à beaucoup de praticiens qui ont trouvé très-commode de s'en attribuer l'invention. Ils en ont au moins eu l'air en gardant le silence sur l'inventeur du bistouri qu'ils produisaient.

On a donné la description de deux espèces de bistouris employés par *Casa Amata* et *Simon,* dans une dissertation par *Christian Gothold Feller,* imprimée à Leipsick. Ces deux bistouris ressemblent, à peu de chose près, à celui de *Béranger,* excepté que celui de *Simon* a son tranchant moins convexe que celui de *Béranger* et de *Casa Amata,* (celui-ci étant un peu convexe sur son plat) de sorte qu'il ressemble à une espèce de triangle alongé. On juge aisément que ces bistouris sont encore plus défectueux que celui de *Béranger. Voyez les fig.* *IX et X.*

MM. *Guérin* de Lyon ont proposé l'un et l'autre des

espèces de bistouris pour l'opération de la cataracte. Comme ces instrumens sont encore plus des ophthalmostats que des bistouris, je renverrai le lecteur au mot *Ophthalmostat.*

L'instrument ou bistouri de M. *Guérin* de Bordeaux, a été corrigé par M. *Dumont,* chirurgien de Paris. Voyez le mot *ophthalmostat.*

Je garderai le silence sur beaucoup d'autres inventions plus récentes de bistouris ou lancettes, proposées pour opérer plus sûrement dans plusieurs affections d'yeux, parce qu'elles n'offrent, ces prétendues inventions, rien que de vicieux en ce qui est nouveau, et que le peu de bon appartient à tout ce qui est connu.

En général, ce ne sont point les instrumens qui nous manquent. Le nombre en est trop considérable; mais ce sont des mains assez exercées pour mettre convenablement en action ceux que nous possédons qu'il faut desirer, pour assurer le succès des opérations.

BLANC de l'oeil, partie de cet organe formée par la sclérotique, la conjonctive, et selon quelques auteurs, par l'albuginée, etc.; et qui finit ou commence la cornée.

BLEPHAROXYSTER, Instrument propre à scarifier les paupières; il ne diffère point de celui qu'on a nommé ophthalmoxyster. Voyez les mots *Scarification de l'œil*, *Xyster.*

BLESSURES des paupières. Si les paupières sont blessées superficiellement, cet accident n'est pas dangereux; il n'exige que la réunion des plaies, que l'on contient au moyen d'un emplâtre agglutinatif, par exemple, avec le taffetas d'Angleterre.

Si la blessure est plus pénétrante, sans qu'il y ait

cependant lésion du globe, le même emplâtre agglutinatif opérera la guérison, mais il est essentiel de re-
joindre, plus attentivement et plus exactement les parties séparées, et de tenir les lèvres de la plaie toujours
réunies, sans les exposer au contact de l'air.

S'il y a eu perte de substance de la paupière et lésion
profonde dans le corps de l'œil, il est assez rare qu'après
la guérison de cette plaie la vue subsiste encore. Les
points de sutures ne doivent être employés que dans le
cas d'ouvertures très-grandes de ces organes, et lorsqu'on voit l'impossibilité de tenir agglutinées autrement
les lèvres écartées, car ces moyens sont très-douloureux et rarement nécessaires. Voyez au sujet de ces
points de suture, le mot *Trichiaise.*

Les blessures faites par des instrumens déchirans,
outre la réunion des bords de la plaie, exigent à cause de
l'inflammation, qui en est très-souvent la suite, des saignées plus ou moins répétées, au pied, au bras, à une
des veines jugulaires même ; des boissons rafraîchissantes, et un régime sévère, en un mot les remèdes
employés lorsque ces organes sont affectés d'ophthalmie violente.

On fomente aussi les parties blessées, avec l'eau vulnéraire ou quelque collyre résolutif.

S'il y a eu contusion en même tems que solution de conti-
nuité, on emploiera des fomentations telles que la suivante, qu'on appliquera chaudement sur les parties affectées.

Prenez de *feuilles de rhue pilées.... demi-poignée.*

Racine de valériane sauvage, 3 gros.

Faites infuser pendant vingt-quatre heures, dans deux
livres de vin blanc, après avoir ajouté quatre grains de
camphre : passez et faites tiédir avant d'en faire usage.

Si la blessure a été produite par le feu, on ajoutera aux remèdes prescrits, au lieu des fomentations, un emplâtre couvert de *cérat de Galien*, ou d'huile d'œufs, on remplira la même intention avec un mélange d'huile de noix et d'eau de chaux, en portions égales; ce mélange ayant acquis une certaine consistance, est étendu sur un linge ou un papier mince, et appliqué sur la brûlure.

Dans les plaies des paupières, quelle que soit la cause qui les ait produites, on doit avoir la plus grande attention d'éviter les accidens qui peuvent en être la suite, telles sont les inflammations, les douleurs, l'éraillement, si la blessure a intéressé les commissures des paupières, l'œil de lièvre ou lagophthalmie, et la chûte de la paupière supérieure.

Consultez les ouvrages suivans :

Plempii, Ophthalmographia, in-folio.

Guillemeau, Traité des malad. de l'œil, in-12.

Deshayes-Gendron, Malad. d'yeux, in-12.

Guérin, Malad. des yeux, in-12.

Plenck. Doctrin. de morbis oculor. in-8°.

Saint-Yves, Maladies d'yeux, in-12.

Antoine Maître-Jean, Trait. des mal. de l'œil, in-12.

Platner, Institut. chirurg. in-8°.

Bell's, System. of Surgery, etc. in-8°.

BLESSURES DE LA SCLÉROTIQUE ET DE LA CONJONCTIVE. Il est impossible que la sclérotique soit lésée sans que la conjonctive qui la recouvre n'éprouve le même accident; la lésion de celle-ci n'est pas aussi dangereuse que celle de la sclérotique, parce qu'elle n'exige pas autant de violence pour être entamée en raison de sa ténuité, et encore parce que les parties internes de

l'œil ne souffrent en aucune manière lorsqu'elle est blessée : il ne s'agit même, dans ce cas, que de calmer
l'inflammation que cette membrane éprouve, traitement duquel je parlerai suffisamment à l'article *Ophthalmie*, auquel je renvoie.

Si la sclérotique est en même tems blessée, il est
assez rare que les membranes internes ne le soient
aussi, ces membranes sont, la choroïde et la rétine :
cette dernière, sur-tout, étant une tunique toute ner-
veuse est très-sensible, sa lésion est suivie de douleurs
très-vives, de vomissemens fréquens, etc. ; c'est ce qui
arrive, par exemple, après l'opération de la cataracte
par dépression, opération que l'on pratiquait anciennement.

L'inflammation, lorsque la sclérotique est blessée,
est assez douloureuse, et si la plaie est large, l'humeur
vitrée s'écoule en abondance ; il s'ensuit la perte ou
du moins un affaiblissement sensible de la vue : à la
vérité, dans cette dernière circonstance, l'ophthalmie
n'est pas aussi violente et n'exige point des remèdes aussi
prompts, ni aussi actifs pour la calmer, mais ces adou-
cissemens sont trop rachetés par l'affaiblissement de la
vue.

Il arrive encore, à la suite de la blessure de la sclérotique, un staphylome, soit de l'iris, si la plaie est
près de cette tunique, ou bien une hernie d'une autre
membrane interne. Cet accident oblige de tenir plus
long-tems les paupières fermées, pour obtenir la réduction de ces mêmes membranes.

Lorsque ces complications ont lieu, on doit toujours
employer les saignées du pied, réitérées selon l'occurrence, recourir dans des cas pressans, à celle d'une

des veines jugulaires, même ouvrir l'artère temporale
du côté blessé. Il convient encore, de mettre en usage
les boissons délayantes, rafraîchissantes, les lavemens
de même nature, les bains de pieds, les collyres et fomentations résolutives, capables de calmer les douleurs
et l'inflammation.

Le bandage sera fort simple; la meilleure de toutes
les compresses étant la paupière, il n'est question que
de tenir les yeux fermés jusqu'à ce que la plaie soit con-
solidée.

La cicatrice parfaitement faite, s'il n'y a pas eu une
grande perte de l'humeur vitrée, si les membranes internes et les humeurs contenues dans le globe, n'ont
point éprouvé d'altération (ce qui arrive souvent), la
vue n'est pas toujours détruite. Les remèdes antiphlogistiques, combinés avec ceux que j'ai énoncés, tendront à empêcher, s'il est possible, l'altération que
toutes les parties internes de l'œil peuvent éprouver.

Consultez les ouvrages suivans :

Plempii, Ophthalmogr. in-folio.

Platner. Institution. chirurg. in-8º.

Plenck. Doctrin. de morb. oculor. in-8º.

Bell's, System. of Surgery, etc. in-8º.

Antoin. Maître-Jean, Malad. des yeux, in-12.

BLESSURES DE L'ŒIL. Outre les blessures particulières de chacune des parties dont l'œil est formé, cet
organe en essuie encore de considérables, dans lesquelles tout ce qui le constitue se trouve intéressé et
lésé en même tems.

Les accidens fâcheux qui suivent ces blessures de tout
le corps de l'œil, sont plus redoutables que lorsqu'il
n'y a qu'une ou deux des tuniques ou des humeurs qui

le forment qui aient été ou déchirées ou divisées par les instrumens piquans ou tranchans. Outre la perte de vue qui a lieu lorsque les plaies sont larges, de quelque manière qu'elles soient faites, les symptômes sont plus ou moins terribles, selon que l'instrument a ou déchiré ou coupé.

Les instrumens piquans, en général, excitent des douleurs plus vives, lorsqu'ils intéressent l'œil, sur-tout s'ils pénétrent jusqu'au nerf optique et même au fond de l'orbite, que les instrumens qui tranchent, et qui parviennent assez rarement aussi profondément. Dans toutes ces circonstances, comme la vision ne peut communément plus avoir lieu, on doit seulement s'occuper à calmer les douleurs atroces, même le délire qui survient après les blessures pénétrantes, sur-tout lorsque l'instrument est piquant.

On ne peut trop tôt saigner le malade à l'artère temporale, s'il est possible, à la veine jugulaire, aux pieds ou aux bras, lui appliquer les sang-sues à l'anus et aux paupières.

On doit lui prescrire les ventouses scarifiées, les vésicatoires, les boissons délayantes et rafraîchissantes, on recommande les demi-bains, les bains de pieds, les purgatifs réitérés, les lavemens avec le vin émétique trouble, et de tems en tems à l'eau simple. On fait observer la diète la plus sévère, et fomenter continuellement l'œil avec un collyre tiède et composé de plantes résolutives et fortifiantes, infusées dans de bon vin rouge bien chaud. On conçoit qu'avant d'employer ces moyens, on doit procéder à l'extraction de la substance qui a produit l'accident.

Lorsque tous les symptômes fâcheux ont disparu,

pour l'ordinaire, l'œil est entièrement atrophié : on jouit rarement de la vue, soit parce qu'il y a confusion dans l'intérieur de cet organe, soit parce qu'il s'est formé une cataracte, qui, presque toujours est compliquée d'une paralysie du nerf optique, ou goutte sereine ; j'ai plusieurs fois observé à la suite des blessures faites avec des instrumens piquans qui avaient percé la cornée, l'iris, la rétine, la choroïde, la sclérotique, et même le nerf optique, les maladies sus - mentionnées survenir à l'instant ou dans la suite.

D'après ce qui vient d'être dit, on peut difficilement ajouter foi aux observations qui mentionnent de semblables blessures de l'œil et la rupture, presqu'entière du nerf optique, sans que la perte de vue en ait été la suite. Voyez une observation de *Bell's*, System. of Surgery, etc. London.

Un morceau de fer avait pénétré l'orbite et presque rompu le nerf optique ; cette blessure, néanmoins, n'empêcha pas le malade de voir, lorsqu'il fut extrait et que les accidens furent calmés. Page 377.

BLESSURES DES SOURCILS ET DU NERF FRONTAL. Les blessures des sourcils ne seraient point dangereuses, et auraient bien moins de suites funestes que celles des paupières qui recouvrent immédiatement l'œil et en sont moins éloignées que les premiers, si le nerf frontal ne se trouvait dans le voisinage. Tout le monde sait que ce filet nerveux est une branche du nerf ophthalmique de *Willis*, qui est lui-même un des rameaux qui composent ce qu'on appelle nerf de la cinquième paire.

Ce nerf frontal, après s'être séparé de son tronc principal, sort de l'orbite par un trou ou échancrure, qu'on appelle orbitaire supérieure. Ce trou est visible dans l'os coronal, et ce nerf, après avoir fourni un rameau qui descend sur la paupière supérieure, se perd dans le muscle surcilier, dans une portion de l'occipito-frontal, dans le périoste qui revêt l'os frontal, et enfin dans la peau du front jusqu'au sommet de la tête.

On peut juger, d'après cette très-légère description, combien la lésion de ce nerf peut être dangereuse, et combien il est facile qu'elle ait lieu, lorsque les sourcils sont blessés. Aussi *Hippocrate* a-t-il fait observer que ceux qui reçoivent des blessures aux sourcils sont affectés de faiblesses de vue. L'exemple que rapporte M. *Sabatier* dans son Traité d'anatomie, tom. 2, pag. 652, est très-frappant.

« Un jeune homme avait reçu une blessure légère au
« voisinage de la paupière supérieure, vers l'angle in-
« terne de l'œil; la blessure pénétrait cependant jusqu'à
« l'os. Le malade ressentit tout-à-coup une violente dou-
« leur, suivie d'un gonflement à la partie affectée, et
« de paralysie au côté droit, ainsi que d'affaiblissement
« de vue du même côté. L'œil gauche, qui était le blessé,
« fut immobile, quoique, comme je l'ai dit, la blessure
« fût légère, et qu'on ne pût y découvrir qu'une légère
« dilatation de la pupille, ainsi qu'une espèce d'inertie
« dans les mouvemens de la paupière supérieure, dont
« le muscle releveur était paralysé. L'usage des eaux
« minérales chaudes rétablirent les organes dans leur état
« naturel, à l'exception de l'œil gauche, dont la vue
« fut perdue sans ressource». Il y a plusieurs exemples de semblables accidens à la suite de blessures des sourcils, qui avaient intéressé les nerfs frontaux.

Les blessures des paupières ne sont dangereuses que par rapport au voisinage du globe : celles des sourcils n'ont point de suite fâcheuse quand le nerf frontal n'est point intéressé ; il suffit donc de réunir la plaie pour en faciliter la cicatrice, et on n'a besoin que d'un bandage simple ; on peut employer encore avec plus de succès le taffetas d'Angleterre, avec le secours duquel on rapproche plus exactement les bords des parties divisées, on craint alors beaucoup moins leur séparation ; peu de jours suffisent pour en opérer la guérison, sans qu'on soit obligé, à la rigueur, de mettre en usage d'autres moyens auxiliaires, par exemple les remèdes généraux ; quoi qu'il en soit, ils ne peuvent apporter d'obstacles à la guérison. Si on fomente les parties désunies avec un collyre légèrement fortifiant et résolutif, on peut prévenir les petits accidens qui pourraient avoir lieu sans cette précaution, on observera alors de le faire tiédir avant de l'employer. Voyez au mot *Collyre*, l'article *Collyre fortifiant et résolutif.*

Consultez les ouvrages suivans :

Fabric. ab Aquapend. Opéra. chirur., in-folio.

Platner. Dissertat. de vulner. superciliorum, etc.

Heister. Institut. chirurg. in-4°.

Deshayes Gendron, Malad. des yeux, in-12.

Antoine Maître-Jean, Malad. de l'œil, in-12.

Guérin, Malad. des yeux, in-12.

Plenck. Doctrin. de morb. oculor, in-8°.

BLESSURE DE L'IRIS. L'iris peut être blessé par accident, pendant qu'on pratique une opération sur l'œil, ou à la suite d'un coup. Dans l'un et l'autre cas, il n'y a presque point de réunion à espérer de la part de cette tunique, où la réunion n'a lieu que très-rarement. Je l'ai cependant remarqué à la suite de quelques opérations de cataracte.

Cet accident trouble la vision, s'il se trouve deux pupilles, une naturelle et une artificielle. Il en résulte aussi quelquefois la perte de l'organe, parce qu'il survient une violente ophthalmie; celle-ci se terminant par un hypopion, peut donner lieu à la fonte du globe.

Dans toutes ces circonstances, il sera prudent de mettre en usage tous les remèdes antiphlogistiques, recommandés à l'article ophthalmie, ainsi que les remèdes évacuans et les topiques résolutifs.

Si l'inflammation calmée, l'organe subsiste entier, la séparation de l'iris pourra toujours subsister, et il y aura deux pupilles de formes différentes, à moins que, par un bienfait de la nature, la pupille naturelle se referme pendant l'inflammation, événement fort heureux, parce que le malade pourrait voir avec la pupille artificielle.

BLESSURES DE LA CORNÉE TRANSPARENTE. Les blessures de la cornée ne sont dangereuses qu'autant que la plaie est pénétrante, que d'autres parties de l'œil sont blessées, que l'instrument qui l'a faite est obtus, et a plutôt déchiré que coupé; elles sont encore dangereuses si elles sont considérables, et qu'elles se rencontrent dans le centre de cette membrane, et proche l'ouverture qu'on nomme pupille ou prunelle, parce qu'alors la cicatrice qu'on doit attendre après la réunion de la plaie, et la cessation des accidens, gênera plus ou moins l'introduction des rayons lumineux.

Si la lentille crystalline a été percée en même tems que cette tunique, par l'instrument aigu, il n'est pas rare qu'il s'ensuive une cataracte, presque toujours de mauvaise espèce.

Si la blessure de la cornée est petite, éloignée du centre de cette tunique, par conséquent de la pupille,

qu'elle n'ait point intéressé l'iris ni les corps transparens, savoir le crystallin, l'humeur vitrée, elle n'aura
aucune mauvaise suite, car l'humeur aqueuse qui se sera
nécessairement évacuée, se renouvellera en peu d'heures,
en ayant soin de fermer l'œil, de le couvrir avec un bandage convenable pendant vingt-quatre heures seulement,
et de le bassiner dans la suite, au moyen d'une infusion
de quelque substance tonique. La cicatrice, lorsqu'elle
sera formée, ne gênera, en aucune manière, la vision.

Si la plaie est pénétrante, que l'inflammation et les
douleurs soient violentes, qu'elle ait été faite par un instrument déchirant et contondant, il faut alors saigner
promptement au bras, au pied, à une des veines jugulaires; ce serait même un cas où les ventouses scarifiées
profondément à la nuque, pourraient être très-utiles;
on doit faire observer au malade un régime fort sévère,
lui faire boire du petit-lait avec de la crême de tartre, des
bouillons de veau, de l'eau de poulet, ou quelques tisanes
nitrées, et ne pas négliger les demi-bains, ainsi que les
bains de pieds. On recommandera d'employer à l'extérieur une infusion légère de feuilles de rhue, de roses
de Provins dans l'eau bouillante, avec laquelle on fomentera l'œil malade, sans le laisser couvert plus de vingt-
quatre heures après la blessure.

Dans certaines circonstances, lorsque les accidens sont
violens, par exemple, s'il se formait un hypopion à la
suite du chémosis ou dernier degré d'inflammation, qui
pourrait être le résultat de cette violence externe, il faudrait avoir recours aux vésicatoires à la nuque, et alors
ne plus hésiter à mettre en usage avant, les ventouses scarifiées, et redoubler en même tems les saignées.

Très-souvent, malgré tous ces moyens, la vue est perdue, et cette perte est due à des cicatrices épaisses, à la fonte de l'œil, à la suite de l'abcès ou hypopion, à la formation d'une cataracte, comme je l'ai fait observer plus haut, etc. Voyez les mots suivans, par rapport aux parties qui peuvent avoir été intéressées dans un semblable accident, *Blessures de la conjonctive, de l'iris; Cataracte, Perte ou effusion de l'humeur vitrée; Cicatrice, Hypopion, Ophthalmie.*

BORGNE, *Cocles, unoculus, luscus.* On appelle ainsi une personne qui n'a qu'un œil dont elle puisse faire usage, ayant perdu l'autre par un accident ou par une maladie quelconque.

BOTHRION. Espèce d'ulcère de la cornée transparente. Voyez le mot *Ulcère.*

BOUGIE. La bougie est une petite verge cirée, ayant assez la forme d'un petit cierge. On employe ce moyen en chirurgie, pour dilater et tenir ouverts différens conduits du corps humain.

Ces bougies sont quelquefois chargées de différens médicamens propres à déterger, et même à consumer les carnosités, les fongus, etc., qui peuvent obstruer ces différens conduits : celles que l'on met en usage pour dilater le conduit des larmes, le maintenir ouvert, ou en détruire les callosités, sont minces et courtes, selon le plus ou le moins de longueur de ce conduit.

Jean-Louis Petit, et ceux qui ont inventé différentes méthodes d'après la sienne, se sont servis de cette espèce d'instrument dans l'opération de la fistule lacrymale, et il réussit assez bien dans cette circonstance; il tient ouvert le canal nazal jusqu'à ce que, par des procédés convenables, on soit parvenu à le désobstruer; mais le long usage de ces bougies, nécessaire pour remplir cette intention, rend les bords de l'incision externe de la peau, durs et calleux. La cicatrice inévitable est toujours fort apparente et très-épaisse. On ne peut l'éviter, puisqu'il faut absolument pratiquer à la peau une incision à l'extérieur, pour permettre l'introduction de ces différentes espèces de bougie, qu'un séton bien dirigé remplace d'une manière beaucoup plus avantageuse.

BOURDONNET, *Pulvillus*. Tampon de charpie roulé entre les mains, ayant à peu près la forme d'un bourdon que portent les pélerins, d'où lui vient son nom; on en a fait usage dans la fistule lacrymale, pour tenir ouverte, la plaie pratiquée dans le grand angle; à l'aide de ce bourdonnet on peut introduire, à volonté, dans le sac lacrymal, les remèdes convenables, ou y faire les opérations et les injections nécessaires. Voyez le mot *Fistule lacrymale*.

BRANLEMENT d'œil. Voyez les mots suivans, *Convulsions de l'œil*, *Hippus*.

BROUILLARD, ou VUE BROUILLÉE.

§. I. Dans cette maladie, que les grecs ont nommée Aκλυσ, les latins, *Achlys*, on aperçoit des nuages plus ou moins épais, des taches, des points noirs fort incommodes, et qui suivent tous les mouvemens de l'œil; ces brouillards ou nuages s'interposent devant l'objet visible et l'œil, et gênent extrèmement ses fonctions.

§. II. Ces brouillards ou cette vue brouillée, sont occasionnés par des cicatrices légères, des taies, ou un ulcère superficiel de la cornée.

Cette maladie, ou plutôt ces symptômes, se présentent aussi dans des obstructions partielles de la rétine, et les malades s'en plaignent encore dans le commencement de la cataracte, de la goutte sereine, et pendant l'ophthalmie, ou inflammation de l'œil. Voyez les mots *Ulcère*, *Cataracte*, *Goutte sereine*, *Ophthalmie*. Voyez aussi le mot *Onglet*, dans les commencemens de la formation duquel on aperçoit aussi des espèces de brouillards semblables, dépendans sans doute de l'engorgement de quelques uns des vaisseaux de la partie de la conjonctive qui recouvre la face antérieure de la cornée, dans le centre de la pupille.

§. III. Quelques praticiens recommandent, pour dissiper ces brouillards ou vue brouillée, lorsqu'ils reconnaissent, pour causes, des cicatrices, des taies ou des ulcères de la cornée, des remèdes rongeans ou caustiques; tels sont le suc de chélidoine, de tithymale, l'huile de papier, les différentes couperoses, le sucre candi en poudre; ils employent même les opérations qui consistent à racler les lames de la cornée, et par conséquent à augmenter le mal, qui se guérit, ou s'affaiblit plutôt de lui-même, lorsqu'on laisse faire la nature. Le tems, et le frottement des paupières détruit ces taches, ou du moins les diminue beaucoup, au lieu que les médicamens, dont je viens de nommer une partie, ainsi que les opérations, ne peuvent que favoriser leur accroissement, en renouvelant les ophthalmies qui donnent, pour l'ordinaire, naissance à ces maladies.

Pour les brouillards qui accompagnent les autres affections mentionnées ci-dessus, on conçoit qu'ils suivront leur sort, et n'exigeront point de remèdes particuliers.

Les brouillards sont quelquefois tels, qu'ils gênent considérablement les malades, et produisent chez eux une cécité complète. C'est ce qu'on a observé pendant le siège d'*Erhenbreisten* en 1799. Voyez un extrait de la gazette Medico-nationale, pag. 346; par le docteur *Walich*, à Altenbourg.

Une grande quantité de militaires fut attaquée de ces brouillards ou nuages qui produisirent une cécité complète pendant la nuit, chez les uns, et pendant le jour chez d'autres.

L'auteur de l'observation, attribue cette cécité épidémique aux ophthalmies avec staphylomes, et aux engorgemens de la rétine.

Les saignées et les autres moyens antiphlogistiques, furent reconnus nuisibles; les topiques au contraire, firent, dit-on, le plus grand bien. On les composa, tantôt avec le tartre émétique, tantôt avec l'extrait de Saturne, quelquefois avec des substances émollientes, enfin avec le sublimé corrosif; ce qui mit fin à cette épidémie.

BRULURE **des paupières**. De quelque manière que cet accident soit arrivé, on ne saurait trop tôt appliquer sur les parties lésées quelque corps gras, comme l'onguent populeum, l'huile d'œuf ou autre de ce genre : le blanc d'œuf battu avec l'huile, dans lequel on trempe des compresses qu'on assujétit sur l'œil, sert très-bien aussi à garantir l'endroit offensé du contact de l'air.

L'extrait de Saturne, dont on fomente sans cesse l'endroit brûlé, et les compresses épaisses que l'on imbibe de ce médicament, sont peut-être le meilleur moyen à employer pour garantir la place de l'air extérieur qui, dans ce cas est toujours nuisible. J'ai observé que l'extrait de Saturne appaisait beaucoup les douleurs, et empêchait souvent la formation des élévations ou cloches lorsqu'on enduisait continnellement avec ce médicament la partie offensée. L'extrait de Saturne fait alors l'office d'un vernis qui recouvre la plaie, et la défend de l'impression de l'air.

Il faut être très-attentif au progrès du mal, et empêcher continuellement que les bords des paupières, s'ils sont aussi affectés, ne viennent à s'agglutiner ensemble. On peut d'ailleurs fomenter de tems en tems ces organes avec une infusion tonique et détersive quelconque. Voy. le mot *Collyre*.

Il est assez rare qu'on soit obligé d'avoir recours aux remèdes généraux ; les saignées seules peuvent être nécessaires pour calmer les douleurs violentes et l'inflammation si elle était très-considérable. S'il y a perte de substance de la part des organes, le mal est sans ressource.

Les parties brûlées peuvent, nonobstant les remèdes les plus efficaces, avoir une tendance à la gangrène, tant par l'étendue du mal que par la mauvaise disposition des humeurs du malade. On emploiera alors les antisceptiques les plus puissans tant à l'intérieur qu'en fomentations externes. Le quinquina, sous quelques formes que ce soit, sera un des principaux et des plus convenables. J'avouerai cependant que j'ai été très-rarement dans la nécessité d'avoir recours à ces ressources dans bien des circonstances différentes.

BUPHTHALMIE. Voyez les mots *Hydrophthalmie*, *Hydropisie*, *Prominence extraordinaire du globe*.

BUVEUR. Nom qu'on a aussi donné au muscle adducteur du globe. (Voyez le mot *Adducteur*). A cause qu'il dirige l'œil vers le nez, ce qui arrive aussi le plus souvent lorsque l'on boit.

C

CALIGO. Espèce d'ulcère de la Cornée, lequel est fort superficiel. Voyez les mots *Achlys, Brouillards,* qui sont la même maladie. Voyez aussi le mot *Ulcère.*

CALLOSITÉ DES PAUPIÈRES, en grec Τύλωσις, en latin *Tylosis, callositas marginum palpebrarum.*

Les bords des paupières contractent une dureté considérable lorsque les glandes de *Meibomius,* ou ciliaires sont engorgées à la suite de quelques ophthalmies scrophuleuses ou vénériennes. Les malades alors ont de la peine à fermer ces organes : ils éprouvent une démangeaison, une sécheresse, de légères douleurs, et des picotemens dans l'œil.

On s'attachera à combattre à l'intérieur les maladies qui ont donné lieu à ces callosités des paupières, et à l'extérieur on doit fomenter avec des substances émollientes, ou entrent les fleurs de mauve, le lait, les feuilles de ciguë, la graine de lin, auxquelles on ajoute un peu de camphre qui corrige ce que ces plantes peuvent avoir de trop émollient; les yeux ne se trouvent point bien, en général, de l'usage des relàchans, en application locale.

On joindra à ces remèdes, les purgatifs ou entre le mercure doux, les lavemens laxatifs et un régime rafraîchissant. (Voyez, pour plus de détails, le mot *Trachoma*).

CANAL, *de l'Abbé Fontana.* Ce canal est un conduit qui se rencontre dans la propre substance du ligament ciliaire. Voyez le mot *Ligament ciliaire.*

CANAL GODRONNÉ, de *Petit.* Espace triangulaire, formé par l'écartement des feuillets de la membrane

Hyaloïde, près la lentille crystalline. (Voyez le mot *Zone ciliaire*).

CANAL nazal. On donne ce nom à la partie inférieure du syphon lacrymal qui s'ouvre dans les narines. Voyez les mots *Syphon lacrymal*, *Conduit lacrymal*, *Conduit nazal*, *Sac nazal*, et sur-tout *Sac lacrymal*.

CANCER de l'oeil.

§. I. Le globe, lorsqu'il est devenu cancéreux, présente à l'œil de l'observateur, ainsi qu'on le voit dans les autres tumeurs de ce genre, de la dureté, de l'inégalité, une couleur livide ou plombée, une multitude de vaisseaux variqueux, remplis d'un sang épais et noirrâtre. Les malades éprouvent des douleurs aiguës et profondément, dans cette maladie, que les grecs ont nommée Καρκίνωμα, les latins *Carcinoma bulbi*, *Cancer bulbi*, *ocularis;* la cornée et la sclérotique sont souvent couvertes de fongosités, et exsudent une sanie âcre et puante, la vue d'ailleurs est constamment perdue.

§. II. Le cancer de l'œil est le plus souvent le résultat d'une ophthalmie violente, soit que cette dernière maladie ait été mal conduite, ou qu'elle ait eu disposition à se terminer par une suppuration incomplète.

La petite vérole produit souvent le cancer chez les enfans.

Les coups frappés sur le centre de l'œil au moyen d'un corps contondant, donnent lieu à une goutte sereine, et ensuite à une cataracte de mauvaise espèce, après lesquelles le globe prenant un accroissement considérable, excite des douleurs aiguës qu'accompagnent des vaisseaux variqueux et autres complications mentionnées plus haut, et dont le terme est le cancer.

Les grandes blessures de la cornée, même de la sclérotique, sont également les principes du cancer, en donnant naissance aux différens staphylomes des membranes de l'œil, par conséquent à la tuméfaction dangereuse de cet organe.

Enfin, l'hydrophthalmie, les fongosités qui naissent entre le globe et les paupières, ou au fond de l'orbite, les exostoses même seront encore l'origine de cette maladie affreuse, à laquelle dispose sur-tout le caractère vicieux des humeurs de l'individu et que l'application inconsidérée des topiques met en action.

§ III. On sent parfaitement que la guérison ne peut être espérée, qu'autant qu'on aura empêché les progrès de cette maladie ; arrivée à un certain degré, il n'y a que la chirurgie qui pourra la terminer, encore devrat-on ne point trop attendre, car alors l'opération peut être mortelle.

Le traitement tiré de la pharmacie, dépendra de la maladie qu'on soupçonnera pouvoir y donner lieu. Je ne répéterai point ce que j'ai dit à l'article ophthalmie, hydrophthalmie, exophthalmie, blessures de l'œil, staphylomes, en conséquence, je conseille d'y avoir recours.

Lorsqu'on n'a pas été assez heureux pour empêcher le carcinome de l'œil, et que le ministère des instrumens chirurgicaux pourrait être cause de la mort du malade, on a recours aux palliatifs, qui peuvent soulager, même calmer ses douleurs.

On met en usage avec succès, les fomentations émollientes et tièdes ; les cataplasmes de ciguë, intérieurement l'extrait de cette plante, dans une forte décoction de quinquina, mêlée de tems en tems avec un peu de rhubarbe, le tout dosé selon l'âge du malade.

On joint à ces remèdes, les lavemens émolliens et

calmans, ainsi que les purgatifs doux, tirés des eaux minérales, ayant la vertu laxative.

Le régime exact, rafraîchissant et nourrissant, ne peut être négligé sans encourir le blâme.

J'ajouterai, sur l'usage de la ciguë, que si elle causait des douleurs d'estomac, et des altérations de vue dans l'œil sain, ou des vertiges, il faudrait diminuer la quantité d'extrait de cette plante, ou en interrompre l'usage pendant quelques jours.

§. IV. On ne doit pas trop fonder son espoir sur les médicamens, pour la guérison de cette affreuse maladie. Le tems étant très-précieux, on ne doit point le perdre inutilement. Il faut promptement avoir recours aux moyens que l'art offre encore, et s'il reste de l'espérance, on doit déterminer le malade à l'opération.

Comme la vue est totalement perdue, que l'œil est hideux à voir, que le malade en est défiguré, que les douleurs sont souvent intolérables, on doit au plutôt extirper l'œil profondément, si l'on pense que la contagion se soit étendue au-delà de la partie antérieure du globe; dans le cas contraire, on ne doit guères amputer que l'iris et la cornée. Si l'on est obligé de faire la résection de l'œil profondément, ce sera la méthode de *Louis,* qui la pratiquera.

Si l'on croit au contraire qu'il suffit d'exciser la portion antérieure seule de l'organe malade, on employera la méthode que je conseille. Au moyen d'un large bistouri (*Voyez la figure XV*), on emportera la cornée et l'iris. Cela fait, les excroissances fongueuses qui naîtraient dans la suite, devront être dissipées, soit avec des caustiques, soit avec des ciseaux. Voyez au sujet de ces deux opérations, le mot *Extirpation de l'œil.* Voyez aussi les mots *Hydrophthalmie*, *Exophthalmie*, *Staphylome*, *Ophthalmie*.

Lorsque les paupières sont aussi altérées, et qu'il y a carie aux os qui composent la cavité orbitaire, il est plus prudent de s'abstenir de toute opération, crainte d'abréger les jours du malade. Quelle que soit la méthode qu'on pratique, les préparatifs, avant d'en mettre aucune en usage, sont de toute rigueur, et l'on serait très-blamable de les omettre.

Ainsi, les exutoires, les saignées copieuses, les bains, les lavemens, les boissons délayantes et raffraîchissantes ensuite les purgatifs répétés, auxquels seront joints, s'il est nécessaire, les remèdes capables de corriger le vice des humeurs de la personne qu'on opère, ne seront point oubliés.

OUVRAGES A CONSULTER:

Ambroise Paré (les œuvres d'), in-folio, 1614.

Guillemeau, Malad. de l'œil, in-12.

Heister. Instit. chirur. in-4°.

Louis, Mémoires de l'académ. de chirurg. de Paris, in-4°.

James. Dictionnaire de etc. in-folio.

Saint-Yves, Malad. des yeux, in-12.

Antoin. Maître-Jean, Malad. de l'œil, in-12.

Deshayes-Gendron, Malad. des yeux, in-12.

Plenck. Doctrin. de morb. oculor. in-8°.

Bell's, System. of Surgery, etc. in-8°.

Warner. Description of human eyes, etc. With their principal deseases.

CANCER DES PAUPIÈRES, *Carcinoma palpebrarum.* Tumeur dure, ronde, douloureuse, inégale, livide, ou plombée, accompagnée de varices assez semblables aux pattes d'écrevisses; cette ressemblance lui a fait donner le nom de *cancer*.

Cette maladie affecte les paupières comme les autres parties du corps. Elle est, ou à l'intérieur ou à la surface de ces organes, elle est occulte ou ulcérée.

§ I. Cette maladie est la suite d'une affection squirreuse, des verrues, ou d'un onglet de mauvaise espèce ; le cancer des paupières naît aussi après des coups. L'application inconsidérée de quelques caustiques, lorsque des tuméfactions de mauvaise nature attaquent les paupières, est également cause de cette maladie.

L'usage des répercussifs, les résolutifs très-actifs, sont nuisibles, et doivent être bannis dans le traitement de la tumeur cancéreuse, comme pouvant en être l'origine.

§ II. Les praticiens ont recours à l'opération, qui consiste dans l'extraction des parties altérées, soit qu'elles tiennent à la peau extérieurement par une base grêle, soit qu'elles soient profondes ou ulcérées. Cette méthode permet de déterger la plaie, au moyen de quelque caustique, de l'action duquel on est assuré. On employe par exemple la pierre infernale. Cette opération n'est point difficile; il suffit de pincer la peau extérieurement, et de la couper à l'aide d'un bistouri, de façon à découvrir entièrement la partie tuméfiée. On saisit celle-ci avec une airigne, ou mieux une pince, pour pouvoir la disséquer exactement, et l'emporter en entier. Le caustique est quelquefois préféré à l'opération pour guérir cette maladie; mais outre que ce moyen est plus douloureux et plus long, je le crois beaucoup moins sûr.

§ III. Lorsque le cancer des paupières sera de nature à ne pouvoir être guéri par les secours de l'art, ce qui n'arrive malheureusement que trop souvent, on aura recours aux remèdes palliatifs, telles sont les applications locales; par exemple, les eaux distillées de frai de grenouilles, de morelle, de solanum léthale, mêlées avec un peu d'eau-de-vie, et un peu de sel de Saturne, que l'on emploiera en fomentations.

A l'intérieur, on recommande l'usage des pillules de ciguë, celui des purgatifs légers. La saignée, selon les besoins, n'est point à négliger. Le malade observera d'ailleurs un régime exact, doux et humectant, et évitera les alimens épaississans.

On conçoit aisément qu'on doit rétablir les évacuations naturelles (si elles étaient suspendues) par tous les moyens reçus en médecine.

OUVRAGES A CONSULTER SUR CETTE MALADIE.

Les OEuvres d'*Ambroise Paré*, in-folio.
Maladies des yeux, *Deshayes Gendron*, in-12.
      —*Saint-Yves*, in-12.
      — *Guérin*, in-12.
      — *Antoine Maître-Jean*, in-12.
Plenck. Doct. De morb. oculor., in-8°.
Heister. Institut. chirurg., in-4°.
Bell's, System. of Surgery, etc., in-8°.

CANTHUS, Mot latin qu'on a conservé en français pour désigner l'un et l'autre angle de l'œil. On dit le grand et le petit canthus. Voyez le mot *Angle de l'œil*.

CANULE, *Canula*. La canule est un instrument dont la forme varie suivant les différens usages auxquels on le destine. Les canules qu'on emploie dans les maladies des yeux, sont de petits tuyaux d'or, d'argent, ou de plomb. Elles ne sont usitées que dans l'opération de la fistule lacrymale. On les place dans l'ouverture pratiquée à travers l'os unguis ; quelquefois cependant on les a aussi laissées dans le conduit nazal, .et on a cicatrisé la plaie extérieure par-dessus. Les malades, après leur guérison, étaient fort étonnés de voir tomber par le nez une canule qu'ils ne croyaient pas y être ; quelquefois aussi les canules coulent entre le tissu cellulaire vers quelques parties de la face, et nécessitent une ouverture pour en provoquer la sortie.

Celles qu'on laisse dans le conduit des larmes sont plus longues que celles que l'on introduit à travers l'os unguis ; celles-ci ne doivent pas avoir trop de longueur, autrement elles irriteraient la membrane pituitaire.

Elles ont des formes diverses ; car ou elles sont un peu coniques ou elles sont cylindriques dans toute leur étendue, excepté vers l'extrémité, qui s'ouvre dans l'intérieur du conduit lacrymal. Dans cet endroit se rencontre à la canule un renflement qui l'empêche de tomber derrière l'os unguis.

Quelques-unes portent à cette même extrémité un petit rebord ou platine. Cette configuration empêche également que cette chute n'ait lieu. D'autres sont formées en entonnoir, comme celles qui ont été recommandées par *Lecat.*

Ces différentes canules ont, pour l'ordinaire, cinq ou six lignes de longueur, et deux de diamètre ; leur substance est très-mince, afin que la canule n'occupe pas trop de place. Au reste, leur longueur et leur largeur varient selon le plus ou le moins d'étendue du conduit osseux où elles sont placées. On doit sur-tout éviter que par leurs rugosités elles n'irritent l'intérieur du nez.

Les canules au moyen desquelles on peut porter sur

l'os unguis une tige ou bouton de fer rouge pour le brûler, sont figurées en cône, et soudées au bout d'une tige
qui sert de manche. Ces canules sont de fer, et de très-
peu d'usage maintenant. Voyez le mot *Cautère*.

Je ne parlerai point de l'espèce de canule qu'employait
Rocho Matioli pour extraire la cataracte, ni de celle
d'Albucasis pour la même extraction.

La canule proposée par *Platner* pour évacuer le pus
contenu dans les chambres de l'œil, dans la maladie qu'on
nomme hypopion, ne mérite pas davantage qu'on en fasse
mention.

Voyez au reste ce que j'en ai dit à l'article *hypopion*,
dans mon Traité de la cataracte.

CAPSULAIRE (Cataracte). Voyez le mot *Cataracte
capsulaire*.

CAPSULE de l'humeur aqueuse. La lame la plus interne de la cornée, celle qui contient immédiatement
l'humeur aqueuse, a été appelée capsule de cette humeur;
elle prend, à ce qu'on dit, naissance à la partie antérieure
et concave de la cornée; après avoir tapissé la chambre
antérieure de l'œil, recouvert l'iris en devant, et avoir
passé par-dessus le petit anneau contractile qu'on nomme
pupille, elle revêt la partie postérieure de l'iris, s'étend
jusqu'à la capsule du crystallin, dont elle augmente sans
doute l'épaisseur.

Cette lame de la cornée, ou cette capsule de l'humeur
aqueuse, est transparente, de nature presque cartilagineuse, et d'une consistance assez forte; elle paraît être
très-sensible, au moins elle le devient dans l'état de maladie: on peut s'en assurer lorsqu'elle forme une hernie
ou un staphylome, soit à la suite d'ulcères à la cornée
transparente, soit lorsqu'on a fait une incision à cette

tunique dans l'opération de la cataracte par extraction, ou lorsque la cornée a été ouverte par un coup dirigé sur l'œil. Cette capsule présente alors une poche transparente, et qui ne diffère du staphilome formé par l'iris, que par sa couleur, et l'état naturel de la pupille; le sac herniaire de cette capsule est rempli d'humeur aqueuse dégénérée, et d'une couleur roussâtre. Voyez l'article *Staphylome*, pour la guérison de cette hernie, ainsi que le mot *Cataracte*.

Consultez les ouvrages suivans :

M. *Sabatier*, Trait. d'anatom., tom. 1, in-8°.

Zinn. Descript. anatom. ocul. hum., in-4°.

M. *Descemet*, Thèse soutenue aux écoles de Médecine de Paris, 1758. *An sola lens crystallina cataractæ sedes.*

M. *Demours*, lettre à M. *Petit*, Docteur en médecine de Paris, ann. 1767.

CAPSULE DE L'HUMEUR VITRÉE. Voyez le mot *Tunique de l'humeur vitrée.*

CAPSULE DU CRYSTALLIN, *Membrana arachnoidea.* On appelle capsule crystalline la tunique qui renferme la lentille de ce nom.

Si on en jugeait d'après l'état de maladie, on pourrait croire que cette tunique existe par elle-même, et n'est produite par aucune autre membrane. Lorsque le crystallin opaque est dissous en partie, que l'humeur de *Morgagni* contenue dans l'intérieur de sa capsule, a augmenté de volume, le crystallin ressemble à une hydatide, et forme une petite boule lisse sans rugosité, en sorte qu'on croirait qu'elle n'a jamais été adhérente à aucune partie. Mais, comme je l'ai fait observer dans mon Traité de la cataracte, on ne peut juger sainement de l'état de santé par l'état de maladie. La capsule, en se détachant des parties dont elle tire son origine, ne paraît pas ce qu'elle est réellement.

Cette membrane est formée par la capsule ou tunique, qui couvre l'humeur vitrée. La tunique vitrée est, comme on le sait, composée de deux feuillets qui deviennent fort apparens lorsqu'ils parviennent au crystallin. Là ils forment le canal godronné de *Petit,* que *Camper* appelle couronne ciliaire, et *Zinn* zone ciliaire. La lame interne se plonge dans le corps vitré, et constitue la calotte postérieure de la lentille crystalline. Le feuillet externe, au contraire, recouvre antérieurement le crystallin, et forme la calotte externe de ce corps. J'ai employé ce mot calotte, parce qu'assez fréquemment dans l'opération de la cataracte, on parvient à les enlever en entier, au moyen d'une pince ; alors étant dehors, elles représentent comme deux calottes au milieu desquelles serait renfermé le corps lenticulaire, mais cette apparence sans doute tient à un état pathologique.

On observe que la partie postérieure de la capsule du crystallin est plus mince et se déchire plus aisément que la partie qui regarde la pupille. La partie antérieure paraît devoir son épaisseur, comme le présume M. *Sabatier,* au prolongement du canal godronné de *Petit,* ou couronne ciliaire de *Camper,* ou selon *Ferrein,* à la rétine qui semble la recouvrir. Cette portion antérieure de la capsule est divisée en deux lames, selon *Winslow ;* système qui, s'il était prouvé, confirmerait l'opinion de ceux qui admettent les deux membranes dont je viens de faire mention.

La capsule du crystallin est très-transparente, et sa calotte antérieure fort élastique. Celle-ci est, dans quelques circonstances, fort difficile à entamer, tandis que le chaton postérieur se rompt avec la plus grande facilité, ce qui est bon à observer dans l'opération de la cataracte par extraction.

Les vaisseaux qui se distribuent à cette tunique, lui viennent d'une artère de la rétine qui, après avoir traversé toute la masse du corps vitré, se ramifie sur cette enveloppe, et ne paraît point s'étendre jusques dans la propre substance de la lentille crystalline, ou du moins on n'a pu jusqu'ici s'en assurer exactement.

L'opacité de cette membrane constitue la cataracte capsulaire. Si la partie postérieure est affectée, il en résulte la cataracte qu'on nomme secondaire.

Cette membrane contracte aussi des adhérences avec l'iris. Voyez les mots suivans : *Cataracte capsulaire,* — *secondaire,* — *adhérente,* — *hydatide.*

Consultez les ouvrages suivans :

Galen. de Usu part. in-folio.

Vésal. de Corp. human. fab., in-folio.

Sténon. Myol. spec. , in-folio.

Ferrein. de Retinà, in-4º.

Winslow, Anat. de la tête, in-4º.

Plempii, Ophthalmograp., in-folio.

Briggs. Ophthalmog., in-12.

Verrehyen. Anat. corp. hum., in-4º.

Morgagn. Epist. 18, § 19, in-4º.

Le Cat, Traité des Sens, in-8º.

Zinn. Descript. anat. ocul. hum., in-4º.

M. Sabathier, Traité d'Anat.

Joh. Gal. Stephan. Dissertat. de lente Crystallinà, Ocul. hum. Lipsiæ, 1712. in-4º.

Warner, Descript. of the human eye, in-8º.

Joann. Gorræi, Definit. medic. oper. in-fol. 1622.

CARIE de l'os unguis. Accident ou symptôme qui a lieu assez rarement, et seulement dans les fistules lacrymales très-anciennes. Quand elle complique la fistule lacrymale, l'os unguis, qui est naturellement très-mince, est presque entièrement détruit. Voyez le mot FISTULE LACRYMALE.

CARONCULE lacrymale, *Caruncula lacrymalis.* La caroncule lacrymale est un tubercule rougeâtre et comme charnu. Cette espèce de glande est située dans l'angle interne de l'œil, entre la commissure de la paupière et la partie antérieure et interne du globe. Ce corps est composé de follicules qui sont le plus souvent au nombre de sept, rangés deux à deux avec un impair.

On croyait anciennement que l'office de cette glande était de fournir les larmes qui se répandent sur toute la surface de l'œil, le lubrifient, et se rendent dans le reservoir des larmes; mais aujourd'hui l'organe chargé de cette fonction est bien connu : on sait, à n'en point douter, que la glande située dans un enfoncement de l'os coronal vers l'angle externe de l'œil, et nommée, pour cet effet, *glande lacrymale,* est celle qui fournit les larmes.

La caroncule sépare du sang une humeur mucilagineuse, et la verse au-dedans des paupières; cette humeur enveloppe les corps étrangers qui pourraient s'introduire dans les points et les conduits lacrymaux, et arrêter par là les larmes. Cette glande est couverte de petits poils imperceptibles, qui, lorsqu'ils deviennent trop grands, irritent l'œil, et produisent une maladie particulière, comme je l'ai observé plusieurs fois.

L'office de ce corps glanduleux est aussi de diriger conjointement avec le repli de la conjonctive qu'on ap-

pelle valvule sémi-lunaire, les larmes vers les points lacrymaux, et de là dans le sac lacrymal.

Les maladies dont cet organe glanduleux est affecté,
sont celles qui attaquent en général toutes les parties de
l'œil, telles sont les inflammations. Voyez le mot *Ophthalmie*, le mot *Ulcération*, etc. La caroncule est attaquée en particulier d'*atrophie* ou de consomption. Voy.
le mot *Rhyas*. Elle est irritée par la naissance de poils
longs et aigus. Voy. le mot *Poils de la caroncule lacrymale*. Elle est encore exténuée par des excroissances charnues ayant la forme de petits grains de chair, semblables à une *meure*. Voyez les mots *Excroissances charnues, Meure*.

Consultez les ouvrages suivans sur la structure de cette
partie :

Plempii, Opththalmographia, in-folio.

Winslow, Traité d'Anatomie, in-4°.

Zinn. Descriptio anatom. ocul. human. in-4°.

Sabatier (M.), Traité d'Anatom. tom. I, in-8°.

Deshayes-Gendron, Malad. d'yeux, in-12.

CARONCULES de la conjonctive. Excroissances
charnues de cette tunique, qui ne diffèrent aucunement
de l'onglet ou ptérigion. Voyez ces articles pour le traitement à employer.

CATADIOPTRIQUE. On appelle ainsi la science de
la réflexion et de la réfraction des rayons de la lumière,
ou la réunion de la dioptrique et de la catoptrique.
Voyez ces deux derniers mots.

CATAPLASME, *Cataplasma;* en grec καταπλασις. Médicament nuisible dans presque toutes les maladies d'yeux,
et qui est très-peu employé, si ce n'est lorsqu'on veut
provoquer la fonte de l'œil et amollir quelques duretés

des paupières. Ce médicament est tellement connu, que je puis, en conséquence, me dispenser d'en parler plus au long ; je me contenterai de dire qu'on le compose en général avec des corps émolliens, résolutifs, toniques et détersifs ; que, par son application, on arrête la transpiration, plus nécessaire encore à l'œil qu'aux autres parties du corps ; qu'il doit arriver de là que, bien loin d'être utile, la cornée s'affecte de taches, d'albugos, souvent à la suite, d'hypopions. Je le répète, les cataplasmes ne doivent être ordonnés que pour détruire l'organe par la suppuration et mettre fin aux douleurs atroces provoquées par la tuméfaction extraordinaire du globe. D'après ce que j'expose, on sent qu'il ne faut y avoir recours qu'avec la plus grande circonspection.

CATARACTE. La cataracte est appelée en grec Υ῾πόχυμα, en latin *Hypochyma, Suffusio, Gutta, Aqua,* etc. etc.

§. I. Cette maladie se manifeste à travers la pupille par une tache, le plus souvent de couleur blanche, grise et quelquefois dans des cas rares, l'obstacle se présente sous une forme noirâtre ; la vue est presque nulle dans cette maladie. Les personnes qui en sont affectées, ne peuvent distinguer que la différence du jour d'avec la nuit ; elles aperçoivent aussi l'ombre des corps qu'on agite devant l'œil, à peu près comme celles qui ayant la vue dans une parfaite intégrité, voient au grand jour la main qu'on passe devant leurs yeux, et très-près d'eux, lorsque les paupières sont closes.

Quand cette maladie affecte les jeunes gens, le succès de l'opération n'est pas aussi certain que lorsqu'elle attaque les vieillards ; chez les premiers, après l'extraction du crystallin, la capsule postérieure devient souvent opaque, si elle ne l'est pas avant l'opération : d'ailleurs les mouve-

mens continuels des yeux de ces malades, la crainte excessive qu'ils ont de l'opération, et qui se manifeste toujours plus ouvertement que chez les personnes très-âgées,
met dans la nécessité, lorsqu'on veut agir prudemment,
d'attendre que ces jeunes infortunés soient plus avancés
en âge ; ces espèces de cataracte n'acquièrent presque
jamais d'adhérence par le laps du tems, parce qu'elles
sont presque toujours laiteuses et fluides.

L'étonnement qu'on prétend avoir observé chez les
enfans nés aveugles, lorsqu'on leur rend la vue, est rarement très-sensible, et j'avoue que je n'ai rien remarqué
de semblable à tout ce que j'ai lu dans les ouvrages des
auteurs qui ont décrit, très en détail, tout ce que ces sortes
de malades paraissent éprouver. Je puis assurer que j'ai
néanmoins rendu la vue à nombre de jeunes gens affectés de cataracte dès leur naissance. De plus, j'en ai ques-
tionné plusieurs que je n'avais point opérés et qui avaient
été rendus à la lumière par mon père. J'ai constamment
trouvé beaucoup d'insouciance chez ces individus, qui
paraissaient jouir de la vue sans grande satisfaction.

Le tems nécessaire pour la formation absolue de la
cataracte, est assez incertain ; le plus souvent, elle est
complète dans l'espace de deux ou trois ans. Quelquefois la diaphanéïté du crystallin se conserve pendant
cinq, six, dix et quinze ans, et quelquefois beaucoup
plus, puisque j'ai opéré des personnes qui avaient été
plus de soixante ans à perdre la vue par la cataracte. La
pratique offre des circonstances, plus rares à la vérité,
dans lesquelles cette lentille perd sa transparence dans
l'espace de quelques mois. Dans ce dernier cas, elle est
laiteuse, sous forme très-molle, le succès alors est aussi
beaucoup moins assuré par rapport aux inflammations,

aux douleurs, et à l'hypopion, ou abcès de la cornée , qui succèdent à l'opération.

§ II. La cataracte a son siège dans le crystallin, c'est ce que l'autopsie anatomique et des expériences multipliées ont démontré depuis long-tems ; des faits nombreux ont prouvé la fausseté de l'opinion des anciens, qui avaient cru qu'elle était produite par une pellicule formée dans la chambre antérieure ou postérieure , et que le crystallin était sain. Ils ne pouvaient imaginer que ce corps qu'ils regardaient comme l'organe immédiat de la vue, fût la partie affectée dans cette maladie. En effet , la vue étant rendue aux malades par le moyen de l'opération, si on avait extrait l'organe de la vision, la cécité aurait été une suite nécessaire de son extraction.

§ III. Les causes éloignées de cette maladie, sont la plupart inconnues, et quelques recherches qu'on ait faites à ce sujet, elles sont restées cachées , ainsi que celles de bien d'autres affections, sur lesquelles on n'a pas encore pu se procurer des notions positives ; seulement on sait que les personnes qui approchent beaucoup du feu, éprouvent plus que les autres un désséchement et une opacité dans la lentille crystalline ; celles qui font abus des liqueurs fortes , sont affectées d'ophthalmies violentes, plus fréquemment que le commun des hommes ; mais non pas de cataracte , comme l'ont cru quelques auteurs.

Les coups donnent souvent lieu à la formation des cataractes ; mais comme les parties internes de l'œil ont souffert si le coup a été violent, il est assez rare que l'opération pratiquée dans une telle circonstance ait quelque succès.

7 *

§ IV. Les remèdes qu'on emploie à l'extérieur pour guérir cette maladie sans opération , sont parfaitement inutiles, telles sont les saignées , les vésicatoires , les ventouses , le moxa , le séton , le cautère , les fumigations , les différentes espèces de collyres , etc.

Ceux dont on fait usage à l'intérieur , ne réussissent pas mieux , tels sont les apéritifs, les incisifs, les émétiques , les sudorifiques , les céphaliques , les sternutatoires , etc. ; les prétendus spécifiques , comme l'euphraise, les cloportes, la clématite ou *Flammula Jovis*, l'aconit, l'arnica, la pulsatille, la vapeur de sel ammoniac , la coquelourde , etc. ; enfin l'extrait de ciguë , celui de jusquiame de *Stoërck,* ne m'ont pas paru plus efficaces. On est toujours forcé d'en venir à l'opération, comme au seul moyen véritablement curatif.

Quelquefois une opacité dans la cornée et une fausse réflexion de lumière dans le fond de l'œil, et sur cette tunique, donnent lieu d'imaginer, quoique à tort, qu'on a guéri une véritable cataracte, lorsque les symptômes qui en présentaient l'apparence ont disparu après l'usage des remèdes.

Lorsque l'opacité du crystallin commence, les malades aperçoivent une espèce de fumée, des mouches, des toiles d'araignées, des flocons de neige, des barres, des réseaux, des nuages ou brouillards, etc. Il n'existe ordinairement point de douleurs, si ce n'est quelquefois une pesanteur légère dans le front et la tête.

Lorsque les douleurs de tête et dans le fond de l'orbite accompagnent cette maladie, comme on l'observe quelquefois chez les femmes , le succès de l'opération n'est point aussi assuré ; et dans ce cas, l'usage d'un séton ou d'un vésicatoire , des purgatifs , des saignées et des remèdes généraux , devient nécessaire avant d'entreprendre l'extraction du crystallin. On doit au moins faire ces préparatifs , pour éviter les reproches, quelque peu fondés qu'ils soient.

§ V. Il y a en général deux manières de guérir cette maladie , c'est-à-dire deux sortes d'opérations. L'une , qu'on nomme la dépression , est de toute antiquité ; l'invention en est due à *Celse ,* si l'on en croit les écrits des anciens. Elle consiste à percer les membranes de l'œil avec un instrument qui porte le nom d'aiguille , dont la forme varie beaucoup , les unes ayant la figure d'une langue de carpe , d'autres étant rondes ou plates , quelques-unes crénelées, etc.

Lorsque cette aiguille a pénétré la sclérotique , à une ou deux lignes , ou deux lignes et demie de la cornée , vers l'angle externe de l'œil , et qu'elle est parvenue derrière l'iris jusqu'au crystallin vers sa partie supérieure , par des mouvemens successifs, on déplace ce corps opaque , on en débarrasse la pupille , et on le loge dans le fond de l'œil , dans la propre substance de l'humeur vitrée. La vue alors doit avoir lieu si l'opération a réussi. La lentille altérée ainsi logée , reste dans son entier et ne se fond point , comme le prétendent plusieurs auteurs. Voyez le mot DÉPRESSION DE LA CATARACTE.

Si l'on rencontre le crystallin dans un état de mollesse , on conçoit aisément que l'aiguille ne peut le déprimer , et qu'alors la guérison de cette espèce de cataracte est impossible par la méthode proposée ; circonstance qui, anciennement, a donné lieu à cette maxime, « *la cataracte n'est pas mûre.* » A la vérité on pourrait ainsi s'exprimer dans un certain sens , et faire entendre par-là que le malade doit patienter encore quelque tems, et jouir de sa vue tant qu'elle subsistera. Comme il est possible qu'il survienne un accident , et que la vision n'ait pas lieu après l'opération bien faite et par extraction , il serait malheureux d'avoir hâté cet état d'aveuglement qui , à la vérité , serait survenu quelques mois après. Certainement le crystallin aurait perdu entièrement sa transparence : c'est ce que les personnes de l'art savent parfaitement , mais ce que les malades ignorent le plus souvent.

L'autre méthode, qu'on appèle par extraction , consiste dans l'incision de la cornée , pour permettre la sortie de la cataracte ou crystallin opaque. L'extraction de ce corps nuisible a lieu , lorsque son enveloppe a été également ouverte , ou avec le même bistouri qui a incisé la cornée , ou avec un autre instrument propre à cet effet, selon la méthode qu'on emploiera.

§ VI. Plusieurs praticiens qui ont écrit sur ces deux manières d'opérer , ont prononcé en faveur de la dépression ; ils ont donné pour motif de cette préférence, qu'il survenait après et pendant l'extraction des staphylomes , des douleurs , quelquefois un écoulement du corps vitré , une irrégularité de la pupille , une épaisse cicatrice , une occlusion de la pupille , une opacité de la capsule postérieure, enfin qu'on pouvait blesser l'iris.

Les staphylomes ont lieu en effet , après l'extraction de la cataracte , mais très-rarement par la méthode que je décrirai plus bas ; et lorsqu'ils surviennent , ils se réduisent pour l'ordinaire aisément avec le tems et sans aucun remède.

Les douleurs ne sont pas plus considérables que dans l'opération par dépression : elles sont même presque toujours moindres.

L'écoulement de l'humeur vitrée n'arrive que rarement, et lorsque la cataracte est compliquée, mais alors la dépression sera encore plus dangereuse à employer. Dans les autres cas , c'est presque toujours par la faute de celui qui opère si cet accident arrive. Cet écoulement au reste , lorsqu'il n'est point considérable, n'entraîne presque jamais avèc lui la cécité complète.

L'irrégularité de la pupille est un accident peu fréquent, et lorsqu'il suit cette opération , la vue n'en est aucunement dérangée : l'opération par dépression est même plus ordinairement suivie de cette difformité dans la figure de cette ouverture.

Lorsqu'on pratique l'incision de la cornée comme je le prescrirai , soit pour la situation , soit pour l'étendue qu'elle doit avoir, la cicatrice se fait promptement , elle n'est point apparente ; ou si elle l'est, elle ne peut, par sa position , gêner le passage des rayons de lumière dans l'œil.

La pupille se referme entièrement, beaucoup plus souvent après l'opération par *dépression* qu'après celle par *extraction* ; c'est ce que l'observation a démontré très-souvent. On verra plus bas le moyen que je propose pour rendre de nouveau la vue aux personnes affectées de cette maladie ; soit que cet accident survienne ou spontanément ou après l'opération de la cataracte , qu'une cause violente l'ait produite, pourvu que la cornée transparente soit exempte d'opacité , sur-tout à sa partie centrale , la guérison est possible.

Une observation toute récente vient de prouver que même l'opacité de la cornée, existant dans le centre de cette membrane, on pouvait encore espérer de recouvrer la vue, pourvu que cette tunique fût intacte dans sa partie latérale externe, et laissât assez d'espace pour ouvrir un nouveau passage aux rayons de lumière. Voyez à ce sujet le mot *Pupille artificielle*.

L'opacité de la capsule postérieure du crystallin ne peut jamais être guérie par le secours de l'aiguille, parce que cette enveloppe se réunit le plus souvent, quoique déchirée de nouveau par l'introduction réitérée de cet instrument, et on est forcé d'en venir à l'extraction de cette tunique opaque. Il est constant qu'elle perd sa transparence plus fréquemment après l'abaissement de la cataracte, qu'après son extraction. Tous les fauteurs de la dépression prétendraient en vain le contraire ; l'expérience journalière n'est point en faveur de leur assertion.

Lorsque l'iris enveloppe l'instrument tranchant dans l'incision de la cornée, et qu'on n'emploie pas à propos de légères frictions avec les doigts index et medius de la main opposée à celle qui tient le bistouri, on est en effet en danger de blesser cette membrane ; mais au reste, cet accident qu'on peut cependant toujours éviter, n'occasionne que très-rarement la perte de la vue, il produit seulement une légère difformité.

§ VII. On peut au contraire opposer des inconvéniens sans nombre à l'opération par abaissement ; les plus considérables sont :

1°. Les douleurs très-vives et plus fortes qu'après l'extraction ; les vomissemens qui ont lieu plus fréquemment après la dépression, et qui occasionnent souvent une ophthalmie violente, à laquelle succède l'abcès de la cornée, connu sous le nom d'hypopion.

2°. Les symptômes fâcheux qu'excite le déplacement de la rétine de dessus la choroïde, parce que le crystallin 'étant dirigé en bas, se loge fréquemment entre les deux tuniques, et comme corps étranger, les blesse. De cette irritation continuelle, résultent des douleurs atroces, qui quelquefois ne finissent qu'avec la vie.

3°. L'effusion de sang dans les différentes parties de l'œil, produite par l'ouverture des vaisseaux sanguins et internes de l'organe, procure la suppuration du globe, si ce sang n'est promptement reporté dans les voies de la circulation; il empêche d'ailleurs la personne chargée de l'opération de voir ce qu'elle fait, et l'oblige de laisser souvent celle-ci imparfaite, dans la crainte de tout perdre.

4°. Cette méthode ne peut effectuer la guérison de l'espèce de cataracte molle qu'on appelle laiteuse, attendu que pour pouvoir être déprimé, le crystallin doit nécessairement avoir de la consistance; dans l'extraction au contraire, cette espèce de cataracte fluide est le plus aisément extraite, et n'oblige point la pupille à de grandes dilatations pour la laisser sortir.

Dira-t-on, pour détruire toute objection contre la dépression, que les difficultés s'évanouissent, si l'on a recours à une méthode perfectionnée? Cette correction consistera-t-elle à employer une aiguille crochue vers la pointe, ayant la forme d'un troquart? Cette aiguille pourra-t-elle, comme on le dit, *broyer* le crystallin *mollasse* et sa capsule, sans rien désorganiser ni blesser? Sera-t-il facile de *pousser* cette matière pulpeuse à travers la pupille, pour la loger dans la chambre antérieure, après l'avoir, pour ainsi dire, mêlée à l'humeur aqueuse contenue dans cet espace? Toutes ces *belles choses* faites, en résultera-t-il la dissolution intégrale des parcelles mollasses du crystallin, ainsi que des lambeaux de la capsule? Le malade sur-tout y verra-t-il? Ces invraisemblances imprimées, les croira-t-on? cela est difficile à supposer. Des jeunes praticiens sans expérience, mais avides de s'instruire, pourront bien adopter ces nouveautés, et à leur tour les préconiser dans des écrits; mais des personnes instruites par une pratique journalière, rejetteront bien loin ces assertions. Ils savent parfaitement combien il faut employer d'adresse et de patience pour faire sortir ces matières muqueuses, les parcelles gluantes du crystallin mou, ainsi que sa capsule déchirée, sans rien désorganiser, quoique la cornée soit ouverte dans l'opération par extraction, et la pupille au moyen de la curette, bien plus réellement dilatée que par la voie des frictions avec l'extrait de bella dona.

Les praticiens exacts n'admettront pas plus la dissolution de la capsule crystalline, très-*coriace* dans bien des circonstances, que celle des portions muqueuses du crystallin qui, restées après l'extraction, présentent souvent l'apparence d'une cataracte capsulaire, et jettent dans l'erreur.

5°. On convient unanimement que la cataracte peut remonter plusieurs fois après l'abaissement le plus exactement opéré, et cet inconvénient est plus désagréable que ne le croient les défenseurs de cette méthode; car, disent-ils, si l'opération ne réussit pas la première fois, on la pratique une seconde, une troisième et quatrième fois, ce qui est plus aisé à la vérité à proposer, que facile à mettre en exécution. Il doit être d'ailleurs très-difficile de déterminer un malade à tenter de nouveau le hasard d'une opération douloureuse et d'un traitement long, lorsque la première n'a pas eu de succès.

6°. Enfin l'aiguille blesse souvent les procès ciliaires, en perçant les différentes membranes de l'œil, ce qui augmente les douleurs. Cet instrument ne peut-il point aussi piquer l'iris lorsqu'on cherche par différens mouvemens à déprimer les parcelles du crystallin qui se sera brisé? On court le même risque en déchirant et abaissant l'enveloppe antérieure ou postérieure? Si elles sont opaques, et quelles se soient colées à l'iris, comme cela est souvent observé.

Je crois inutile de rien ajouter à ce que je viens de dire, persuadé que cette méthode ne peut plus avoir pour défenseurs que ceux qui ne s'occupent point spécialement de cette branche de la médecine, et n'obtiennent que peu de succès dans l'autre manière d'opérer, peut-être faute d'expérience et de connaissances assez exactes sur ce qu'il faut faire.

Je terminerai par une dernière réflexion. On guérit de la cataracte plus sûrement, aujourd'hui qu'on met en pratique l'opération par extraction, qu'autrefois où l'on ne connaissait que celle par dépression; il est arrivé plus d'une fois que la dépression n'a point réussi à un œil, quoique mise en usage par des personnes qui l'ont préconisée. Sans doute ils n'avaient rien négligé pour la faire réussir; au contraire, j'ai obtenu le plus grand succès lorsque j'ai opéré par extraction l'œil resté intact chez ces mêmes malades.

§ VIII. *Daviel* est le premier qui ait, à proprement dit, employé l'extraction. Ceux qui en avaient parlé avant lui ne l'ayant jamais mis en usage réellement. Les instrumens nombreux dont ce praticien se servait, sont décrits dans les Mémoires de l'Académie de chirurgie de Paris, auxquels je renvoye.

La Faye se servait d'un bistouri de son invention, et

courbé sur son plat. Ce bistouri est décrit dans le même ouvrage : il incisait la cornée d'un seul trait. *Voy. la fig. XI.*

L'instrument que j'emploie diffère entièrement de celui dont je parle ; il n'a pu lui être comparé que par ceux qui n'en avaient qu'une connaissance superficielle. Les bistouris de *Tenon, Sharp, Tenhaaf,* sont fort différens. Le seul qui ait une ressemblance exacte avec celui que je mets en usage, est celui que *Richter,* médecin de Gottingue, a fait graver dans un petit ouvrage sur la cataracte. J'ai fait mention dans un traité particulier sur cette maladie, des raisons pour lesquelles cet instrument et le nôtre paraissent les mêmes.

§ IX. Pour que l'opération ait du succès, il convient de s'assurer des faits suivans. La pupille exactement ronde est d'un bon augure ; le crystallin opaque doit être aperçu facilement à travers la pupille, sous l'aspect d'un voile blanc, grisâtre et même jaunâtre, comme cela a lieu dans les cataractes anciennes. Le sujet doit être sain, les autres parties de l'œil doivent exercer leurs fonctions avec facilité ; les paupières œdémateuses l'œil larmoyant et abreuvé de sérosités, doivent faire craindre une guérison tardive, sur-tout des dépôts de matières purulentes, suites d'ophthalmies vives qui pourront affecter l'organe malade lorsqu'on pratiquera l'opération dans ces circonstances : il est prudent alors de prescrire l'usage d'un vésicatoire au col ou entre les épaules quelques jours avant de faire l'extraction ; de faire aussi employer quelques purgatifs doux. Les remèdes généraux ne sont point non plus à négliger ; ils sont même on ne peut plus essentiels.

Il faut que les malades distinguent les masses des gros objets, ou au moins l'ombre des corps que l'on agite devant eux ; qu'ils ne soient point sujets à des douleurs de tête habituelles ; que les cataractes ne soient point trop anciennes , car elles font éprouver trop de difficultés dans leur extraction. Ces difficultés seraient dues aux adhérences de la lentille crystalline avec les parties qui lui sont contiguës ; mais il convient aussi que la cataracte ne soit point trop récente ; j'ai remarqué que , dans cette circonstance , la guérison était plus lente et moins assurée.

La mobilité de la pupille est encore un signe très-favorable , cependant il n'indique point toujours un succès constant ; car il est des personnes dont les pupilles sont entièrement immobiles et qui voient très - bien , tandis que d'autres sont dans un état de cécité parfaite , quoique leurs pupilles conservent un degré d'action assez marquée ; dans ce dernier état , leur aveuglement dépend de la paralysie complète du nerf optique. La contraction de la pupille , au contraire , a lieu encore , parce que les nerfs ciliaires qui se rendent à cette partie ne sont point affectés de la même maladie. Il m'a paru que le succès de cette opération n'était jamais aussi certain , ou du moins aussi complet , lorsqu'on opérait des personnes affectées de cataractes , et qui ne pouvaient que difficilement supporter le jour sans en être blessées , que lorsqu'on pratiquait l'extraction sur des malades qui n'éprouvaient pas ces symptômes.

Quand le crystallin a acquis un degré d'opacité noirâtre , il ne paraît pas aussi évidemment à travers la prunelle ; sa couleur noire est cependant différente de celle que présente cette ouverture dans son état naturel , et avec attention , on peut s'en assurer. Cette espèce de cataracte obscure a quelquefois trompé des médecins , et leur a fait croire que les malades étaient alors affectés de goutte sereine.

Lorsque le nerf optique est paralysé, et que la pupille est très-dilatée, ou, quoique plus rarement, extrêmement resserrée, on ne doit pas pratiquer l'opération dans cet état, les malades n'aperçoivent aucune différence entre le jour et la nuit, ils ne voient point par conséquent la main que l'on agite devant leurs yeux. Le crystallin perd sa transparence quelque tems après que l'œil a été affecté de cette paralysie, ou goutte sereine. Cette paralysie du nerf optique arrive souvent à la suite de quelques fièvres de mauvais caractère, d'une apoplexie, ou bien après un coup violent frappé sur l'œil. On juge bien que, le crystallin entièrement et parfaitement extrait, la pupille restant noire et très-nette, le malade cependant n'en verrait pas davantage, et qu'on aurait fait cette opération sans aucun fruit.

Si cette inaction de la pupille se trouve accompagnée d'une dureté particulière dans le globe, ce dont on s'assure en le touchant avec le doigt ; que les angles des yeux soient couverts de vaisseaux variqueux, on doit également abandonner ces malades, comme étant sans aucune ressource. L'opération, dans ce cas, serait suivie d'une hémorragie violente par le dégorgement subit des vaisseaux internes du globe ; leurs orifices n'étant plus soutenus probablement par le crystallin, laissent sortir alors le sang que contiennent ces mêmes vaisseaux qui, de plus, sont devenus variqueux.

Il est pareillement inutile de pratiquer l'opération lorsque le globe est mou, et n'oppose aucune résistance au doigt qui le presse même légèrement. Dans cet état, la pupille est immobile et irrégulière, l'iris a changé de couleur ; elle est flottante dans l'humeur aqueuse , le crystallin est opaque et fort blanc ; l'humeur vitrée est totalement dissoute et désorganisée ; l'œil assez souvent est affecté d'un léger strabisme. On apprend des malades que des douleurs de tête très-vives ont précédé la perte de la vue , et que celle-ci a eu lieu avant la formation de la cataracte. Si on avait recours à l'opération dans cette circonstance , l'humeur vitrée fluide, et nullement arrêtée par aucun obstacle , s'évacuerait entièrement avant que d'avoir absolument extrait le crystallin. Alors le globe s'affaissant tout-à-fait , ne laisserait que des regrets amers d'avoir entrepris cette opération. Au reste, après un laps de tems peu considérable, les yeux ainsi affectés se fondent petit à petit , et s'atrophient entièrement et spontanément.

Lorsque le crystallin paraît fort blanc à travers la pupille , et qu'il en occupe toute l'étendue , que celle-ci est fort mobile , que le malade a d'ailleurs toutes les conditions que nous avons indiquées pour le succès de l'opération , il est à présumer que la guérison aura lieu, et qu'elle sera prompte , parce que le crystallin est alors presque toujours mou , laiteux et fluide; qu'il sort sans effort, que la pupille n'éprouve point trop d'extension que la cornée se referme promptement, et sans douleurs, qu'enfin il ne survient point de staphylome. Cependant la section de cette membrane doit être aussi étendue que si le crystallin était très-gros , parce que quelques parties visqueuses et mollasses qui accompagnent toujours cette espèce de cataracte , ont plus de facilité à s'écouler avec l'humeur aqueuse qui flue toujours pendant les vingt-quatre heures qui suivent l'opération.

Lorsque la cataracte se présente sous l'aspect et avec les symptômes favorables que je viens d'indiquer, on peut être assuré, comme je viens de le dire, que le crystallin est mou; je me suis rarement trompé dans le pronostic que j'ai porté sur la consistance de cette espèce de cataracte.

§ X. Je ne conseillerai pas d'employer des préparatifs avant cette opération, par le peu d'avantages qu'en retire le malade; je crois même pouvoir assurer que j'en ai vu de mauvaises suites. Si la personne affectée de cataracte est bien portante, ou qu'elle n'ait point d'incommodité notable, je ne lui propose aucuns remèdes, parce qu'ils ne peuvent que l'affaiblir, sans aucune utilité démontrée. Si elle est dans un état de pléthore, il faut alors avoir recours aux médicamens capables de combattre cette mauvaise disposition. La seule précaution que je recommande, c'est de diminuer quelques jours avant d'opérer, la nourriture des malades pour les accoutumer au peu d'alimens qu'on leur permet pendant le traitement, et de leur prescrire sur-tout ceux tirés du règne végétal. Rien n'assure mieux le succès, qu'une opération bien faite, sur un œil bien organisé; les préparatifs ne préservent point des accidens résultans d'une opération mal pratiquée.

Je ne fais aucune différence des saisons, attendu que le succès est égal, lorsque le malade est sain; j'évite cependant, autant qu'il est possible, les trop fortes chaleurs.

§ XI. Le bistouri que j'emploie, et auquel j'ai donné le nom de *Cératotome*, dans mon traité de la cataracte, parce qu'il agit principalement sur la cornée, a la forme d'une lancette; la lame est droite, plus longue, mais moins large que cet instrument ; elle a dix-huit lignes de longueur, et trois dans sa plus grande largeur, dans l'espace de quatre lignes depuis le talon. A six lignes de sa pointe elle n'en présente plus qu'une et demie de largeur, et offre à trois lignes de sa base, une très-légère saillie pour favoriser la section de la cornée. L'autre côté est mousse et arrondi jusqu'à peu près une ligne et demie de la pointe de la lame où il est tranchant, comme de l'autre côté, pour faciliter l'entrée et la sortie du *Cératotome*. La lame n'est tranchante que d'un côté, pour que la cornée transparente soit incisée en bas, uniquement en introduisant le *Cératotome*, et sans employer de violence. Si le tranchant existait dans les deux côtés, on aurait la plus grande peine à faire la section et à la terminer par en bas.

Ce bistouri sert pour la main gauche comme pour la main droite ; il est fait d'un acier bien trempé, et qui prend un poli doux, ainsi qu'un tranchant fin. (Voy. le mot *Cératotome*, où j'ai décrit cet instrument plus au long. Voy. aussi les trois *fig. XIII, pl. IV*).

La lame est fixée dans un manche à huit faces, alternativement petites et grandes, mais tellement maintenue qu'elle ne peut en sortir d'elle-même. La forme de ce manche permet de le tenir avec sûreté entre les doigts ; il a trois pouces huit à neuf lignes de longueur, et sa longueur en a à peu près deux et demie : sur le milieu de ce manche, j'ai soin de faire incruster une petite plaque d'or, très-mince, pour désigner le dos de la lame, et empêcher qu'on ne se trompe ; au moment d'opérer, on peut placer, sur le champ, ce cératotome dans la situation convenable.

On peut opérer les deux yeux avec le même instrument, s'il n'a point éprouvé d'altération dans son tranchant, et sur-tout à sa pointe. Il est cependant plus prudent d'en employer un autre lorsqu'on a les deux yeux à opérer, parce que la lame, malgré qu'on l'essuie avec soin après la section de la cornée, reste salie pendant quelques heures, par une matière grasse et onctueuse qui s'y attache, et qui fait éprouver de la difficulté lorsqu'on veut inciser cette membrane, avant de l'avoir laissé évaporer.

§ XII. Pour pratiquer cette opération avec plus de facilité, plusieurs médecins, même parmi les anciens, ont recommandé d'employer des instrumens pour tenir l'œil fixe au moment d'opérer. Cet instrument, auquel on a donné anciennement le nom de *Speculum oculi*, (voyez ce mot) a été abandonné par tous ceux qui en ont inventé de nouveaux, et qui ont voulu corriger ceux qui étaient déjà connus. Tel a été le sort de la double airigne de *Béranger*, de la tenaille de *Guérin*, de l'instrument de *Pope*, du *Speculum* de *Petit* et de *Lecat*, de l'aiguille de *Poyet*, de la pique de *Pamard*, du doigtier de *Rumpelt*, de l'ophthalmostat de *Casa amata*, de celui de *Bell*, membre du collége royal des chirurgiens d'Edimbourg; tel peut être encore le sort de celui de M. *Guérin*, frère de M. *Guérin* de Lyon, qui sert en même tems de bistouri, etc. (Voyez le mot ophthalmostat, où il est aussi mention d'un instrument qui peut passer pour bistouri et ophthalmostat.) On l'a appelé kératome, cyclotome, on verra également le nom de chacun des praticiens qui ont inventé un instrument pour pratiquer cette opération.

Un opérateur adroit, instruit, et tel que doit être celui qui s'adonne à une opération si délicate, n'a pas besoin de *speculum oculi*, qui est toujours nuisible et jamais utile : ces moyens auxiliaires, en effet, irritent les yeux. Lorsqu'on les emploie, ils excitent des ophthalmies violentes, et par conséquent des douleurs; ils peuvent, lors de l'opération, quand la cornée est déjà un peu incisée, déterminer l'humeur vitrée à s'évacuer dans quelques espèces de cataractes, lorsque cette humeur est libre, et nullement retenue par ses enveloppes ordinaires. La pression qu'ils exercent sur le globe, est bien capable, dans ce cas, de produire cet accident.

L'inconvénient qu'on voulait prévenir en proposant ces ophthalmostats, a été d'éviter la blessure de l'iris, et de permettre à la personne qui opère de faire l'incision de la cornée à son aise, sans être troublée par la crainte de blesser cette tunique; mais ces mêmes instrumens peuvent plutôt donner lieu à cette lésion de l'iris, qu'ils ne sont capables de l'empêcher. En effet, quelque promptitude qu'on emploie, il est assez rare que cette membrane n'enveloppe pas quelquefois la lame du *cératotome* en donnant à l'incision une grande étendue, comme elle doit toujours l'avoir; car beaucoup d'opérations de cataracte n'ont point de succès, à cause de la petitesse de l'ouverture qu'on a pratiquée dans la cornée, lorsque l'enveloppement dont je viens de faire mention a lieu, et qu'on a craint de blesser l'iris.

Si on employe à propos de légères frictions avec les doigts index et du milieu de la main opposée à celle qui tient le cératotome; si ces légères frictions sont mises en usage sur la partie de la cornée qui touche à la portion de l'iris qui a embrassé la lame, qu'on ne s'arrête point, que cette lame soit toujours poussée dans la première direction, en continuant d'inciser la cornée, alors on voit bientôt l'iris se retirer de dessous le tranchant; il est je crois inutile de faire observer qu'on doit s'occuper uniquement de la partie de cette tunique qui a enveloppé le tranchant, et non de celle qui se replie sur le dos de l'instrument, comme cela a quelquefois lieu, lorsqu'il y a une forte contraction dans les muscles droits du globe, et que toutes les humeurs de cet organe sont portées en avant. Cette crainte une fois calmée, je ne vois plus ce que les défenseurs des ophthalmostats pourront alléguer de solide en leur faveur, puisqu'il est démontré qu'on peut empêcher la blessure de l'iris, et qu'on est libre alors de faire l'incision de la cornée d'une manière convenable, que les instrumens ne fixent point l'œil dans le moment essentiel, c'est-à-dire lorsqu'on doit faire sortir la pointe du *cératotome* au côté opposé à celui par lequel il a été introduit; qu'en effet l'organe peut se tourner vers le *cératotome*, d'autant plus que le globe est poussé vers la pointe, et qu'il n'est plus fixé par le bistouri. La lame étant parvenue dans la chambre antérieure, l'œil redevient libre, s'il a été tant soit peu fixé. Il peut donc se tourner vers la pointe, et gêner beaucoup le chirurgien, s'il ne porte pas toute son attention à éviter ces inconvéniens. Ces cas se sont offerts plus d'une fois à tous les praticiens qui opèrent avec un seul instrument.

En général, les ophthalmostats sont nuisibles, gênent l'opérateur, et ne peuvent absolument être employés que par ceux qui ne sont point assez adroits pour faire autrement, et alors les malades doivent trembler avec raison de se confier à leurs soins. Je me suis étendu fort au long dans mon Traité de la cataracte, sur l'inconvénient et l'inutilité de ces instrumens, et je crois y avoir démontré évidemment qu'il est très-essentiel de s'en passer.

§ XIII. Lorsque le malade a toutes les conditions que nous avons indiquées, et que l'on desire pour que le succès suive l'opération, on le fait asseoir sur une chaise basse, cette situation étant la plus convenable et la moins embarrassante, celle inclinée ou couchée me semble infiniment désagréable. On expose l'œil à un jour médiocre, mais clair; on prévient par cette précaution le resserrement considérable de la pupille. Cette contraction arrive, comme on sait, lorsqu'on est tourné vers une vive lumière, alors le crystallin a plus de peine à sortir lorsque la cornée est ouverte; la personne qui opère n'est point elle-même fatiguée et éblouie par l'éclat d'un trop grand jour. On pourrait, à la vérité, après l'incision, placer le patient à une lumière faible, pour que la pupille pût se dilater, comme elle a coutume de le faire; mais il faudrait alors recourir à divers déplacemens, et par conséquent alonger le tems de l'opération; on doit d'autant plus les éviter, que pour l'incision de la cornée même, un appartement médiocrement éclairé est plus favorable pour la personne qui opère.

Quelques praticiens, pour prévenir le ressserrement de la pupille, ont imaginé d'administrer à l'intérieur, aux malades qu'ils soumettaient à l'opération, l'extrait de *ciguë,* de *bella dona,* de *pulsatille,* et autres plantes de ce genre, pour obtenir une dilatation sensible de cette ouverture. Pour agir dans le même sens à l'extérieur, ils proposent de frotter l'organe et ses parties accessoires avec l'un ou l'autre de ces médicamens; mais outre que ce but me semble difficile à remplir, je pense qu'il peut naître de l'usage de ces médicamens externes et internes,

des accidens graves et beaucoup plus dangereux que l'inconvénient que l'on veut prévenir. Les médecins instruits
conviendront que ces sortes de stupéfians, prescrits même
sagement, ne sont point sans danger.

Cette observation n'a point échappé à *Galien*, qui dit
expressément que l'usage des narcotiques à l'intérieur ou
extérieurement, tout en produisant des changemens dans
le diamètre de la pupille , amène aussi des faiblesses et
des obscurités dans la vue. *Méth. méd., l.* 3, *c.* 2, *p. m.* 17.

Le chirurgien doit être assis plus haut que le malade;
il pose son pied droit (s'il opère de la main droite) sur
un siége plus bas que le sien, il appuye son coude droit
sur le genou du même côté, et cherche à placer la main
à la hauteur de l'œil à opérer. Un aide posé derrière le
malade lui soutient la tête avec la main gauche, et l'appuie fortement contre sa poitrine; il soulève ensuite la
paupière supérieure de l'œil qu'on opère, avec le doigt
index de la main qui n'est point chargée de contenir la
tête. Il tient le tarse assujéti avec l'extrémité du doigt,
et dirige la paupière vers le bord supérieur de l'orbite
contre lequel il l'appuye. Il a soin de ne point comprimer
la partie supérieure du globe, de placer les autres doigts
de cette même main, de façon à ne point gêner l'opérateur, ni à ne point lui dérober l'aspect de l'œil.

L'aide doit aussi avoir attention, lorsque l'incision finit, de ne point tenir la paupière avec autant de force,
mais de l'assujétir plus faiblement, de la laisser descendre
par degrés sans la quitter entièrement, et de ne l'abandonner tout-à-fait que lorsque l'incision est, à peu de
chose près, finie. Ces précautions sont toujours nécessaires, sur-tout lorsque les yeux des malades sont fort
saillans, et qu'on a à craindre que la forte contraction

des muscles du globe, ou l'état particulier du crystallin opaque ne déterminent l'humeur vitrée à s'échapper aussitôt l'incision terminée, et quelquefois même avant qu'elle le soit.

Ces préceptes observés, l'œil sain du malade étant couvert, comme j'ai dit, l'opérateur prend le *cératotome* de la main droite, le dispose à peu près comme une plume à écrire, après s'être assuré que la pointe et le tranchant sont en bon état; il le tient ferme et pas trop près de la lame pour pouvoir agir plus facilement, selon le besoin. Si c'est l'œil droit qui est à opérer, il prend l'instrument de la main gauche, et il doit pour cet effet être ambidextre, car les moyens proposés pour opérer les deux yeux avec la même main, ne peuvent que fort mal remplir cette intention. (Voyez le mot *Bistouri,* et la *fig. XVII, pl. V,* qui représente un bistouri recourbé pour éviter le nez, et plongé dans l'œil.)

Le conseil d'opérer les malades en se plaçant par derrière eux pour se servir également de la même main, n'est pas mieux conçu, quoique cette méthode ait quelquefois réussi.

Dans la position que je viens de décrire plus haut, la personne qui opère pose son petit doigt sur le bord de l'orbite, au côté externe, après l'avoir écarté des autres, il attend le moment que le malade, auquel on le recommande, porte son œil vers le petit angle; alors il plonge le cératotome vers la partie superieure de la cornée, à un quart de ligne à peu près de la sclérotique, de sorte que la lame soit dirigée obliquement de haut en bas, et de dehors en dedans, toujours dans le plan de l'iris. On aura soin auparavant de baisser la paupière inférieure avec le doigt index et médius qu'on tient écartés, en s'étudiant à ne point comprimer le globe, et à le laisser parfaitement libre.

Lorsque l'instrument, après avoir percé la cornée, arrive à la pupille, en élevant légèrement la main, la pointe se plonge dans cette ouverture, et en le dirigeant imperceptiblement, on atteint la capsule du crystallin, on la coupe, ou plutôt on la dilacère, puis on dégage la pointe du cératotome de la pupille. (*V. fig. XVIII, pl. VI.*) L'instrument remis dans sa première place, c'est-à-dire dans le plan de l'iris, en continuant de le pousser, on le fait parvenir au côté opposé à celui par lequel on est entré; on perce la cornée de part en part, en suivant toujours la même direction, relativement au plan de l'iris. L'incision de cette tunique s'achève par la seule introduction de l'instrument. La largeur du *cératotome* qui va toujours en augmentant, favorise cette section qui se pratique sans efforts et sans être obligé de tirer l'instrument ni à soi ni en bas, mais bien en continuant de le pousser dans la situation primitive. (*Voy. fig. XIX, même planche.*)

L'incision de la cornée présente alors un demi-cercle au moins qui dans toute son étendue est éloigné d'une demi-ligne à peu près de la sclérotique, dans un plan oblique, et dont le milieu est plus dans l'angle externe que dans l'angle interne, ou grand angle de l'œil. (*fig. XX, pl. VI.*)

Lorsqu'il sort un peu de sang, cela provient de l'ouverture de l'extrémité des vaisseaux sanguins de la conjonctive. Dans quelques sujets, ceux-ci s'avancent jusques sur la cornée, et alors on est forcé de les inciser, en pratiquant la section de cette membrane très-près de la sclérotique; au reste, ce petit dégorgement sanguin, bien loin d'être dangereux, est au contraire favorable.

Le bord supérieur de l'orbite empêche quelquefois de

pratiquer l'incision aussi obliquement que je l'ai recommandé; alors on tiendra l'instrument dans la direction la plus convenable, mais point horizontalement.

Cette manière d'inciser la cornée présente beaucoup d'avantages, on ne risque point de blesser la veine angulaire, ni la caroncule lacrymale, de piquer le nez et d'intéresser la conjonctive; mais l'avantage le plus marqué, est la situation de la section qui se trouve en grande partie du côté du petit angle de l'œil, et presqu'entièrement recouverte par la paupière supérieure. L'incision est alors constamment fermée, les paupières ne peuvent s'engager entre les lèvres de la plaie et la tenir ouverte, comme dans la section faite horizontalement, puisque le grand bord de la plaie est à la partie externe de l'œil. La cicatrice se forme plus facilement, les staphylomes ne sont point aussi fréquens, par conséquent les guérisons sont infiniment plus promptes.

§ XIV. Lorsque la capsule antérieure est très-blanche, depuis long-tems opaque, dure, très-coriace, et qu'elle n'est point incisée sur le champ avec la pointe du *cératotome*, on ne doit point insister davantage, de peur de blesser l'iris, d'altérer cette même pointe de l'instrument, et d'être dans l'impossibilité d'achever la section de la cornée d'une manière convenable. La pointe étant émoussée par les efforts trop long-tems continués contre cette enveloppe dure, ne pourrait plus percer la cornée au côté opposé; on serait alors fort embarrassé pour terminer l'incision de cette membrane.

Lorsqu'on éprouve cette résistance de la part de la capsule antérieure du crystallin, on doit sagement abandonner cette méthode, on est forcé de laisser cette enveloppe intacte; et quand l'incision de la cornée a été achevée avec le *cératotome*, on ouvre la capsule au moyen d'une aiguille propre à cet effet.

Cette aiguille a une ligne de largeur dans toute sa longueur, qui est à peu près de deux pouces et demi : son extrémité est plate, elle a une légère courbure d'à peu près un quart de ligne; cette partie légèrement recourbée, est tranchante à son extrémité; cet instrument est d'or très-fin, pour pouvoir le plonger dans différens sens, selon le plus ou moins d'enfoncement de l'organe dans la cavité orbitaire, et pour qu'il puisse parvenir dans la pupille avec facilité. (Voy. *Aiguille*, et la *fig. I, pl. I*.)

Le manche dans lequel cette aiguille est fixée, est long de quatre pouces à peu près, formé d'une manière et d'une matière semblables à celui du *cératotome*. De l'autre côté de ce manche, est fixée la curette, ou petite cuiller, au moyen de laquelle on extrait avec facilité les parcelles solides ou muqueuses que le crystallin laisse souvent après sa sortie; la substance dont cette curette est composée, est la même que celle de l'aiguille. (Voy. *Curette*, et la *fig. I, pl. I*, où l'aiguille et la curette sont ensemble.)

Cette cuiller et l'aiguille étant fixées au même manche, laissent la liberté de se servir de l'une et de l'autre à volonté, en les retournant selon le besoin, et sans perdre de tems, ce qui arriverait si elles étaient séparées.

En agitant doucement l'aiguille d'or en différens sens autour du crystallin, on peut aisément couper, même détruire entièrement sa capsule, sans craindre de blesser la pupille. Lorsque celle-ci est extrêmement resserrée, ce qui se rencontre chez quelques malades, l'aiguille est alors de la plus grande utilité pour ouvrir la membrane qui contient la cataracte, ce qu'on ne peut faire avec le *cératotome*. Dans ces cas , on fera uniquement l'incision de la cornée ; l'aiguille qui est bien polie et tranchante seulement à son extrémité , sera introduite aisément dans cette pupille resserrée et qui ne se dilate que très-peu ; elle pourra couper et déchirer avec facilité la partie antérieure de la capsule du crystallin , qui représente une espèce de calotte.

Quand la capsule antérieure a perdu sa transparence, ainsi que le crystallin , elle présente des taches plus blanches dans un endroit que dans l'autre. L'opacité de ces deux organes est très-apparente et fort différente. Lorsque ces taches s'observent dans la lentille crystalline seule , elles paraissent plus profondes que lorsqu'elles existent dans la capsule antérieure. Dans cet état du crystallin et de la capsule , la pupille est exactement obstruée par ces corps opaques. Il est essentiel, pour que l'opération ait du succès , de saisir et d'extraire l'enveloppe capsulaire avec les extrémités des petites pinces qu'on introduit dans la pupille. On a l'attention pour cet effet , lorsqu'on incise la cornée , de ne point toucher à la capsule , et de la laisser entière. Celle-ci , au moyen de la pince , est saisie et détachée dans toute sa circonférence par de légers mouvemens ; elle est d'autant plus aisément enlevée , que le crystallin sert de point d'appui pour que les pinces puissent la saisir. Cette capsule étant extraite , on fait alors sortir le crystallin opaque ; si l'on agissait autrement , les lambeaux de cette membrane s'appliqueraient sur le corps vitré, et ne pourraient que difficilement être extraits sans donner lieu à l'effusion d'une partie de cette humeur.

Lorsque cette même capsule est très-dure et coriace ,

et que le *cératotome* ni l'aiguille n'ont pu l'entamer, on est forcé d'employer un petit instrument fait en forme d'hameçon très-aigu, d'un acier très-mince. (Voy. le mot *Crochet en forme d'hameçon.*) Il sert à entamer cette membrane, à l'extraire après l'avoir accrochée ainsi que le crystallin , lorsque ce corps se plonge au fond de l'œil dans quelques états particuliers , comme je le dirai plus bas.

La curette dont j'ai parlé plus haut , est faite pour extraire les parcelles du crystallin , et cette matière épaisse et visqueuse qui reste quelquefois après que ce corps est sorti. On l'emploie aussi pour remettre l'iris en place, lorsque la pupille a éprouvé de grands développemens , lorsqu'elle s'est engagée entre les lèvres de l'incision. Enfin le même instrument est très-commode pour faire sortir les crystallins très-volumineux , qu'on dégage de la pupille avec son secours.

§ XV. Lorsque le *cératotome* se trouve trop près de la sclérotique , ou trop éloigné de cette tunique , et par conséquent trop en arrière ou en avant , cela provient de ce qu'on n'a pas eu attention de le placer et de le maintenir dans le plan de l'iris. Dans le premier cas , on blesserait la sclérotique ; dans le second , on risquerait de faire l'incision de la cornée trop petite , parce qu'elle finirait trop en avant, et presque vis-à-vis la pupille. Dans l'une et l'autre circonstance on rectifiera cette mauvaise position de l'instrument , en roulant le manche légèrement entre les doigts , soit en arrière , soit en avant.

L'incision de la cornée et l'ouverture de la capsule étant faites , par de légères pressions sur la partie supérieure du globe on fait sortir le crystallin, on facilite son extraction en lui faisant faire un mouvement de rotation sur lui-même avec l'extrémité de la curette. Au moyen des frictions qu'on exerce sur la partie anté- rieure de la cornée , soit avec cet instrument , soit avec la paupière supérieure même qu'on baisse et lève suc- cessivement , on fait reparaître les fragmens du crystal- lin , ou les portions muqueuses de ce corps , qui , dans quelques cas , obstrueraient de nouveau la pupille ; lors- qu'ils se montrent , on les extrait avec soin par le moyen de la curette.

§ XVI. Si le crystallin est adhérent ou aux procès ciliaires , ou plutôt à la partie postérieure de l'iris , il faut avant d'exercer les pressions nécessaires pour son extraction , détruire toutes les adhérences qu'il peut avoir contractées , en agitant doucement l'aiguille d'or décrite plus haut , autour de ce corps ; puis on doit en faire l'extraction.

§ XVII. Si le crystallin est dégagé de toute adhé- rence , qu'il ne se présente point à la pupille , et qu'au contraire il se plonge au fond du corps vitré , il est inu- tile et même dangereux d'exercer aucune pression , parce que la cataracte ne sortirait pas , et qu'au con- traire toute l'humeur vitrée , ou du moins une grande partie , s'écoulerait. On doit , pour éviter une effusion abondante de cette humeur , porter l'instrument fait en forme d'hameçon , à travers la pupille , tâcher de *har- ponner*, pour ainsi dire , le crystallin , et l'extraire en le tenant fixé à la pointe de cet instrument. Dans ce cas- ci , comme dans les plus simples , à mesure que le crys- tallin sort , la personne qui opère a soin de laisser tom- ber insensiblement la paupière supérieure.

§ XVIII. Il est quelquefois nécessaire de pratiquer

l'incision de la cornée d'une manière inverse à celle
que je viens de décrire, ce qui se fait en tournant le
tranchant en haut ; de sorte que cet instrument incise
cette membrane dans sa partie supérieure et presque
latérale interne, plus du côté du grand angle. Les lèvres
de la plaie de la cornée se trouvent, en suivant cette
méthode, entièrement cachées par la paupière supérieure :
les staphylomes n'ont pas lieu souvent. Les différens
fluides contenus dans l'œil ne peuvent facilement s'é-
vacuer d'eux-mêmes. (*Voy. fig. XXI et XXII, pl. VII.*)

Cette manière de faire l'incision n'est guère plus difficile à pratiquer que celle qui se fait obliquement et
dans la partie latérale externe de la cornée. On se débarrasse par de légères frictions sur l'autre tunique,
lorsque l'iris enveloppe le *cératotome*. On observe que
les frictions se font en sens contraire, puisque le tranchant de l'instrument est également dans une position
différente de celle qu'on lui donne dans les cas ordinaires.

Je ferai remarquer ici que ces frictions sont rarement
nécessaires, si la section de la cornée se fait vîte. L'iris,
d'ailleurs, n'a point le tems d'embrasser l'instrument
aussi facilement que dans la méthode ordinaire, peut-
être parce que l'humeur aqueuse ne s'évacue pas comme
dans l'autre manière d'opérer, et que la membrane est
alors plus retenue.

Cette incision par en haut est utile, principalement
lorsque la cornée est affectée de taches ou cicatrices
dans sa partie inférieure ou latérale. Il convient d'éviter
l'augmentation de ces taches par de nouvelles cicatrices
qui auraient lieu si on pratiquait une incision sur ces
parties altérées. Comme il est absolument nécessaire

d'ouvrir la cornée, lorsqu'on est affecté de cataracte, pour extraire facilement le crystallin opaque, cette manière d'inciser devient indispensable; elle est infiniment préférable à la méthode proposée par un chirurgien d'Edimbourg, qui conseille d'ouvrir la sclérotique également dans sa partie supérieure et interne, à une ligne ou demi-ligne de la cornée, et par conséquent de diriger le bistouri derrière l'iris. Les inconvéniens de cette manière d'opérer sont si frappans, que je me crois dispensé de les faire connaître; elle n'a, d'ailleurs, été que proposée, et n'a point été mise en usage sur aucun malade. La cicatrice de l'incision que je recommande se trouve dans la partie supérieure de la cornée, et ne gêne aucunement l'introduction des rayons lumineux. (Voyez *System of Surgery by Benjamin Bell*, etc. Edimburgh, in-8º.) où il est question de faire cette incision dans la sclérotique derrière l'iris.

Cette manière d'opérer est sur-tout indispensable lorsque le crystallin est presque entièrement dissous et renfermé dans son enveloppe particulière. Celle-ci est dégagée de toute adhérence, et représente une petite boule presque ronde, lisse et molle. Le crystallin contenu dans l'intérieur de cette espèce de vessie, est presqu'entièrement réduit en pulpe, et nage, pour ainsi dire, dans la matière qui la remplit. Dans cet état du crystallin, l'humeur vitrée est libre, et peut s'échapper aussitôt que le corps opaque, qui lui sert de digue, sera extrait. C'est aussi pour cette raison que, si on pratique la section de la cornée à la manière ordinaire, l'humeur vitrée sort en même tems qu'on extrait le crystallin, quelqu'adresse qu'on apporte à cette opération, et quoique on abaisse subitement la paupière supérieure, à mesure que cette lentille s'extrait. La seule manière d'empêcher cet écoulement (quoique la vue n'en soit pas toujours diminuée), c'est de pratiquer l'incision de la cornée dans la partie supérieure de cette membrane, par la méthode que je viens de proposer, ou par telle autre qu'on voudra employer, mais toujours par en haut.

L'humeur de *Morgagni* est quelquefois altérée sans que le crystallin soit opaque; ce fait extraordinaire, et cependant vrai, mérite beaucoup d'attention de la part des personnes qui opèrent, car la cornée ouverte, ainsi que la capsule antérieure du crystallin, il sort une matière laiteuse; la pupille redevient noire et nette; alors on peut croire que c'est la cataracte elle-même qui est ainsi entièrement fluide. De cette inattention s'ensuivrait un grand inconvénient, car la lentille qui, dans ce cas est encore transparente, peut, à la suite du tems, devenir opaque, si on la laissait.

Il serait imprudent, dans cette circonstance, de se contenter de faire seulement sortir cette matière laiteuse ou épaisse; on doit, au contraire, par des pressions légères exercées sur la partie supérieure du globe avec la curette, ou dans la partie inférieure de cet organe avec le même instrument, faire évacuer le crystallin, s'il est à sa place ordinaire; cette espèce de cataracte présente, assez ordinairement une couleur uniforme, assez blanche, et se rencontre plus souvent chez les jeunes gens que chez les personnes âgées.

L'essai qu'on ferait avec les verres à cataracte, pourrait encore donner quelques lumières sur l'existence du crystallin diaphane dans l'œil, lorsque cette matière laiteuse est seule sortie. En éprouvant les verres, les malades voient trouble et à la manière des personnes qui n'ont point été opérées de la cataracte, et chez lesquelles le crystallin est dans son intégrité parfaite.

Lorsque dans le tems de l'opération, l'iris se décolle dans quelques points de son diamètre, et que l'on a intention d'extraire le crystallin, les légères pressions qu'on exerce sur le globe de l'œil, déterminent toujours cette sortie vers le décollement, à moins qu'il ne soit de peu d'étendue. La cataracte trouve en effet plus de facilité à sortir par cette espèce de désunion, lorsqu'elle a lieu, que par la pupille. On ne doit pas même chercher à extraire cette lentille opaque par l'ouverture naturelle, d'autant que cela serait inutile et même nuisible; parce qu'on donnerait lieu à l'effusion d'une partie de l'humeur vitrée en exerçant des pressions. Il est assez difficile, au reste, malgré toutes les précautions qu'on peut prendre, qu'il ne s'échappe quelques portions de ce corps.

Lorsque ce décollement arrive, très-souvent la pupille se referme, et les malades voient, au moyen de cette ouverture factice, qui présente une pupille très-irrégulière, oblongue et un peu ovale; cette espèce de pupille artificielle sert assez bien aux malades, ils peuvent lire avec le secours des lunettes propres aux personnes opérées de la cataracte, et elle se trouve toujours fort éloignée du centre de l'œil.

Ce décollement de l'iris pourrait faire croire que cette tunique n'est pas une continuation de la choroïde. L'opinion de quelques anatomistes qui pensent qu'elle n'est que contiguë et non continue à cette membrane, n'est donc point sans fondement, et pourrait être assez vraisemblable.

L'iris divisée par accident, ou dans le tems de l'opération par l'instrument tranchant, ou par tout autre événement, peut se réunir après sa division.. C'est un fait que j'ai observé quelquefois dans différentes circonstances ; il m'a paru que les parties séparées, ou s'étaient recollées, ou du moins tellement rapprochées, qu'elles ne laissaient apercevoir aucune trace de cette division même à l'œil de l'observateur le plus attentif.

Si aucun des accidens dont je viens de faire mention, n'a lieu, on pourrait croire qu'il ne surviendra aucune douleur, inflammation, hypopion, staphylome, cataracte secondaire, etc., après l'opération et pendant le traitement. Cependant l'expérience journalière prouve que tous ces accidens arrivent aussi quoique plus rarement, lorsque l'extraction a été simple et sans complication. Ces symptômes sont plus fréquens lorsqu'elle a été laborieuse. On ne peut être à l'abri de tous ces événemens, quelle que soit la méthode qu'on ait employée, cependant, moins la manière de procéder sera compliquée, plus on sera assuré de la réussite. Lorsque le succès n'a pas lieu, on est assez porté alors à accuser la personne qui opère ; mais quand sa méthode et sa dextérité sont avérées, c'est avec le plus grand tort qu'on lui attribue ce qui peut arriver de fâcheux après l'opération.

Les douleurs qui surviennent le jour qui la suit, et dans la nuit, sont moins dangereuses et de meilleur augure que celles qui ont lieu le troisième ou quatrième jour, encore plus si elles se font sentir plus tard.

Les larmes simples ou l'humeur aqueuse qui coulent bien dans les premières heures, sont toujours favorables ; mais la matière abondante et épaisse aux bords des paupières est redoutable.

§ XIX. On ne mouillera point les compresses et le

bandeau qu'on applique sur les yeux, l'opération faite ;
on ne fera point usage d'eau ni d'esprit-de-vin. Une compresse sèche, assujétie par un bandeau, est le seul moyen
qu'on doive employer pendant tout le traitement. On
lève l'un et l'autre tous les jours pour essuyer avec un
linge fin et humide les larmes et les matières qui s'amas-
sent, tant dans les angles des yeux qu'au dehors des paupières.

On recommande au malade de se coucher sur le dos
si les deux yeux ont été opérés. S'il n'y en a qu'un, il
pourra se tourner sur le côté opposé. Cette situation
n'est observée que les premiers jours, et seulement pendant la nuit, car dans la journée il n'est point du tout
essentiel que le malade reste couché, sur-tout si le lit
l'incommode. Pour plus de sûreté, on attache à son bonnet, et on l'y fixe soigneusement, un petit bourrelet fait
avec du linge fin rempli de coton, pour éloigner les yeux
du coussin, et empêcher qu'ils ne soient comprimés,
lorsque le malade se couche sur l'un ou l'autre côté,
ainsi que dans les différens mouvemens qu'il exerce dans
son lit.

L'appartement où doit coucher la personne opérée,
sera tenu très-sombre et exactement fermé pour que le
jour ne puisse blesser ses yeux. Dans cet état, ils deviennent très-sensibles aux impressions de la lumière. On est
obligé de permettre l'entrée du jour en faisant le pansement, pour pouvoir agir librement, mais on a soin alors
de se placer de façon à intercepter la lumière, lorsqu'on
lève l'appareil.

On évite aussi de faire parler le malade les premiers
jours, dans la crainte d'exciter des maux de tête.

Il est prudent encore de lui défendre l'usage du tabac

pendant quelque tems, pour éviter l'éternuement qui pourrait empêcher la réunion de la plaie faite dans la cornée, et écarter les lèvres de cette tunique par les secousses violentes qui surviendraient.

La boisson ordinaire sera délayante, adoucissante et rafraîchissante. On employera, soit l'eau d'orge, l'eau de veau, l'eau de poulet, le petit-lait, le lait d'amandes, l'orgeat ou la limonade légère, l'orangeade, etc. Si les premières vingt-quatre heures se passent sans douleurs, on peut permettre quelques alimens très-légers, en petite quantité, et nullement échauffans.

La saignée réitérée selon le besoin, est assez souvent nécessaire lorsque les douleurs sont vives, et persistent le second jour. On les fait pratiquer d'abord au pied, puis au bras, s'il est urgent d'en faire trois ou quatre. La diète alors doit être plus sévère, et l'on prescrit les boissons antiphlogistiques, en n'oubliant point que les douleurs violentes annoncent une inflammation dont les suites peuvent être funestes.

Lorsque l'ophthalmie se termine par l'hypopion, ou lorsque cet abcès se déclare promptement, outre les remèdes indiqués précédemment, on applique un vésicatoire, un séton, même les ventouses scarifiées, dans un cas urgent. Si ces accidens n'ont pas lieu, ces moyens deviennent inutiles, et seraient même nuisibles.

On a soin de tirer légèrement en bas la paupière inférieure à chaque pansement, en recommandant toujours de tenir les yeux fermés. Par cette précaution on empêche que cette paupière ne se retourne en dedans, et ne tienne béante l'incision de la cornée, comme cela arrive chez quelques malades, et n'augmente la disposition que l'iris a chez eux, à se glisser entre les lèvres de la plaie, et en les tenant écartées, à donner lieu à la maladie qu'on nomme staphylome, comme on le verra plus bas.

On ouvre les yeux le second ou le troisième jour, et quelquefois tous les jours, pour voir en quel état est la cicatrice, pour connaître s'il y a tendance à l'inflammation ou à l'hypopion; cette précaution est sur-tout nécessaire si les douleurs vives font soupçonner un de ces accidens.

Le larmoiement qui survient quelques heures après que l'œil est exposé à l'impression de l'air et au contact d'un jour même très-faible, dure quelquefois douze, quinze jours, et même plus, mais il se dissipe avec le tems; il est incommode, mais nullement dangereux. Je suis même persuadé qu'il est plus utile que nuisible, en détergeant d'autant la cornée, et en entraînant les matières qui offusquent continuellement cette membrane, jusqu'au rétablissement parfait de l'organe. J'ai constamment observé après les opérations qui ne doivent point être couronnées par le succès, que le larmoiement dont il est question ne survient jamais, ou du moins très-rarement, et en très-petite quantité.

Il en est de même du gonflement œdémateux des paupières, il a la même durée. L'un et l'autre symptôme disparaît avec le tems, sans qu'on soit obligé d'en venir à aucun moyen extraordinaire.

La dépravation que quelques malades éprouvent dans leur vue, leur fait voir les objets doubles, et sous une forme éloignée de la vue naturelle, les corps ronds leur paraissent ovales et alongés. Tous ces symptômes, et plusieurs autres aussi bizarres qu'ils éprouvent quelquefois, se dissipent dans peu de tems, et ne doivent inspirer aucune crainte.

Lorsqu'il se forme promptement une espèce d'abcès de la cornée, ou hypopion, et que l'inflammation de la conjonctive est modérée, les douleurs sont alors très-légères. Dans ces cas, les topiques employés pour les yeux sont inutiles, les médicamens généraux et antiphlogistiques ne sont pas plus nécessaires. Le tems et la bonne constitution de l'organe peuvent seuls donner quelque espérance. L'ouverture de cet abcès ne serait d'aucune utilité, parce que la matière est si épaisse et si visqueuse, qu'elle ne s'écoule même pas lorsque la plaie de la cornée est restée écartée, ce qui a lieu le plus souvent.

L'hypopion n'est point toujours aussi benin, quant aux douleurs qui sont ordinairement très-cruelles; mais le résultat est semblable, à l'égard de la vue sur laquelle on ne doit fonder que peu d'espoir, après la terminaison de cet abcès.

Le staphylome ou hernie de l'iris, celui de la capsule de l'humeur aqueuse, demandent à peu près le même traitement. Cette hernie, lorsqu'elle a lieu, survient pendant les premières vingt-quatre heures, et ne dépend aucunement de ce qu'on a ouvert l'œil trop tôt, car la cicatrice de la cornée est formée le premier ou second jour, ou bien la hernie de l'iris ou de la capsule de l'humeur aqueuse, est la seule cause de l'écartement des lèvres de la plaie de cette membrane.

Je suis quelquefois parvenu à prévenir la formation du staphylome, en ne terminant point entièrement la section de la cornée vers son diamètre inférieur, et en laissant une anse facile à détruire s'il y avait nécessité. (Voyez la *fig. XII*, *pl. VII*.) Cette méthode n'est point à la vérité applicable à tous les cas. Avant d'y avoir recours, on doit s'assurer, 1°. que le crystallin est mou et semblable à de la bouillie, et cela se rencontre assez constamment chez les sujets très-jeunes; aussi sont-ils fréquemment affectés de staphylomes; 2°. que la cataracte s'est formée très-promptement, et dans l'espace de quelques mois; 3°. que les mouvemens contractiles de l'iris sont très-vifs, violens même. On doit de plus apercevoir le crystallin opaque à travers cette ouverture, et la couleur doit en être très-bleuâtre et comme demi-transparente. L'opacité, dans ce cas, doit occuper entièrement la pupille, sans pour cela priver le malade de la faculté de distinguer la différence qu'il y a entre le jour et la nuit.

L'examen bien fait, on procède à l'incision, en observant de retirer l'instrument avant de l'avoir achevée, pour laisser inférieurement dans la cornée l'anse mentionnée. S'il arrivait qu'on se fût trompé, il serait facile de rectifier cette erreur, qui ne tire point à conséquence, en coupant avec des ciseaux fins l'espèce de *pont* ou *bride* laissée à dessein. Le seul inconvénient serait d'avoir pratiqué cette incision en deux tems.

Quoique j'aie plusieurs fois mis en usage cette méthode, ne l'ayant fait qu'avec beaucoup de circonspection, je ne me suis que bien rarement trompé, et toujours sans suites fâcheuses. Chaque fois j'ai eu la preuve de l'exactitude de mes observations, en voyant avant la fin de la section, écouler par la pointe et la partie la plus large de la lame, une partie du crystallin sous forme d'une pulpe. L'instrument hors de la cornée, il ne restait plus rien à faire, le résidu de la cataracte s'écoulant avec l'humeur aqueuse.

La formation du staphylome me semble due dans ces sortes de cataractes , et peut-être chez la plus grande partie des personnes qui éprouvent cette sorte de hernie, à une espèce de mouvemens de contractilité violente , et particuliers à l'iris de certains individus.

Les lèvres de la cornée sont rapprochées par la bride , et la réunion étant prompte , l'iris peut difficilement s'y insinuer. Cette méthode ne laisse d'ailleurs aucune crainte , puisque l'anse coupée , le crystallin peut facilement sortir , sa voie étant suffisamment large.

On pourrait , dans cette hypothèse , proposer pour éviter le staphylome , de faire dans la cornée une ouverture plus étroite ; mais on peut répondre que , dans le cas d'erreur , l'élargissement de la section serait bien plus difficile , parce qu'il faudrait employer les ciseaux courbes pour y parvenir , ce qui exige beaucoup de tems , fatigue l'organe , et au total donne lieu à des accidens graves. Si nonobstant ces accidens la guérison a lieu , la cicatrice est toujours épaisse et désagréable. Rien de semblable ne survient en suite de la méthode que je viens de décrire.

Le staphylome de l'iris présente une élévation noirâtre, la pupille est déformée. Celle-ci conserve sa rondeur lorsque la tumeur est produite par la sortie de la tunique de l'humeur aqueuse qui , dans ce cas , offre une élévation transparente , bleuâtre, et remplie d'humeur aqueuse. Cette humeur s'écoule lorsqu'on incise cette vessie. Cette incision de la capsule de l'humeur aqueuse , lorsqu'elle forme hernie , peut être coupée ou touchée avec la pierre infernale , si elle tarde trop à rentrer.

Cette espèce de staphylome seule permet l'usage des

instrumens , si elle dure trop long-tems ; mais la hernie de l'iris doit être abandonnée aux seuls soins de la nature. La réduction a toujours lieu avec le tems , si on laisse l'œil libre et exposé au contact de l'air , qui stimule cette membrane et la fait rentrer.

Les moyens dont on pourrait user , qui sont les compressions graduées , l'application des caustiques , les opérations recommandées par les anciens , doivent être rejetées comme nuisibles. Ces sortes de staphylomes se guérissent bien plus sûrement et avec moins de douleurs , quand on les abandonne à eux-mêmes.

Quelquefois par négligence , d'autres fois sans qu'il y ait aucune faute de la part de l'opérateur , il reste dans l'intérieur de l'œil quelques portions muqueuses et molles. Cette matière est le produit de la dissolution de plusieurs feuillets du crystallin opaque , qui ne paraissent que quelque tems après la sortie de cette lentille ; elle forme une espèce de cataracte secondaire qui , obstruant la pupille et empêchant l'introduction des rayons lumineux , nécessite une seconde opération à peu près semblable à la première.

On peut prévenir quelquefois cette espèce de cataracte , qu'on appelle lymphatique secondaire , en ne quittant le malade qu'après s'être bien assuré qu'il ne reste rien d'étranger dans l'œil. Pour y parvenir , on fait des frictions légères en rond sur le globe avec le doigt ; on tourne , on élève et on abaisse la paupière supérieure ; on frotte légèrement avec le dos de la curette sur le centre de la cornée. Souvent cependant , malgré ces précautions , la matière cantonnée dans la gouttière formée par la réunion des deux calottes capsulaires du crystallin , ne se montre pas d'abord , se détache peu à peu dans la suite, et se rassemble devant la pupille qu'elle cache, comme si le crystallin existait encore ; elle forme, dans ce cas, l'espèce de cataracte dont nous parlons. Cette sorte d'obstruction de la pupille, lorsqu'elle n'est que partielle, gêne peu, et trompe souvent à l'examen le plus attentif. Je suis persuadé que souvent même on prend le change, et qu'on suppose une opacité qui n'existe point dans la portion postérieure de la capsule crystalline opaque qui, dans le fait, n'est point aussi fréquente qu'on le pense communément.

Lorsqu'à la suite de douleurs violentes, la partie postérieure de la capsule du crystallin perd sa transparence (ce qui se connaît assez souvent, parce que l'opacité n'est que rarement totale, et qu'alors quelques parties de la pupille restent encore transparentes), on est contraint d'ouvrir de nouveau la cornée. On ne doit, au reste, le faire qu'après que la première incision est parfaitement cicatrisée, et que l'inflammation produite par la première tentative est totalement dissipée : alors, au moyen d'une pince très-fine (voyez le mot *Pince*) qu'on introduit dans la pupille, on saisit avec ses extrémités, cette membrane opaque, et on l'emporte.

Comme l'humeur vitrée, dans le cas dont je parle, se trouve libre, parce qu'il est presque impossible de ne point entamer en même tems sa membrane particulière, on risque d'en laisser couler une partie : en conséquence, on a soin, à mesure qu'on fait l'extraction de cette tunique opaque, de laisser tomber la paupière supérieure, et d'appliquer sur le champ les compresses et les bandages, sans donner au malade la satisfaction indiscrète d'apercevoir les objets.

§ XX. Quelquefois, après des inflammations violentes survenues spontanément, à la suite de l'opération
de la cataracte, ou bien après des coups violens portés
sur le globe, la pupille se referme considérablement,
d'autres fois entièrement. Dans le premier cas, les
rayons de lumière ne peuvent être transmis au fond de
l'œil qu'en petite quantité, et avec beaucoup de peine :
l'objet alors est faiblement aperçu. Dans le second accident, ces mêmes rayons ne parviennent point jusqu'à
la rétine ; et alors s'ensuit un aveuglement parfait.

D'autres fois, quoique la pupille reste encore un tant
soit peu ouverte, cette légère ouverture devient inutile
par l'opacité de la capsule postérieure du crystallin
qui, alors étant un obstacle, repousse les rayons lumineux.

Lorsque la pupille est entièrement refermée, ou
lorsque la partie postérieure de la capsule crystalline
est opaque, dans ces deux dernières circonstances, le
malade est forcé, pour jouir de nouveau de la vue, d'en
venir à l'opération suivante.

Le malade et la personne qui opère sont placés
comme pour l'opération de la cataracte simple ; le
même instrument servira pour former cette pupille artificielle de la manière qui suit.

On plonge le *cératotome* dans la cornée, en lui donnant la même direction que celle qu'il a lorsqu'on veut
extraire le crystallin. Quand la pointe a pénétré dans
la chambre antérieure, et qu'elle est parvenue à une
demi-ligne à peu près de l'endroit où devrait se
trouver la pupille naturelle, on élève la main, et par
ce mouvement, elle entre dans l'iris : on plonge l'instrument dans cette tunique, l'espace d'une demi-ligne ;

puis, par un autre mouvement opposé au premier, on redresse la lame : la pointe alors pénètre la tunique iris à environ trois quarts de ligne de l'endroit dans lequel on l'a plongée. On continue l'incision de la cornée en la perçant au côté opposé; et avant que cette section soit à moitié faite, l'iris se trouve incisée.

L'ouverture de cette pupille artificielle offre un demi-cercle semblable à celui de la cornée, excepté qu'il est, comme on l'a prévu, infiniment plus petit. Quand l'une et l'autre incision sont terminées, on introduit par le trou fait à la cornée, des ciseaux fins, au moyen desquels on tâche de saisir le lambeau formé dans l'iris (si cette membrane ne s'est point retirée), et on tâche de le couper d'un seul coup. Quand ce lambeau n'est point visible, ou qu'il est peu apparent, ce qui arrive quelquefois par la rétraction subite des fibres droites de cette espèce de cloison qui ont été incisées, alors on doit, avec les branches des ciseaux, pincer près de l'ouverture pratiquée dans l'iris, une portion de cette membrane, et la couper.

La pupille artificielle pratiquée de cette manière, n'est jamais bien ronde : elle est tantôt ovale, oblongue, triangulaire; en un mot, un peu irrégulière, selon la rétraction des fibres de l'iris. Mais elle sert très-bien au malade, soit pour lire, soit pour écrire, avec le secours des verres à cataracte.

La méthode que je propose, quelque difficile à concevoir qu'elle paraisse au premier aperçu, est cependant simple, et réussit toujours plus constamment que celle recommandée par *Cheselden,* parce que ce praticien conseille uniquement d'ouvrir l'iris avec une espèce d'aiguille. Sa méthode n'a que rarement du succès; car cette pupille oblongue se referme petit à petit par le rapprochement des fibres divisées.

Cette opération de la pupille artificielle doit rendre la vue au malade, parce qu'il y a perte de substance d'une partie de l'iris, et que les fibres de cette tunique ont beau se rapprocher, il reste toujours suffisamment d'accès aux rayons lumineux qui se rendent alors à la rétine : cette opération, d'ailleurs, pratiquée dans la cornée, est par conséquent moins douloureuse que celle de *Cheselden*, qui recommande de percer la sclérotique (qui est très-sensible) pour parvenir à l'iris par derrière cette tunique, et la fendre en travers.

Si cette occlusion de la pupille arrivait à la suite d'inflammations et de douleurs violentes, et qu'il fallût employer l'opération que je viens de décrire, il faudrait, aussitôt que celle-ci est terminée, extraire le crystallin. Quoique, dans ce cas, il puisse encore être transparent (ce qui est rare), il ne faudrait pas hésiter de le faire sortir ; car il serait fort à craindre que dans la suite il ne devînt opaque, et qu'il ne fallût alors employer un autre moyen pour rendre la vue au malade.

Lorsque la pupille est trop resserrée, et que le peu d'ouverture qui existe encore dans cette pupille est cachée par l'opacité de la capsule postérieure du crystallin ; lorsque ce corps lenticulaire a été extrait, la même opération devient nécessaire, et doit être pratiquée à peu près de même. Cet accident arrive quelquefois à la suite de l'opération par extraction, et dépression de la cataracte, après des douleurs et une inflammation violentes, quelquefois même sans que ces accidens aient eu lieu.

Dès que l'instrument a pénétré l'iris à une demi-ligne du petit cercle de la pupille, on le fait ressortir près de l'autre bord de cette ouverture, sans cependant toucher à ce même bord. La pointe doit, par conséquent, sortir par la portion de la pupille qui existe encore, et embrasser, dans son trajet, la membrane opaque qui empêche l'introduction des rayons de lumière. On continue de pousser l'instrument pour achever la section de l'iris et de cette membrane opaque ; de sorte que cette espèce d'anse formée dans l'iris soit détruite par l'instrument. On incise ensuite cette anse (si on peut la saisir) avec des ciseaux fins qu'on introduit en place du bistouri, après l'avoir retiré. L'ouverture à pratiquer doit être petite ; il serait inutile, même dangereux d'en faire une grande. Il n'est point nécessaire de faire sortir le *cératotome* au côté opposé à celui par lequel il est entré. On retire celui-ci aussitôt que l'iris et la membrane opaque sont incisées, et ce par le même endroit par lequel il est entré.

Le pansement de l'une et l'autre opération ne diffère presqu'en rien de celui que j'ai indiqué dans l'opération de la cataracte simple. Il est même assez rare qu'il soit utile d'employer les moyens que j'ai recommandés, lorsque des accidens, tels que les douleurs et les inflammations, surviennent. En effet, je n'ai jamais vu qu'aucuns de ces symptômes aient nui au succès de cette opération, et aient occasionné les suites funestes qu'on observe dans l'opération de la cataracte simple lorsqu'ils ont lieu. Il est également inutile de laisser l'œil opéré couvert plus de vingt-quatre heures. A la vérité, l'œil étant en liberté, le malade doit être renfermé dans un endroit sombre, pour que la lumière vive ne puisse affecter l'organe malade. Les boissons délayantes sont utiles ; mais je ne défends point les alimens légers, et en petite quantité, à la suite de cette opération.

La pupille, après la guérison entière, subsiste dans l'état où elle est, et présente toujours une forme assez irrégulière ; les malades aperçoivent les objets à peu près, comme le peuvent faire les personnes opérées de la cataracte simple. (Voyez le mot *Pupille artificielle*).

Cette opération, qui n'est point aussi difficultueuse qu'elle le paraît au premier abord, peut rendre la vue à bien des personnes qui se croient dans un état de cé-cité perpétuelle ; en effet, après une opération qui n'a point eu de succès, à cause des inflammations, des dou-leurs, etc. survenues, les malades ne sont point du tout disposés à éprouver le sort d'une autre tentative, dont ils craignent également la suite. Ils restent donc dans cet état, dont ils pourraient cependant sortir, s'ils s'armaient de fermeté, et qu'ils voulussent se remettre entre les mains d'un homme instruit et adroit. C'est prin-cipalement par le desir d'être utile à ces malades, qui se croient désespérés, que j'insiste fortement sur cet objet. Je les invite à lire l'article de mon traité de la cataracte, où il est question de la pupille artificielle, et où je fais l'historique de l'opération pratiquée sur un malade qui a subi plusieurs tentatives sur le même œil, avec une résolution qui peut leur servir d'exemple, et qui a mérité, avec raison, d'être couronnée par le succès. Il était dans le même état que beaucoup de personnes qui ont éprouvé les accidens dont j'ai fait mention plus haut. La pupille était extrémement resserrée, et le peu d'ouverture qui restait était cachée par la capsule postérieure, qui avait perdu sa transparence. J'aurais pu citer beaucoup d'autres exemples de cette espèce ; mais j'ai pensé qu'il suffisait de celui dont j'ai fait mention. Depuis l'impression du traité mentionné, j'ai eu nombre de faits semblables, que je pourrais offrir au public.

Il est difficile de rien décrire de plus exact sur la manière de pratiquer la pupille artificielle. Les manœuvres à employer, seraient susceptibles d'explications à l'infini, que les bornes d'un ouvrage comme celui-ci ne permettraient point. En conséquence, pour fixer les idées, j'ai dû conseiller la méthode présente comme invariable, mais j'observe que son exécution peut offrir des modifications, desquelles il suffit que l'opérateur soit instruit.

Consultez les ouvrages suivans, qui traitent de la cataracte.

LATINS.

Cels. Lib. 7, cap. 7, pag. 432. in-12.

Galen. De usu partium, lib. 10, cap. 1, pag. 529, in-folio.

Oribas. Synops. lib. 8, cap. 47.

Hovi. Tract. de circul. humor. in ocul. mot. in-8°.

Woolhousi. In diario erud. mens. novem. 1720, in-4°.

Rolfinci. Dissert. norinb. 1656.

Gassend. Oper. physic.

Rohault. Tract. physic.

Sauvages. Nosol. method. in-4°.

Ant. Stoerck. De cicul. vindob. in-12.

Fab. ab Aquapend. Oper. chirurg. de suffusione, in-folio.

Boërhav. De morb. ocul. in-12.

Heister. Instit. chirurg. in-4°.

Stoll. Ratio medendi, in-8°.

Scultet. Armament. chirurg. in-8°.

Henckel. Dissertat. medic.

Geisler. Dissertat. inaugurat. de morb. ocul. in-4°.

Platner. Institut. chirurg. 1783, in-8°.

Richter. Fascicul. de cataractâ, in-12.

Plempius. Ophthalmog. de cataractâ, in-8°.

Sigwart. De cataract. respondent. *Manchard,* Tubing. in-12.

Reichenbach. De cataract. et synizes. Tubing.

Meïer et *Rosenthal.* De extrahend. method. cataract. imprimis *Wenzelianæ.* Greis-Wald. 1772.

Colombier. Dissertat. de cataractâ, in-12.

Albinus. Dissertat. de cataract. 1655.

Tenon. Dissert. de cataract. Parisiis, in-4°.

Ferrein. Dissertat. de cataract. Monspes. 1732, in-4°.

Lemoine. Thes. Paris. in schol. medic. 1728, in-4°.

Gentil. Quæst. medic. chirurg. 1752, in schol. med. Paris. in-4°.

Guntz. Thes. de suffus. Lipsiæ. 1750.

Thurand. Thes. Paris. 1752, an in cataract. potior lentis cryst. extract. etc. in-4°.

FRANÇAIS.

Amb. Paré, Liv. 18, chap. 19, etc, in-folio.

Méry , Mém. de l'académ. des sciences de Paris, 1707, in-4°.

Deshayes-Gendron, Malad. des yeux, art. de la cataracte, in-12.

Tom. I.   10

Guérin, Malad. des yeux, art. de la cataracte, in-12.

Saint-Yves, Mal. des yeux, art. de la cataracte, in-12.

Antoine Maître - Jean, Malad. des yeux, art. de la cataracte, in-12.

Delahyre, fils, Mém. de l'acad. des sciences, Paris 1707, in-4°.

Lasnier, Rech. sur la chirurg.

Mariotte, Nouv. découvert. sur la vue.

Brisseou, Traité de la catarac. et du Glaucome, in-12.

Cusson, Remarq. sur la catara. Montpell. in-4°.

Pallucci, Remar. sur la catara. in-12.

Mém. de l'académ. de chirurg. Paris, tom. 2, in-4°.

Journal de médec. août 1761, in-12.

Hoin, Mém. sur la catara. capsulaire dans les mém. de l'acad. de chirurg. Paris, tom. 2, in-4°.

Remarques sur *Dionis,* par *Lafaye,* in-8°.

Lecat, Traité des sens, tom. 2, in-8°.

Voltaire, Elémens de philosoph. de Newton.

Buffon, Hist. natur. tom. 4, in-12.

Smith, Traité d'optique, in-4°.

Sabatier, Médecine opératoire, in-8°. consulter le troisième vol.

Anthelme Richerand, etc. Nosographie chirurgicale, in-8°. 1805, tom. 1, pag. 326.

A N G L A I S.

Percival Pott, Remarck. on the catarac. vol. 3, in-8°. London.

Joseph Warner, Descrip. of human Eye etc. and its adjac. parts, etc. in-8°.

Cases in Surgery, by the same, London, in-8°.

Rowley, Diseases on the Eye, in-8°.

C. Chandler, Treat. of the cataract. its nature, spe-
cies, 1775, London.

Wathen, On the cure of the catarac. in-8°. London.

Borthwick, Treat. upon the extract. of the lens, etc.
in-8°. London.

Bell's, System. of Surgery, etc. Edimburgh, tom. 3,
in-8°. on the cataract.

CATARACTE ADHÉRENTE. Cette espèce de cataracte
est ainsi nommée, parce que la lentille crystalline opaque tient assez intimement aux procès ciliaires, à la
portion postérieure de sa capsule, mais sur-tout à la
partie postérieure de la membrane iris : cette complication dans la cataracte, rend l'opération plus pénible
et plus douteuse (Voyez le mot *Cataracte*).

CATARACTE COMPLIQUÉE. On appelle ainsi l'opacité du crystallin jointe aux adhérences de ce corps avec
les parties environnantes, à la dissolution de l'humeur
vitrée, à l'opacité de la portion postérieure de la capsule crystalline, à la dureté de la calotte antérieure de
cette même membrane ; enfin, à la dissolution de cette
lentille dans sa capsule, qui ressemble à une hydatide
(Voyez le mot *Cataracte*).

CATARACTE LAITEUSE. Espèce de cataracte produite par la réduction en pulpe de quelques portions de
crystallin, qui est lui - même quelquefois entièrement
fluide (Voyez l'article *Cataracte*).

CATARACTE DE L'HUMEUR, *de Morgagni*. Espèce
de cataracte occasionnée par l'opacité de l'humeur contenue dans la membrane arachnoïde, ou capsule du
crystallin, et dans laquelle baigne cette lentille dans
l'état naturel.

Il arrive quelquefois que cette humeur est seule

opaque, mais plus souvent le crystallin l'est aussi (Voyez l'article *Cataracte*, où il est question de celles de cette espèce).

Cette même humeur est quelquefois semblable au meconium qui enduit les premières voies des enfans nouveaux nés. Elle s'écoule et se montre telle, lorsqu'on opère des cataractes très-anciennes et très-adhérentes. J'ai observé alors que l'opération, dans ces circonstances, avait assez ordinairement le plus grand succès.

CATARACTE LYMPHATIQUE SECONDAIRE. J'ai donné ce nom à une espèce de cataracte formée par un résidu muqueux du crystallin, qui ne se montre point au moment de l'opération de cette lentille, par extraction, mais qui paraît quelques jours après, et oblige d'en pratiquer une nouvelle pour rétablir la vision qui en est dérangée et quelquefois entièrement suspendue (Voyez l'article *Cataracte*, où j'en ai parlé fort au long).

CATARACTE MEMBRANEUSE OU CAPSULAIRE. Espèce de cataracte formée par l'opacité de la portion postérieure de l'enveloppe de cette lentille, quelquefois aussi par la portion antérieure de cette capsule, qui se réunit après avoir été déchirée (Voyez, à ce sujet, le mot *Cataracte*).

Cette sorte de cataracte membraneuse est plus rare qu'on ne l'imagine pour l'ordinaire; je crois que souvent on la fait craindre aux malades qui ont déjà été opérés, et chez lesquels une parcelle muqueuse, restée après l'extraction du crystallin, en présente l'apparence. J'ai déjà fait cette réflexion au mot *Cataracte*, et je la répète ici, et à dessein.

CATARACTE MURE (Voyez le mot *Mure*).

CATARACTÉ. Terme qu'on emploie pour signifier qu'une personne est affectée de cataracte.

CATARACTE noire. Etat particulier du crystallin qui, en perdant sa transparence, acquiert une couleur brune tirant beaucoup sur le noir, et transmet cette couleur à l'humeur de *Morgagni*, qui devient brunâtre et presque semblable à l'*æthiops animal* dont parle *Lecat*.

La lentille crystalline, dans cette circonstance, devient très-dure, et comme pierreuse, au point de pouvoir se briser en tombant immédiatement après son extraction, fait que j'ai observé plusieurs fois. Cette espèce de cataracte n'est pas aussi aisée à découvrir que celle que l'on traite pour l'ordinaire; cependant, la couleur que présente le crystallin est différente de la couleur noire que l'ouverture de la pupille offre naturellement.

La cataracte noire exige une incision grande dans la cornée, pour que son extraction en soit facile, attendu qu'alors le crystallin est volumineux, entier, et n'est point suivi de matière muqueuse et lymphatique, comme il arrive dans les cataractes qui sont un peu molles; mais aussi l'opération est plus promptement achevée, et le succès plus assuré, puisqu'on n'est pas obligé de fatiguer autant l'organe pour extraire les parcelles opaques et molles que laisse souvent la cataracte après son extraction, pour la sortie desquelles l'introduction réitérée de la curette devient absolument nécessaire, et fatigue beaucoup le globe.

La maladie que les Allemands ont appelée *schwarze staar*, cataracte noire, est une affection de l'œil tout opposée à celle dont il est question ici; car le crystallin conserve sa transparence et son volume ordinaire, mais la pupille est fort noire, dilatée, immobile : état qui caractérise la goutte sereine. Il y a d'ailleurs une différence remarquable, tant dans l'état présent de l'organe, que dans la manière dont la vue s'est perdue. Dans la cataracte noire des Allemands, la pupille est fort noire, claire, dilatée, immobile ; et le malade non-seulement ne peut distinguer les grosses masses, mais ne voit aucune différence entre le jour et la nuit : de sorte qu'il reste exposé au soleil le plus vif, sans en être incommodé ; de plus, cette maladie ne laisse aucun espoir de guérison.

Dans la cataracte noire dont je parle, la pupille est mobile, terne ; et le crystallin, quoique opaque, laisse parvenir quelques rayons lumineux au fond de l'œil : de sorte que le malade aperçoit la différence entre la lumière et l'ombre. L'organe possède au plus haut degré les autres conditions recherchées, lorsqu'on a lieu d'espérer de pratiquer avec succès l'opération (Voyez à ce sujet le mot *Cataracte*). Le crystallin, d'ailleurs, quoique noir, a perdu sa transparence d'une manière insensible ; et après son extraction, le malade a la plus grande espérance de recouvrer la vue : au contraire, dans la goutte sereine, la vue se perd en peu de tems ; le malade a éprouvé et ressent encore de violentes douleurs dans le front, à l'occiput, et dans le fond de l'orbite, sans qu'il y ait aucune altération dans la couleur de la pupille : ce qui n'a pas lieu dans l'espèce de cataracte qui fait le sujet de cet article. Tous les symptômes particuliers à la goutte sereine, ou du moins une très-grande partie, se sont montrés successivement, et n'ont pu faire prendre le change.

CATARACTER sʊꜰꜰᴜɴᴅɪ. On le dit vulgairement d'un œil qui commence à s'affecter de cataracte.

CATHETER. C'est la même chose qu'*Algalie.*

CAUSTIQUES. Voyez le mot *Cautère,* à l'article des *Substances corrosives.*

CAUTÈRE. Le cautère est un remède brûlant, auquel souvent on a recours en chirurgie.

On détruit par son ministère les excroissances charnues, les chairs calleuses superflues, baveuses et même gangreneuses.

Ce moyen est employé pour arrêter la carie, dont les os sont attaqués. Dans la maladie qu'on nomme fistule lacrymale, les os unguis et maxillaire sont quelquefois affectés de ce symptôme, et exigent alors l'usage du cautère, soit potentiel, soit actuel.

Les cautères sont divisés en potentiels et en actuels.

Les cautères potentiels sont des substances salines et corrosives, qui ont la vertu de brûler et de consumer promptement les parties sur lesquelles on les applique. Tels sont le nitre mercuriel, le beurre d'antimoine, le vitriol de cuivre, le sublimé corrosif, la pierre infernale, etc. Ce dernier caustique est celui dont l'usage est le plus sûr, le plus actif; il est aussi le plus souvent employé. On est maître de son action, parce qu'il ne s'étend point autant que les autres caustiques, et qu'on ne le porte que sur l'endroit que l'on veut attaquer.

Les cautères actuels sont des tiges de fer ajustées dans des manches d'une manière fixe. Ces tiges sont terminées par des boutons de même métal, que l'on fait rougir, lorsqu'on veut s'en servir. Tels sont les cautères dont on faisait usage anciennement dans la maladie connue sous le nom de fistule lacrymale. Cette maladie d'yeux est la

seule pour laquelle on a employé ce remède violent et
effrayant.

Lorsqu'on se servait anciennement des cautères actuels pour arrêter la carie de l'os unguis et maxillaire, etc.
le bouton de fer était rougi au feu ; on l'appliquait sur
la carie, et pour éviter d'intéresser les autres parties de
l'œil, on portait dans l'ouverture, ou naturelle ou artificielle, une espèce de canule en forme de cône. Cette canule garantissait les parties voisines de l'action du feu.
Le bouton rougi et passé à travers cette canule, pouvait
sans danger exercer son action sur les parties cariées.
Cette canule était proportionnée, ainsi que le bouton
de fer, à la délicatesse de l'organe sur lequel ils devaient
agir. L'une et l'autre machine étaient fixées dans un manche, pour qu'on pût aisément les employer (Voyez la
fig. XXIII, pl. VIII).

Je ne fais point mention de toutes les espèces de cautères, dont on peut voir les figures dans *Scultet, Garengeot, Heister, Brambilla,* etc., et les autres praticiens
qui ont donné des Traités d'instrumens de chirurgie,
parce que ce n'est pas là mon objet. J'ai également décrit
très-brièvement ceux qu'on a proposés pour les yeux,
parce que peu de chirurgiens les conseillent, et sur-tout
les employent ; que leur emploi est dangereux et effrayant
pour les malades. Au reste, les cautères potentiels sont
moins à redouter, et ne leur inspirent point autant de
craintes ; leur effet est d'ailleurs plus sûr dans la fistule
lacrymale.

On entend également par ce mot de cautère, une ouverture d'où sort un écoulement d'humeurs, qu'excite
la présence d'un corps étranger, placé dans une espèce
d'ulcère pratiqué artificiellement à une partie quelcon-

que du bras, de la jambe, etc., soit au moyen d'un instrument de chirurgie (Voyez les mots *Emporte-pièce, Bistouri*), soit par l'application d'un caustique ; le corps étranger qu'on laisse dans cette espèce d'ulcère, est un pois d'iris de Florence ou un pois d'ivoire, les pois naturels ont l'inconvénient de se gonfler dans la plaie, et de permettre aux chairs de les couvrir. Il s'ensuit plus de douleurs dans les pansemens, quand il est question de les rechanger, et souvent moins de suppuration ; en cela ils sont moins favorables.

On appelle aussi le cautère fonticule.

Le but de ce remède est de détourner les humeurs qui sont fixées sur les yeux, et de les diriger vers une partie moins essentielle, telle que le bras, qui est l'endroit le plus propice, et à peu près le seul qu'on désigne dans le traitement oculaire (Voyez le mot *Exutoire*). Quelques praticiens cependant font ouvrir des cautères à la nuque.

Le cautère est souvent préférable aux autres exutoires, parce qu'on peut le garder long-tems. Le préjugé qui empêche de s'en défaire, lorsqu'il n'est plus nécessaire, n'a plus de prise sur les personnes éclairées. La crainte des événemens funestes devant être la suite de sa suppression, ne doit plus la suspendre.

Consultez les ouvrages suivans :

Ambroise Paré (les OEuvres d'), in-folio.

Scultet. Armamentarium chirurgicum, in-8°.

Garengeot, Instrumens de chirurgie, in-8°.

Perret (l'Art du coutelier, par) , in-folio.

CELLULES DE L'HUMEUR VITRÉE. Voyez leur description au mot *Humeur vitrée.*

CÉRATOTOME, Nom que je donne au bistouri dont je me sers pour inciser la cornée dans l'opération de la cataracte.

§ I. Cet instrument, que le docteur *Richter* s'est pro-curé chez un coutelier de Londres qui en avait plusieurs, ressemble à une lancette à saigner; mais sa lame a un peu moins de largeur et un peu plus de longueur; elle est droite, et si quelquefois elle présente une convexité pres-que imperceptible, cela dépend uniquement de l'ouvrier. Sa convexité est trop considérable dans la figure que *Richter* en a donnée. La lame a dix-huit lignes de lon-gueur, et trois dans sa plus grande largeur; comme elle va toujours en décroissant de la base à la pointe, ce n'est que dans l'espace de quatre lignes environ, depuis sa base, qu'elle en a trois de largeur; mais à six lignes environ de sa pointe, et vers le tiers de sa longueur de ce côté, elle n'a plus qu'une ligne et demie de largeur.

Pour bien connaître la forme et l'utilité de cet instru-ment, il faut décrire les deux bords ou côtés avec plus de soin encore que sa longueur et sa largeur, parce qu'ils ont une grande influence dans la manière de faire l'opé-ration. L'un des côtés de la lame, que j'appellerai infé-rieur (parce qu'il est situé ordinairement en bas quand on opère), est tranchant sur toute sa longueur; à trois lignes de la base de la lame, ce bord tranchant présente une légère saillie qui annonce que la lame s'élargit un peu plus à son bord inférieur qu'à son bord supérieur, car celui-ci est presqu'entièrement droit. Cette très-légère saillie du bord inférieur et tranchant de la lame, suffit cependant pour favoriser la section de la cornée, qui s'opère ordinairement par la seule introduction de l'ins-trument, et sans mouvemens particuliers, comme je le ferai voir plus bas.

Le bord, ou côté supérieur est, pour ainsi dire, par-tagé en trois portions. De la base à la pointe, et sur environ dix lignes de la lame, ce même bord présente une surface mousse et très-légèrement applatie, la portion suivante qui a environ six lignes et demie de longueur, est mousse et arrondie; l'œil prendrait cette seconde portion pour un tranchant, parce que la lame s'amincit beaucoup dans cet espace; enfin, l'extrémité de ce bord supérieur, dans la longueur d'une ligne et demie, est tranchante comme le bord inférieur, pour faciliter l'entrée et la sortie de l'instrument par la cornée.

Je ferai une réflexion sur la saillie de cet instrument, qui paraît quelquefois plus grande qu'elle ne l'est réellement, lorsque l'ouvrier rétrécit tout à coup la lame depuis son endroit le plus large jusqu'à sa base. Comme toute la lame ne sert pas dans l'opération, et que pour les cornées les plus larges, on en emploie tout au plus dix à douze lignes (si l'on a bien mesuré la largeur de la lame sur l'étendue de la cornée, comme je le dirai en son lieu), la partie de la lame la plus voisine du manche est de peu d'importance, et le coutelier, en lui donnant plus ou moins de largeur du côté du manche, fait ressortir plus ou moins la portion élargie de l'instrument; telles étaient sans doute plusieurs de celles que M. *Richter* s'est procurées chez le coutelier de Londres, comme je le conjecture, d'après le dessin qu'il en a donné. Cette circonstance paraît d'autant plus vraisemblable, que dans les figures qu'il a fait exécuter, celle qui représente l'instrument plongé dans la cornée, est parfaitement semblable à celui que je décris, tandis que celui qui est isolé a une convexité considérable.

La lame présente sur le milieu de son plat une espèce de renflement qui tient à son épaisseur. Ce renflement n'a d'autre usage que celui de donner un peu plus de force à l'instrument, afin qu'il ne puisse point plier. C'est donc mal à propos que M. Richter, en parlant de cette partie épaisse de la lame, assure qu'elle est destinée à éloigner l'instrument de l'iris, et à empêcher la blessure de cette membrane (*Fascicul. de cataract., pag.* 26, *Gottingue,* 1770). Lorsqu'on connaît ce qui arrive dans l'opération, on conçoit que ce renflement de la lame, loin de prévenir la blessure de l'iris, pourrait plutôt la favoriser, en donnant un léger point d'appui à cette membrane, au-dessus et au-dessous de laquelle elle s'appliquerait avec plus de force sur ses bords; mais cet inconvénient, qu'on évite toujours lorsqu'on a la dextérité nécessaire pour faire l'opération, existe pour tous les instrumens quelconques, et n'est nullement à craindre, quand on a recours au moyen que j'ai indiqué à l'article cataracte.

Cette épaisseur du milieu de la lame est faite dans l'intention de prévenir la rupture qui pourrait arriver, si l'on engageait sa pointe dans le bord de la sclérotique, dans son point de réunion avec celui de la cornée. J'ai vu quelquefois l'instrument plongé trop obliquement, de sorte que sa pointe allait toucher la sclérotique, plier très-sensiblement par l'obstacle que cette membrane dure lui opposait; et il casserait très-certainement dans cette circonstance, si on ne le retirait un peu pour changer sa direction.

La lame de l'instrument doit être faite d'un acier bien trempé, et qui puisse prendre un tranchant fin et un poli très-doux.

Le manche, dans lequel nous fixons la lame, est à huit faces, alternativement grandes et petites; ou bien c'est un prisme à quatre faces, dont les quatre angles sont coupés et légèrement arrondis. Cette forme nous a paru la plus utile , pour qu'il pût être retenu et fixé dans les doigts , et pour qu'il ne roulât point , comme ferait un manche cylindrique. Il a communément trois pouces huit lignes de longueur , et deux à deux lignes et demie d'épaisseur. La lame y est engagée de manière que ses deux bords soient dans le même plan que les faces larges du manche. Vers le milieu de celui-ci , du côté qui répond au bord supérieur et non tranchant de la lame , se trouve une petite marque faite d'une matière autre que le reste du manche ; elle y est incrustée : elle se trouve placée supérieurement , afin d'indiquer sur le champ dans quelle situation l'instrument doit être maintenu pour l'opération.

Le même *cératotome* peut suffire pour les deux yeux, et il s'emploie également de la main droite et de la main gauche. Cependant il est utile d'en avoir plusieurs, et de ne jamais se servir du même pour les deux opérations à faire aux malades qui ont deux cataractes qu'on veut opérer l'une après l'autre immédiatement. En effet , après la première opération , la lame n'a plus la même finesse ; elle est salie par une matière onctueuse et grasse , qui l'empêche de couper aussi nettement , quelque soin qu'on prenne pour l'essuyer. Une observation constante nous a appris que cette matière onctueuse, adhérente à la lame, ne disparaît et ne laisse celle-ci très-nette et propre à une nouvelle opération, que quelques heures après qu'elle a servi à la première.

§ II. Telle est la forme de l'instrument que j'emploie dans l'opération de la cataracte ; la description exacte que j'en ai donnée , en fait connaître la simplicité et les avantages. Il ne ressemble à aucun de ceux proposés par d'autres chirurgiens. Sa forme et son élargissement le rendent très-propre à faire , avec beaucoup de facilité et sûreté , la section de la cornée. Comme la lame incise cette membrane à mesure qu'elle pénètre dans l'œil , l'humeur aqueuse ne peut point s'échapper , ou bien il ne s'en écoule qu'une très-petite partie. Il coupe par en bas , ne blesse point la paupière supérieure avec le bord supérieur , parce qu'il n'est point tranchant (Voy. les *trois fig. XIII , pl. IV*).

§ III. Le cératotome fait la section juste , et telle qu'elle doit être faite. Il a sur celui de *Lafaye* , avec lequel on l'a comparé mal à propos (Voyez *Guérin* , Maladies des yeux ; *Janin* , Maladies de l'œil), le grand avantage d'être également éloigné de l'iris dans tous les points , lorsqu'il a pénétré dans la chambre antérieure , et de ressortir facilement de la cornée vis-à-vis l'endroit où il est entré , avantage que doit nécessairement avoir une lame droite sur une lame courbe , telle que celle de *Lafaye* (Voy. la *fig. V, pl. I*).

Je n'ai pas besoin de faire observer qu'il diffère beaucoup de celui de *Béranger* (*fig. VIII, pl. III*), dont la convexité, trop considérable dans le tranchant , s'oppose à la facilité de la section de la cornée, en repoussant et foulant cette membrane plutôt que de la couper. Ce dernier instrument a encore l'inconvénient de faire fuir l'œil avec force du côté du grand angle , et de présenter par conséquent la plus grande difficulté pour sa sortie de la cornée. De là on ne doit point être surpris si je me suis autant appesanti sur la petite infidélité du docteur *Richter* , lorsqu'on sera instruit que plusieurs autres praticiens, à son imitation, en ont fait et en feront probablement encore autant. J'ai été déterminé à revendiquer l'invention du *cératotome* , pour qu'il soit prouvé une bonne fois qu'elle n'a jamais appartenu et ne doit jamais être le patrimoine d'un autre.

Celui de *Casa amata* (*de method. suffusionem curandi à Casá amatá et Simone cultis , autore Christian Gothold Feller, Lipsiæ* 1782 , pag. 17 , in-8°.) qui diffère très-peu de celui de Béranger , expose l'opérateur aux mêmes inconvéniens. Il en est de même pour celui de *Simon* (Voyez les *fig. IX et X , pl. III*).

CERCLE CILIAIRE. Cercle ligamenteux qui unit la choroïde à la sclérotique , et d'où partent les fibres qui ont la forme des plis de poignets de chemises , et auxquels on a donné le nom de procès ciliaires. Voyez le mot *Ligament ciliaire.*

CERCLE LUMINEUX. Symptôme assez fréquent lorsque la goutte sereine commence. Lorsque les cercles de lumière n'apparaissent point habituellement , ils n'indiquent rien de bien dangereux.

CHALASIE. Les Grecs ont appelé Χάλαζα , les Latins *Chalasis ,* la séparation ou l'éloignement de la cornée, d'avec le cercle de l'iris et de la sclérotique , auxquelles cette membrane est adhérente dans l'état naturel.

Dans cette maladie , la cornée , l'iris et la sclérotique ne s'entretouchent plus ; et en y faisant attention , on aperçoit un espace foncé ou un vide dans cet endroit, la cornée étant un peu élevée.

§ I. La chalasie est causée , le plus souvent , par une ophthalmie aiguë, qui s'est terminée par un hypopion.

Cette séparation de la cornée des parties environnantes, est aussi produite par un instrument tranchant.

§ II. Si la chalasie a lieu après ou pendant la suppuration de la cornée , il est rare que le malade recouvre la vision, quand cette membrane se réunirait.

Mais il y a tout à espérer pour lui, lorsque la cicatrice se sera faite, et que les parties de la cornée, divisée par le fait de la maladie ou par le fer, se seront agglutinées de nouveau.

§ III. Dans le premier cas, on ne peut trop tôt avoir recours aux saignées multipliées, et faites à la jugulaire, aux artères temporales , aux pieds , aux bras , avec la la lancette ; et avec les sang-sues , au fondement , aux paupières inférieures et aux tempes.

Il n'est pas moins important d'employer à propos les sétons à la nuque , les vésicatoires , et le moxa , même les ventouses scarifiées à la même place.

Les bains entiers , les demi-bains , et les bains de pieds , les lavemens simples et composés de substances purgatives , font aussi partie du traitement.

Les autres médicamens , détaillés à l'article *Ophthalmie*, sont applicables à cette séparation de la cornée, qui en est une suite.

Si la chalasie n'est qu'une plaie simple , il faut en favoriser la réunion par tous les moyens connus , qui consistent , à l'extérieur, à employer les fomentations résolutives, et les bains oculaires avec les mêmes médicamens.

On a soin aussi de couvrir l'œil blessé avec une compresse trempée dans un collyre de la même nature que les précédens , qu'on ne laisse point sécher. L'œil ne doit point être caché par le bandage, pendant plus de quarante-huit heures.

Les remèdes généraux, quoique rarement nécessaires, ne peuvent cependant que concourir à la guérison.

On peut dire qu'en général cette séparation de la cornée, lorsqu'elle n'est point la suite d'une blessure, mais
bien celle d'une ophthalmie rebelle , qu'elle dépend
de quelque autre vice de l'organe , ne laisse aucun espoir de guérison , parce que , outre le vice des liqueurs
de l'individu , qu'on ne peut guère espérer de corriger ,
on ne s'aperçoit de l'éloignement de cette membrane
des parties auxquelles elle n'est que contiguë, que lorsqu'il n'est plus tems d'y porter remède.

CHAMBRES DE L'ŒIL. La cornée est convexe, l'iris
est plane ; il doit donc résulter un espace entre les deux
tuniques : c'est cet espace que l'on a nommé chambre
antérieure. Cette chambre a quelquefois depuis une
demi-ligne , deux tiers de ligne, jusqu'à une ligne d'é-
paisseur. Entre l'iris et la capsule de l'humeur crystalline, il se trouve également un autre espace qui, quoique
plus petit, n'en existe pas moins. On appelle ce dernier
intervalle chambre postérieure : cette chambre, d'après
les expériences faites sur les yeux soumis à la congélation, peut avoir depuis un demi-quart de ligne jusqu'à
un demi-tiers, un quart, et même trois demi-quarts de
ligne d'épaisseur.

Quelques anatomistes ont douté , à cause de son peu
d'étendue, que cette dernière chambre pût se démontrer
anatomiquement ; mais des expériences répétées depuis
long-tems, et la pratique journalière, ont absolument
prouvé sa réalité : il est vrai qu'il se rencontre des
personnes affectées d'opacités au crystallin , chez lesquelles la chambre postérieure est à peine sensible. Le
crystallin opaque, chez ces malades, semble toucher
l'iris, et quelquefois il le fait réellement ; mais alors
c'est un état de maladie, et une suite du dérangement

des parties intérieures de l'organe : c'est probablement une semblable circonstance qui a pu donner lieu à *Galien* de croire que le crystallin touche à l'iris dans l'état ordinaire.

Dans l'état naturel, on rencontre toujours cet espace ; il est à la vérité beaucoup moins grand que celui que l'on découvre entre la cornée et l'iris.

On croyait anciennement que dans l'opération par abaissement, on logeait le crystallin dans le bas de la chambre postérieure ; mais on sait aujourd'hui que cet espace ne peut, à beaucoup près, contenir ce corps lenticulaire. L'une et l'autre chambre est remplie d'humeur aqueuse, qui communique d'un espace à l'autre par le moyen d'un trou percé dans l'iris, et qu'on nomme pupille.

Consultez les ouvrages suivans :

Galen. de Usu partium, etc. de Ocul. in-folio.

Fabr. ab Aquapend. Oper. chirur. in-folio.

Petit. Mém. de l'Acad. des Scienc. Paris, 1723.

Heister. Compend. anatom. in-8º.

Saint-Yves, Malad. des yeux, in-12.

Deshayes-Gendron, Malad. des yeux, in-12.

Antoine Maître-Jean, Malad. de l'œil, etc. in-12.

CHARBON DE L'OEIL, *Carbunculus oculi.* Tumeur rouge d'abord, ardente, dure, qui dégénère ensuite en croûtes gangreneuses, et attaque la sclérotique, la conjonctive. Avec le tems, tout le globe est envahi par cette tumeur. Consultez pour le traitement à employer, *Charbon des paupières, Cancer de l'œil.*

CHARBON DES PAUPIÈRES ET DE L'OEIL, *Carbunculus palpebrarum, anthrax, anthracia, anthracosis,* en grec Ἄνθραξ. Tumeur inflammatoire de l'œil ou des paupières, qui, sous peu de jours, se termine quelquefois par la gangrène, lorsqu'elle est d'un caractère malin.

La tumeur qui caractérise la maladie qu'on nomme anthrax, est, dans l'œil comme dans les paupières, rouge, un peu dure, ronde, élevée en pointe ; la douleur qui l'accompagne est vive, la chaleur est brûlante : on aperçoit une pustule au milieu ; celle-ci est assez étendue ; quelquefois il y en a plusieurs, qui se changent en une croûte cendrée, noire. Lorsque la tumeur est petite et phlegmoneuse, on l'appèle clou ou furoncle. Cette maladie attaque également l'une et l'autre paupière : elle est simple ou de mauvais caractère.

§ I. Sans nous arrêter aux causes de cette maladie, qui peuvent être différentes, et qui sont d'ailleurs les mêmes que celles qui produisent le cancer de l'œil, indiquons les remèdes qui peuvent la dissiper.

§ II. Lorsque le charbon sera simple, rouge, élevé en pointe, on saignera le malade suivant ses forces ; mais ce ne doit être que dans le commencement de la maladie : car, plus tard, les saignées seraient infructueuses. On les pratique au cou, au pied, au bras, avec la lancette ; aux vaisseaux hémorroïdaux, à ceux des narines, et aux tempes, avec les sangsues. Les exutoires ne seront point épargnés. On prescrira un régime exact ; le malade sera mis à l'usage des boissons rafraîchissantes, et des émulsions : les lavemens émolliens, rafraîchissans et réitérés, ne seront point oubliés.

Si l'anthrax est de mauvais caractère, qu'il dépende d'une altération des humeurs, et que les forces du malade soient épuisées, on aura recours aux remèdes cordiaux : on prescrira une boisson faite avec deux onces de chardon bénit, autant de scorsonère et de mélisse, un gros d'eau thériacale, un demi-gros de poudre de vipère, et demi-once de confection alkermès. Cette potion faite, sera donnée par cuillerée au malade : on peut également employer la thériaque ou la confection d'hyacinthe seules. Les secours de la chirurgie sont en général plus efficaces.

§ III. La partie de la paupière qui sera affectée de gangrène, doit être séparée des parties saines ; ce que l'on obtiendra en scarifiant la tumeur, et en appliquant avec circonspection par-dessus un caustique quelconque, tel que l'eau mercurielle, le beurre d'antimoine, etc. Je ferai observer que les caustiques dont je viens de faire mention, ne doivent être employés qu'autant que les autres moyens n'auront été d'aucune utilité après les scarifications convenables. Ces moyens sont ceux qui peuvent procurer une suppuration convenable; par exemple, l'eau phagédénique, le collyre de Lanfranc, ainsi que l'onguent égyptiac. Ces remèdes sont appliqués sur la tumeur, après qu'on y a pratiqué les mouchetures nécessaires, et qu'on l'aura dégorgée convenablement. S'ils sont sans effet, il ne faut point retarder l'usage des caustiques dont je viens de parler. Lorsque ces derniers auront produit l'escarre desirée, on appliquera dessus la partie malade, un digestif fait avec le baume d'Arceus, l'huile d'œuf, d'hypéricum, etc.; ensuite l'ulcère sera cicatrisé avec l'eau vulnéraire ou un remède semblable.

Si la tumeur n'est pas de l'espèce maligne, on se contentera de fomenter la partie malade avec un collyre légèrement résolutif dans le commencement, dont on augmentera l'activité dans la suite.

§ IV. Le charbon de l'œil diffère de celui des paupières, parce qu'attaquant le globe, la sclérotique et les membranes qui lui sont voisines, le danger est plus imminent, relativement à la vision, qui est menacée dans la suite, et en raison des douleurs plus vives. Il diffère encore pour le traitement, au moins dans quelques points.

Les mêmes remèdes doivent être employés, et on doit y joindre l'usage du kinkina à l'intérieur, et bannir celui des caustiques. Si le charbon de l'œil augmente, que l'on s'aperçoive que, malgré tous les médicamens les plus convenables, la gangrène se montre, et qu'il n'y ait plus d'espoir de recouvrer la vue, on doit se presser d'extirper l'œil, sans trop attendre, crainte d'exposer la vie du malade. Voyez le mot *Extirpation de l'œil.*

Consultez les ouvrages suivans :

Ambroise Paré (les OEuvres d'), in-folio.

Guillemeau, Maladies de l'œil, in-12.

Antoine Maître-Jean, Traité des mal. de l'œil, in-12.

Deshayes-Gendron (Maladies des yeux, par), in-12.

Saint-Yves (Maladies des yeux, par), in-12.

Plenk. Doctrin. de morbis oculor. in-8°.

CHASSIE. Les grecs appellent la chassie Δήμή, les latins, *Lippitudo, Lema glama, Gramia*, etc. Si la chassie est épaisse, sèche et dure, Ξηροφθαλμία, *Lippitudo arida.*

§ I. L'humeur qui suinte des bords des paupières, et qui est fournie par les glandes ciliaires, ou glandes de *Meibomius*, est naturellement visqueuse et comme sulphureuse : elle sert à lubrifier le globe, et à faciliter ses mouvemens. Quand cette humeur devient acre et trop épaisse, elle cole les paupières ensemble et enflamme quelquefois le globe par son acrimonie. Voyez le mot *Lippitude*, où il est question de cette maladie plus amplement, ainsi que des remèdes qui deviennent nécessaires.

§ II. Les maladies qui donnent lieu à la chassie ou lippitude, et dont cet écoulement de matière peut être considéré comme un symptôme, sont les ophthalmies simples, vénériennes, scrophuleuses, etc.; les ulcérations des bords des paupières et de la cornée; les blessures de l'œil, les coups portés sur cet organe, l'introduction des corps étrangers sous les paupières. L'œdeme de la conjonctive, l'obstruction du sac lacrymal, les opérations pratiquées sur le globe, etc.

§ III. Ce symptôme n'est point dangereux, s'il ne dure pas trop long-tems et si l'humeur est bénigne et affecte simplement le bord des paupières; elle n'occasionne alors aucune ophthalmie lorsque le globe en est d'ailleurs exempt, et que la lippitude existe par elle-même. Si les choses sont autrement, il peut s'ensuivre des obstructions du sac lacrymal et des ulcérations de la cornée.

Cet écoulement, dure quelquefois très-long-tems, et impatiente par son opiniâtreté, sur-tout lorsque les personnes qui l'éprouvent ont les bords des paupières affectés de petits ulcères qui offrent à l'œil de l'observateur des petites marques rouges, placées ça et là près du cartilage tarse.

§ IV. J'ai traité beaucoup de malades affectés de cette espèce d'écoulement d'humeurs visqueuses qui collaient les paupières la nuit, et paraissaient sous forme de chassie épaisse, le matin, sans avoir pu arrêter cette espèce de suintement, qu'au bout d'un laps de tems très-long, quoique j'eusse employé à propos tous les moyens que la médecine, la chirurgie offrent ensemble et séparément. Ainsi, les saignées avec la lancette, avec les sang-sues, les exutoires, tels que le séton, les vésicatoires, le moxa, les ventouses sèches et scarifiées, le cautère, les incisifs, les purgatifs à l'intérieur, ainsi que les sudorifiques, les boissons délayantes et adoucissantes, les bains, les lavemens et applications locales, les collyres de toutes espèces, soit fluides, soit secs devenaient insuffisans.

Souvent ce flux d'humeurs m'a fait différer très-long-tems l'opération de la cataracte, qui devenait indispensable, lorsque des personnes, qui voulaient s'y soumettre, étaient tourmentées par cet écoulement visqueux, qui d'ailleurs excitait un prurit ou démangeaison assez cuisante, et un clignotement perpétuel. Cette chassie est si épaisse chez quelques malades, qu'elle forme une masse assez compacte qui colle ensemble les cils, et présente alors par leur réunion avec la matière un cône très-aigu. L'aspect de l'œil, alors, est très-désagréable; cet état est douloureux, insupportable, et c'est avec la plus grande peine qu'on parvient à le dissiper, sur-tout sans arracher les cils, ni excorier les bords des tarses.

CHATON du crystallin. Enfoncement que l'on observe dans l'humeur vitrée, et dans lequel la lentille crystalline est logée, comme un diamant dans son chaton. Voyez les mots suivans, *Capsule du crystallin*, *Tunique de l'humeur vitrée*, *Humeur vitrée*, *Crystallin*.

CHEMOSIS. Cette maladie est le dernier degré de l'ophthalmie ou inflammation de la conjonctive, dans laquelle la cornée paraît comme dans un enfoncement, parce que la conjonctive est fort tuméfiée et forme un bourrelet épais autour de cette tunique.

Le chémosis, que les Grecs ont nommé Κήμωσις, se termine le plus souvent par la suppuration du globe. Voyez, à ce sujet, le mot *Ophthalmie*, vers la fin de cet article. Voyez aussi le mot *Hypopion*. Cette dernière maladie a beaucoup d'affinité avec le chémosis, dont elle est presque toujours la terminaison. Je pense que si les malades pouvaient se déterminer à l'excision d'une partie considérable de la conjonctive qui forme le bourrelet dont j'ai fait mention, on pourrait souvent éviter les abcès de la cornée, la perte de vue et l'atrophie de l'œil, qui sont les résultats du chémosis.

CHOROIDE, *Choroidea*, *Uvea*, en grec Κόροιδης, Membrane de l'œil, que l'on a ainsi nommée à cause qu'elle est tissue de vaisseaux sanguins nombreux, comme celle qui enveloppe le fœtus, et qu'on connaît sous le nom de chorion. Les anciens ayant cru apercevoir quelque analogie entre la figure et la couleur de cette membrane, et un grain de raisin, l'ont aussi appelée uvée.

La choroïde est posée sur la sclérotique à l'intérieur de l'œil, et au-dessous de la rétine; elle est tenue, molle et formée par une multitude de vaisseaux sanguins, toujours remplis de sang, qui l'attachent étroitement à la tunique sclérotique, conjointement avec un tissu cellulaire très-faible. La partie de la choroïde qui avoisine la tunique sclérotique, est d'un rouge brun, celle qui touche à la rétine, présente l'aspect d'une couleur noirâtre, formée par une espèce de méconium épais, nommé *æthiops animal* par *Lecat*; ce méconium enduit cette membrane ainsi que l'interstice, qui se trouve entre chaque fibre vasculaire des procès ciliaires.

L'uvée est formée de fibres presque noires, sur-tout d'une multitude de vaisseaux artériels et veineux, ainsi que par un grand nombre de nerfs applatis, qu'on appelle nerfs ciliaires. Les artères sont, les ciliaires longues et postérieures. Les veines, en se ramifiant sur cette membrane, et se tournant en manière de tourbillons, en avant et en arrière, forment les vaisseaux nommés *Vasa vorticosa*. Les artères ciliaires antérieures se trouvent dans les interstices que laissent les vaisseaux veineux, et forment un réseau vasculeux très-apparent.

La choroïde est, selon quelques anatomistes, divisée en deux feuillets, l'un formé par les veines, et le plus externe, l'autre interne, produit par les vaisseaux artériels. La membrane interne porte le nom de son auteur, et est appelée *Ruyschienne* de *Ruysh*; elle forme, selon quelques-uns le corps ciliaire, en passant à travers le ligament ciliaire qui unit assez étroitement la choroïde à la membrane sclérotique; la lame externe de cette tunique produit, d'après l'opinion de ces mêmes anatomistes, la membrane que l'on voit à travers la cornée, et qui à cause des différentes couleurs qu'elle offre à l'œil de l'observateur, dans diverses personnes, est nommée iris. Mais d'après le sentiment des plus célèbres anatomistes, la choroïde paraît se terminer au ligament ciliaire.

Plusieurs savans ont également attribué la formation de la choroïde à la pie-mère ou membrane interne du cerveau; mais, à la suite d'expériences exactes et de dissections réitérées, il a paru au plus grand nombre, et aux anatomistes les plus exercés dans l'art de la dissection, que la membrane dont je parle était distincte, et devait, ainsi que l'iris, être regardée comme une tunique particulière contiguë à d'autres, et nullement continue. La facilité qu'a eue *Ruysh* de séparer la choroïde en deux feuillets, lui a fait assurer que celui qui est interne était produit par la membrane *arachnoïde* du cerveau, et l'externe par la pie-mère. Les anatomistes qui ont voulu répéter les mêmes dissections, n'ayant point observé cette conformation, ont été d'un sentiment différent.

D'autres savans ont cru que la choroïde devait, au préjudice de la rétine, être regardée comme l'organe immédiat de la vue ; ils se sont fondés sur différentes expériences insérées dans beaucoup d'ouvrages d'anatomie et de physiologie : on y trouvera celles de *Mariotte*, qui crut prouver que cette membrane était l'organe immédiat de la vue, en démontrant l'insensibilité du nerf optique aux impressions des rayons de lumière, au moins dans une de ses parties. Par une expérience ingénieuse, il fit voir que les rayons lumineux tombant sur le bouton médullaire formé par ce nerf, n'y font aucune impression : cette circonstance nous apprend seulement que ce bouton médullaire du nerf optique, dont on parle, ne donne pas des marques de sensibilité, tandis que la rétine, qui est presque transparente, en donne d'incontestables.

Cette transparence de la rétine, constatée par l'expérience de *Méry*, qui plongea un chat vivant dans l'eau, et qui distingua alors la choroïde de cet animal à travers la rétine, a paru aussi donner du poids à la même opinion. Les différens raisonnemens de *Lecat*, et de quelques autres anatomistes, ayant été réfutés par des hommes célèbres, il est inutile de nous arrêter à cette discussion. Aujourd'hui, la rétine est assez généralement reconnue pour l'organe immédiat de la vue ; on ne la regarde plus comme faisant l'office d'une glace, dont la choroïde est le tain , et qui, sans cette dernière membrane , ne pourrait recevoir les impressions de la lumière.

Les maladies dont cette membrane est affectée, sont les suivantes :

Inflammation (l'). Voyez le mot *Ophthalmie ;*

Blessures (les), qui pénètrent le globe en entier. Voyez le mot *Blessures ;*

Staphylome (le), si les membranes externes de l'œil sont ouvertes. Le traitement du staphylome de l'iris peut, à beaucoup d'égards, convenir ici : c'est pourquoi je renvoie à l'article *Staphylome ;*

Varices (les).

Consultez les ouvrages suivans sur la structure de cette membrane :

Riolan. Anthropol. in-4°.

Plempii , Ophthalmographia, in-folio.

Winslow , Traité d'anatom. in-4°.

Heister. de tunicâ choroïdeâ Dissert.

Camper. Dissertat. de quibusdam oculi partibus. Ab *Hallero* Collect. volum. IV.

Senac , sur l'Anatomie d'*Heister ,* in-8°.

Zinn. Descript. anatom. ocul. human. in-4°.

Sabatier (M.), Traité d'anatomie, in-4°.

Lecat , Traité des sensations , in-8°.

Porterfield , Descript. of human eye, etc. in-8°.

Moerhing. Dissertat. de visu.

Appel. de oculi human. Fabric.

Maffé. de ocul. Construct.

Antoine Maître-Jean, Malad. des yeux, in-12.

Saint-Yves, Malad. des yeux, in-12.

Guérin, Traité des malad. des yeux, in-12.

Deshayes-Gendron, Malad. des yeux, in-12.

Soemmering (Samuel - Thom.), Icon. ocul. hum. tab. VI, in-folio. Francof. ad Mœnum. 1804.

CHUTE des cils. C'est la même chose que *Madarose*. Voyez ce mot.

CHUTE d'humeur sur le nerf optique, *Coïncidentia humoris in nervo optico*. Accident qui cause une espèce de paralysie du nerf optique. Voyez pour le traitement, l'article *Goutte sereine*.

CHUTE de la lentille crystalline.

Cet accident peut arriver à la suite d'un coup violent qui aura brisé la capsule qui retient en place cette lentille. Il est bien rare, dans ce cas, que la vue ne soit perdue, ou ne se perde dans la suite.

On doit avoir recours, pour faire cesser les symptômes qui en sont la suite, aux saignées du pied, du bras, de la veine jugulaire même; prescrire les boissons délayantes, les évacuans, la diète, ainsi que les fomentations résolutives indiquées au mot *Collyre*.

La sortie de cette lentille opaque de sa capsule, et son passage à travers la pupille, jusque dans la chambre antérieure, est ce qui a donné l'idée d'extraire ce corps en ouvrant la cornée, et ce que l'on fait aussi en pratiquant l'opération de la cataracte : alors la chute de la lentille crystalline opaque sans l'humeur vitrée, est une circonstance que l'on doit plutôt desirer que craindre. Voyez à ce sujet l'article *Cataracte*.

CHUTE de l'humeur vitrée. On doit, dans toute

circonstance, craindre cet accident. Voyez les mots suivans, *Sortie de l'humeur vitrée, Cataracte.*

CHUTE DE L'IRIS, *Prolapsus iridis, seu ptosis iridis, aut staphyloma.* Voyez l'article *Staphylome,* qui est la même chose.

CHUTE DE L'OEIL, *Prolapsus bulbi ocularis, proptosis, seu ophthalmoptosis.*

§ I. Le globe, dans cette maladie, pend quelquefois jusque sur les joues, et se porte dans les angles ou vers la partie supérieure de l'orbite. Dans ce cas, la vue est totalement perdue, parce que le nerf optique est ou rompu, ou a éprouvé une forte extension qui le paralyse. On ne peut ajouter foi aux guérisons que prétendent avoir opérées quelques auteurs dans semblables circonstances ; ils ont été probablement trompés par les apparences, et le mal n'était point tel qu'ils l'ont exposé.

§ II. Cet accident est la suite d'un coup violent qui fait sortir l'œil de l'orbite ; il est encore le produit d'une maladie de l'intérieur de l'œil. Voyez les mots *Hydrophthalmie, Exophthalmie,* ainsi que le mot *Hydropisie de l'œil.*

§ III. Lorsque la chute de l'œil a lieu, il ne reste rien à faire, après avoir réintégré l'organe en place, que de calmer les symptômes les plus fâcheux par le moyen des saignées, plus ou moins nombreuses, que l'on pratique à la veine jugulaire, au bras, au pied, etc. ; par les bains de pieds, les lavemens émolliens, la diète, les boissons rafraîchissantes, les fomentations résolutives et fortifiantes qu'on applique chaudes, et dont on humecte continuellement les paupières ; par l'application des exutoires les plus actifs, du moxa même, le plus près qu'on pourra de la partie lésée. Au reste, si l'on voit l'impossibilité physique de rétablir l'œil en place sans donner lieu à des accidens graves (je ne parle point de la vision, qui est presque toujours perdue), on ne doit point tarder à l'extraire en entier. Voyez le mot *Extirpation de l'œil.*

CHUTE DE LA PAUPIÈRE SUPÉRIEURE, *Ptosis.* Cette maladie de la paupière supérieure est causée par la paralysie de son muscle releveur, ou par une tumeur qui, pressant sur cet organe, le tient déprimé. Voyez à ce sujet le mot *Paralysie de la paupière supérieure,* qui est la même maladie.

CICATRICE, *Cicatrix,* en grec Ουλή. La cicatrice est une marque ou tache blanche et luisante, que laissent les blessures, les ulcères de la cornée, après leur guérison. Celle de la cornée gêne beaucoup la vue.

CIL, *Cilia.* Les cils, en grec Ταρσοι, sont des poils produits par des bulbes implantés dans la peau des paupières, selon l'étendue du bord interne du cartilage, placé à l'extrémité de chacun de ces organes; ce cartilage porte le nom de tarse.

Ces poils sont plus longs à la paupière supérieure qu'à l'inférieure; ils sont courbés différemment. Ceux de la paupière supérieure ont leurs extrémités tournées en haut; ceux de la paupière inférieure ont, au contraire, ces mêmes extrémités tournées inférieurement. Lorsque les paupières se ferment, les poils se croisent.

Ces organes ont pour usage de modérer l'action trop vive de la lumière, et d'arrêter ou de repousser les insectes et les corps étrangers qui pourraient s'introduire dans l'œil, et l'irriter. Lorsqu'ils manquent chez quelques personnes, comme cela arrive après des blessures,

b des brûlures, ou quelques autres causes externes, etc.;
l lorsque des ulcères survenus à la suite de la petite vé-
r role, ont détruit le bulbe ou petit oignon dans lequel
l le cil est implanté (ce qui empêche que jamais ces poils
a ne repoussent); alors les paupières sont également pri-
r vées de cet ornement utile.

Dans toutes ces maladies, les personnes qui en sont affectées éprouvent un tourment ou irritation continuelles;
le régime seul apporte quelque calme, sur-tout si l'on y
joint des remèdes rafraîchissans, et l'usage de certains
collyres légèrement toniques. Cette irritation, ou plutôt
démangeaison, est principalement excitée par les petits
ulcères dont les bords des paupières sont alors attaqués.

Les maladies qui affectent ces parties sont, le madarose
ou chute des cils, en grec Μαδαρὸς; le distichiasis, ou
double rang de cils, en grec Δίςιχιασις; le phalangosis,
lorsque les cils se tournent vers l'œil, en grec Φαλάγϛωσις.
Voyez le mot *Trichiaise* pour chacune de ces maladies,
ainsi que la maladie pédiculaire, en latin *pediculatio*,
phthiriasis, en grec Φθειρίασις. Cette dernière maladie est
occasionnée par des espèces de poux ou cirons qui se
logent entre les cils. Voyez ces mots.

Consultez les ouvrages suivans :

Plempii, Ophthalmogr. in-folio.

Joann. Gorrœi, Définition médic., in-folio.

Winslow, Traité d'anatomie; in-4º.

Zinn. Descript. anatom. ocul. human, in-4º.

M. *Sabatier*, Traité d'anatom., in-8º.

James. Dictionn. de médecine, in-folio.

Deshayes-Gendron, Malad. d'yeux, in-12.

Lavoisier, Dictionn. de médecine, in-8º.

CILIAIRES (Artères). Voyez le mot *Artère ophthal-mique.*

CILIAIRE (Cercle). Voyez le mot *Cercle ciliaire.*

CILIAIRE (Couronne). Voyez *Couronne ciliaire.*

CILIAIRE (Ganglion). Voyez les mots *Ganglion ci-liaire, Nerfs ciliaires.* Voyez aussi le mot *Nerf de l'œil;* c'est la même chose que *Ganglion semi-lunaire.*

CILIAIRES (Glandes). Voyez le mot *Glandes de Meibomius.*

CILIAIRES (Muscles). Voyez *Muscles ciliaires, Pro-cès ciliaires.*

CILIAIRES (Nerfs). Voyez *Nerfs ciliaires,* à l'article *Nerf de l'œil.*

CILIAIRES (Procès). Voyez le mot *Procès ciliaires.*

CILIAIRES (Veines). Voyez l'article *Veine ophthal-que,* au mot *Veine de l'œil.*

CILLEMENT, *Nictatio,* Mouvement continuel et convulsif des paupières; ce mouvement est tantôt inter-rompu pour un tems, puis il recommence peu d'instans après.

Cette espèce de convulsion, lorsqu'elle a lieu, trouble la vision jusqu'à ce qu'elle cesse. Voyez le mot *Cligno-tement,* qui est à peu près la même chose.

Le plus souvent ce cillement vient de naissance, et est alors incurable; s'il est produit par une cataracte, par une ophthalmie, par l'introduction d'un corps étranger, par des ulcères situés sur les bords des paupières; si la cause de ce cillement dépend d'un coup léger qui aura irrité ces organes, il cessera de lui-même, lorsque les causes qui l'auront excité n'auront plus lieu. Voyez à ce sujet les maladies et accidens qui viennent d'être nommés.

CISEAUX, *Forfices.* Les ciseaux sont des instrumens

fréquemment employés dans les opérations que l'on pratique sur les yeux et les paupières : ils sont droits ou
courbes ; leurs branches sont très-tenues, et telles qu'il
convient à un organe aussi délicat ; l'extrémité des
branches tranchantes, soit qu'elles soient droites, ou
qu'elles aient une courbure, est mousse, pour ne point
blesser l'œil, ce qui arriverait si les pointes étaient aiguës.

Daviel a employé des ciseaux courbes, pour achever
l'incision de la cornée, dans l'extraction de la cataracte.

Dans les opérations qu'on pratique sur l'œil, on préfère en général l'usage du bistouri, comme pouvant suppléer aux ciseaux qui mâchent plutôt qu'ils ne coupent
les parties qu'on doit diviser ou extirper : cependant il
est des cas où l'on s'en sert avec succès, dans d'autres,
ils deviennent en quelque sorte nécessaires.

Je ne crois point qu'il faille faire aucune description
particulière de ces sortes d'instrumens, parce qu'ils sont
si communs, et tellement entre les mains de tout le
monde, qu'il n'est personne qui n'en ait une idée nette
et précise ; qui ne sache que les ciseaux, dont on fait
usage dans cette partie de la chirurgie qui a rapport aux
yeux, sont très-acérés, très-minces, d'un acier bien
fin, et que leurs branches tranchantes sont très-justes
et joignent bien, principalement à leur extrémité. C'est
sur-tout cette dernière partie des ciseaux dont on se sert
plus fréquemment, et qui est la plus utile.

Les anglais emploient une sorte de ciseaux courbes
dans les opérations chirurgicales et d'une forme particulière ; ils sont en général plus utiles que ceux que
nous mettons en usage dans plusieurs maladies d'yeux.

Ces ciseaux sont assez forts, et ont leurs branches courbées seulement vers leur talon , de sorte que celles-ci

et les anneaux forment un angle presque aigu. Les branches sont droites, et les anneaux sont tournés du même côté pour plus de facilité.

Il me paraît inutile de m'étendre davantage sur cette description, parce qu'il est facile de s'en former une idée claire (Voyez *la figure XIV, pl. IX*).

Ces sortes d'instrumens présentent beaucoup d'avantages pour couper les portions de la conjonctive boursoufflées et presque tendineuses, qui dépassent quelquefois les paupières, comme cela a lieu dans plusieurs maladies, et notamment dans le chémosis. Les autres espèces de ciseaux courbes, et encore moins les ciseaux droits, ne sont point aussi commodes : outre qu'ils mettent dans la nécessité de revenir à plusieurs fois pour emporter les corps charnus et tendineux, ils coupent, la plupart du tems, d'une manière inégale et rarement nette, tandis qu'avec ceux dont je parle, on excise d'un seul coup tout ce qu'on veut séparer de l'œil, comme nuisible.

Consultez les ouvrages suivans :

Scultet. Armamentar. chirurg. in-8°.

Garengeot, Traité des instrum. de chirurg. in-12.

Brambillæ, Armamentar. chirurg. austriac. in-folio.

Perret. L'art du coutelier, forme d'atlas.

Heister. Institut. chirurg. in-4°.

Dionis, Cours d'opérations de chirurg. au jardin du roi, in-8°.

Mémoires de l'académ. de chirurg. de Paris, in-4°.

CLIGNER, *Nictare, Connivere.* C'est fermer l'œil à demi, comme font beaucoup de personnes, lorsqu'elles veulent apercevoir plus nettement un objet trop éloigné et en même tems pour ne laisser entrer que peu de rayons lumineux, lorsque le jour est fort vif.

C'est aussi un mouvement que plusieurs personnes font exercer aux paupières, lorsque l'air est fort agité, dans la vue d'éviter l'introduction de quelques atomes dans l'œil, et qui pourraient le blesser, sur-tout si les bords des paupières sont privés des poils, connus sous le nom de cils, par un accident ou une maladie quelconque, qui aura donné naissance à des ulcères. Ces ulcères, dans ces circonstances, détruisent les petits bulbes ou oignons, dans lesquels sont implantés les cils. La petite vérole est la maladie qui produit le plus souvent cet accident incurable.

CLIGNOTEMENT, *Nictatio*, *Nystagmus bulbi*, en grec ἴππος, mouvement convulsif et continuel de l'œil et de la paupière supérieure qui tend à se fermer.

Si ce défaut vient de naissance, il est sans remède; il se guérit lorsque la maladie qui l'occasionne cesse, et il n'exige point de traitement particulier.

Cet accident survient quelquefois à la suite de l'introduction des corps étrangers dans l'œil, à l'approche des instrumens, ainsi que pendant la durée de l'ophthalmie. Voyez les mots *Ophthalmie*, *Corps étrangers*. Si ce mouvement du globe se rencontre chez une personne affectée de cataracte, il rend l'extraction de la lentille opaque très-difficile. Voyez le mot *Cillement*.

CLIGNOTER, *Nictari*. C'est fermer et ouvrir très-fréquemment les paupières, même involontairement. Voyez le mot *Clignotement*.

CLOU. Hernie de l'iris, qui dans sa sortie à travers la cornée, ressemble à un clou. Voy. le mot *Staphylome*.

COALITION DE L'IRIS AVEC LA CORNÉE ET AVEC LA CAPSULE DU CRYSTALLIN, *Concretio iridis cum corneâ et capsulâ lentis crystallinæ, seu synechia.*

§ I. Cette concrétion de l'iris peut être occasionnée par une ophthalmie violente, par un ulcère de la cornée; elle peut avoir lieu après une incision faite à cette membrane à la suite de l'opération de la cataracte, ou après quelques blessures du globe. Dans toutes ces circonstances, le mal est sans remède, et je conseille fort de ne tenter aucune opération pour détruire les adhérences que cette tunique peut avoir contractées avec les parties qui lui sont voisines, sur-tout s'il n'y a aucune diminution de vue. A la vérité, lorsque cette coalition a lieu après une blessure de la cornée ou à la suite de l'opération de la cataracte, il est assez rare que l'ophthalmie qui y a donné lieu n'ait en même tems fait perdre à la capsule postérieure du crystallin sa transparence.

§ II. Si les organes affectés sont dans l'état dont je viens de faire mention, il convient de mettre en usage l'opération indiquée à l'article cataracte, lorsqu'il est question de pratiquer une pupille artificielle; on conçoit que si l'accident arrivait et que le crystallin fût encore dans l'œil, il faudrait alors l'extraire.

Lorsque cette coalition de l'iris a lieu, conjointement avec l'opacité du crystallin, il faut en faisant l'extraction de cette lentille, mettre en usage les moyens capables de détruire les adhérences de cette membrane avec la capsule crystalline; comme j'ai fait mention assez au long de cette manœuvre à l'article *Cataracte*, je renvoie le lecteur à ce mot. Voyez aussi celui *Adhérence de l'iris avec la capsule du Crystallin.*

Consultez sur cette maladie, une dissertation de *Man-chart, de Synechia, seu præter naturali adhesione cor-neæ cum iride. Tubing.* 1748.

COIN DE L'ŒIL. C'est la même chose qu'angle de l'œil. Voyez le mot *Angle de l'œil.*

COLLECTION D'HUMEURS , ou matière purulente dans les yeux des enfans. Voyez les mots *Précautions à prendre pour les yeux des enfans.*

COLLECTION DE LAIT DANS LES CHAMBRES DE L'ŒIL. Voyez les mots *Effusion de lait sous la cornée.*

COLLECTION DE PUS DANS L'ŒIL. Voyez le mot *Hy-popion.*

COLLECTION DE SANG DANS L'ŒIL. Voyez les mots *Effusion de sang dans l'œil.*

COLLYRE, *Collyrium.*

§ I. Les collyres sont des médicamens ophthalmiques employés à l'extérieur de toute antiquité , dans les maladies dont l'organe visuel est fréquemment attaqué. Ils sont secs ou liquides. Les secs sont composés de poudres , de pommades , de linimens , cataplasmes , etc. Les collyres liquides , d'infusions ou décoctions de plantes de différentes vertus , dans lesquelles infusions entrent aussi des substances minérales, etc. Les collyres ont été appelés *sief* par les Arabes.

§ II. Les collyres secs et composés de poudres sont d'usage lorsqu'il existe quelques taches ou taies dans la cornée, et alors on les souffle à l'aide d'une plume ou autre petit tube, et ce au-dedans des paupières , au moyen desquelles on frotte légèrement cette tunique. Les collyres secs composés de pommades , sont introduits en petite quantité dans l'œil pour obtenir le même effet, et, de plus , pour cicatriser les ulcères , ou détruire les petits corps charnus qui naissent sur le globe. Les linimens servent à oindre les parties malades, et pour agir dans le même sens que les pommades. Les poudres sont aussi reçues sur l'organe malade, sous forme de vapeur ou fumée.

Les collyres liquides sont consacrés à baigner l'œil et les paupières, à l'aide d'une petite baignoire de verre, de faïence, de porcelaine ou d'un métal quelconque. Les malades baissent la tête pendant l'immersion de l'organe dans le collyre contenu dans la baignoire, et roulent le globe dedans. On peut aussi, dans de certaines circonstances, instiller ces sortes de médicamens sur l'œil, au moyen d'une éponge, d'un linge ou d'une autre manière, toujours à une certaine distance. Alors la tête doit être inclinée en arrière. Dans cette dernière circonstance, on peut à juste titre leur faire porter le nom de douches oculaires.

Les collyres liquides sont connus, parmi le vulgaire, sous le nom d'eaux pour les yeux.

§ III. Presque toutes les persones attaquées de maladies d'yeux, attachent une très-grande importance à l'usage des différens collyres, soit secs, soit liquides. Elles sont persuadées de leur grande efficacité, même dans des maladies qui ne trouvent de guérison que dans la chirurgie. Cette persuasion ne peut être blâmée; elle tient au défaut de connaissance de leur part, et aussi à la crainte des opérations. Mais on ne peut excuser les personnes de l'art, qui, instruites comme elles doivent l'être, pensent de même. Il est ridicule, en effet, de prétendre dissiper des maladies qui existent profondément dans l'œil, et qui ne peuvent disparaître que par la voie des opérations, et ce, en soufflant des poudres entre les paupières et sur le globe, en oignant ces or-

ganes avec des pommades, des linimens, et en les baignant et fomentant souvent avec des collyres sous forme
fluide. On conçoit au premier aperçu, que ces médicamens ne peuvent avoir d'action que sur les parties
externes, mais ne peuvent pénétrer assez profondément pour agir d'une manière assez énergique.

Les prétendus spécifiques dont le secret existe depuis
nombre d'années dans beaucoup de familles, peuvent
encore moins soutenir un examen impartial de la part
des personnes éclairées. Celles qui possèdent ces prétendus spécifiques, y attachent une grande importance,
et les administrent avec confiance dans beaucoup d'affections d'yeux, qui n'admettent que des opérations,
et alors bien loin de procurer une guérison, ils provoquent d'autres accidens qui rendent la cure impossible
par les voies chirurgicales.

On ne doit point conclure de ce que je viens de dire,
qu'il faille exclure l'usage des collyres, seulement on
doit bien se pénétrer qu'ils sont quelquefois utiles,
même nécessaires, mais qu'il appartient aux seuls praticiens instruits dans cette partie de la médecine, de les
conseiller avec discernement et fruit. Alors ils n'atta-
cheront point aux collyres plus de confiance qu'il ne
convient ; mais ils les associeront aux remèdes internes,
sans lesquels dans beaucoup de maladies d'yeux les collyres seront sans efficacité.

§ IV. Le meilleur collyre fluide, sans contredit, est
l'eau la plus pure ; elle ne peut jamais être nuisible dans
aucun cas, ce qu'on ne peut point toujours dire des
autres médicamens ophthalmiques ; mais elle peut bien
quelquefois être insuffisante. Souvent même, lorsque
de certains collyres font du bien, on pourrait, sans être

taxé d'incrédulité , l'attribuer à l'eau qui entre dans sa composition. Cependant on ne doit point donner dans l'excès , et il serait ridicule de s'obstiner à la prescrire exclusivement. Il est beaucoup de circonstances où il est nécessaire d'y incorporer des substances , soit végétales , soit minérales , qui puissent avoir une action quelconque et plus énergique que ce fluide seul.

Les collyres émolliens composés de substances , telles que la guimauve , les semences froides , le seneçon , le mélilot , les pommes de reinette réduites en pulpe , le mucilage de gomme adragant , les graines de lin , la verveine , les émulsions simples , le lait , le sang de pigeon , etc. sont rarement salutaires , quoique très-prodigués , sur-tout dans les ophthalmies , et font presque toujours du mal , en ce qu'ils favorisent la suppuration , qu'on doit toujours éviter lorsqu'on a espoir de conserver la vue. On est forcé d'y avoir recours lorsqu'on veut obtenir la fonte du globe prominent et douloureux , qui d'ailleurs est disposé à tomber en suppuration. Les émolliens peuvent être également salutaires, lorsque l'hypopion ou abcès de la cornée est à son dernier degré , qu'il n'y a plus d'espoir d'obtenir la resorption du pus , et que d'ailleurs les douleurs violentes obligent à accélérer l'atrophie de l'œil.

Les collyres répercussifs , tels que les roses de Provins, le blanc d'œuf, l'alun , le crystal minéral , le bol d'Arménie , le sel de saturne , etc. conviennent assez dans les ophthalmies , les ulcérations des différentes membranes du globe, des bords des paupières, etc. Ils exigent cependant de la prudence de la part de celui qui les conseille.

Les collyres résolutifs sont les plus fréquemment

prescrits , et rarement sans succès , par les praticiens éclairés. Les substances avec lesquelles on les compose sont en très - grand nombre ; les principales sont les fleurs de sureau , la rhue , le fenouil , l'iris de Florence , la valériane , l'anis , le safran , le camphre , le sel ammoniac , etc. Les résolutifs sont utiles dans les ophthalmies , et tendent à prévenir la suppuration , en disposant à la résolution , qui est la seule terminaison favorable dans cette maladie. Ils dissipent les ecchymoses et les engorgemens œdémateux , etc.

Les collyres détersifs sont principalement tirés du règne minéral , et très-peu du règne animal ou végétal. Parmi ceux du règne minéral sont, la plupart des vitriols, la tuthie , l'antimoine et ses préparations , la pierre divine , la pierre médicamenteuse. Parmi les seconds détersifs , sont tous les fiels de poissons, tels que celui d'anguille , de brochet , etc. Ces sortes de collyres sont efficaces pour cicatriser les ulcères , détruire les fungosités, dissiper les différens abcès de la cornée et des autres tuniques de l'œil , sur-tout lorsqu'ils commencent à se former ; ils agissent énergiquement dans les ulcères superficiels dont les bords des paupières sont tourmentés , qui font paraître ces organes rouges , et les collent ensemble au moyen d'une chassie épaisse qui exsude de ces ulcères. Les détersifs que fournissent les végétaux sont moins souvent ordonnés ; tels sont les sucs de tithymale, de la grande chélidoine , de verveine , etc.

Les collyres dessicatifs , tels que la céruse , l'eau de chaux , et autres de ce genre , agissent dans le même sens que les détersifs. Ils ont seulement plus d'activité, et doivent être mis en action avec plus de circonspection. Ils conviennent dans les mêmes cas.

Les collyres formés avec les prétendus spécifiques, ne méritant aucune confiance, je ne m'appesantirai point sur leur vertu, ni sur leur description, ni sur les maladies dans lesquelles on les suppose spécifiques.

Les collyres secs en poudre qu'on souffle dans l'œil, sont composés avec plusieurs des médicamens détaillés plus haut, et d'autres dont je vais faire mention. Tels sont le sucre candi, l'os de sèche, etc. Les différens vitriols, l'iris de Florence, la tutie, l'alun, l'aloës, etc. Ces médicamens ont été recommandés par les plus anciens médecins, pour cicatriser les ulcères de la cornée, pour effacer les taches ou taies de la même tunique, quelque étendues qu'elles soient, pour détruire même des excroissances charnues, existantes sur le globe.

En général, les poudres soufflées entre les paupières sur l'œil, ne remplissent jamais le but que les personnes qui les conseillent se proposent. On observe que presque toujours ces sortes de médicamens augmentent le mal, en donnant par leur présence, comme corps étrangers, naissance à de nouvelles ophthalmies semblables à celles qui ont produit le mal que l'on cherche à dissiper. J'engagerai toujours à bannir du traitement oculaire l'usage d'aucune poudre soufflée dans les yeux.

Les poudres au contraire dont on fera usage sous forme de fumée, (Voyez le mot *Fumigation*) pourront, dans plusieurs circonstances, être d'un grand secours, et procurer du ton aux fibres nerveuses relâchées. J'en ai souvent obtenu de bons effets dans les affections de la rétine, dans les relâchemens de la paupière supérieure, dans les affections glaucomatiques, dans les engorgemens du sac lacrymal, dans les larmoiemens même qui ne dépendent point de l'obstruction lacrymale, dans les consomptions de la caroncule lacrymale, etc. Les substances qui entrent dans la formation de ces poudres fumigatoires sont, le succin, le mastich en larmes, l'encens, le benjoin, la mirrhe, le styrax calamite, le sang-dragon, la sarcocolle, le bdellium, le cachou, la colophane, le labdanum, l'écorce de grenade, les clous de girofle, etc.

On pourra encore, pour remplir les mêmes indications dans les maladies détaillées ci-dessus, enfermer des poudres dans des sachets, et composés avec des médicamens convenables au dessein qu'on se propose, mais tirés du nombre de ceux que je viens de détailler, et alors on les appliquera pendant un tems donné sur la partie malade.

Je ne m'appesantirai point sur la description des linimens, des cataplasmes et des pommades, parce que je les crois en général nuisibles, à moins que l'on n'ait, comme je l'ai déjà dit, le dessein de favoriser la suppuration du globe. J'excepterai de cette proscription les pommades dans l'intérieur desquelles on aura incorporé quelque remède actif qui changera la qualité trop relâchante appartenant aux corps gras en général. Alors un médicament corrige l'autre. C'est ainsi que la tuthie, le cinnabre factice, les précipités mercuriels ou les autres médicamens actifs tirés du règne minéral, et amalgamés exactement en petite quantité avec une pommade quelconque, produisent un bon effet dans plusieurs espèces d'ulcérations de la cornée et du bord des paupières, dans les phlyctènes, les excroissances charnues, et les pustules qui naissent dans plusieurs parties du globe, même dans les engorgemens récens du canal des larmes etc. Alors on introduit entre les paupières, étant au lit, une trèspetite quantité de cette pommade, ou bien l'on en oint

exactement les bords des paupières, sur-tout du côté du
grand angle.

COLOBOMA. Le coloboma est une maladie des paupières, qui ressemble assez au bec de lièvre, et dont les
lèvres sont aussi quelquefois affectées ; il paraît un trou
ou fente dans la paupière, qui l'empêche d'abord de
couvrir exactement le globe, et outre cela présente un
aspect désagréable et très-difforme. Cette affection peut
être considérée comme une espèce d'ectropion impar-
fait.

§ I. Un vice de conformation primitive, une blessure
cicatrisée et ancienne, une brûlure, même une ophthalmie qui aura été terminée par la suppuration, sont les
causes de ce vice des paupières.

La guérison de cette maladie est assez difficile, et ce
n'est que par une opération chirurgicale qu'on pourrait
l'obtenir ; mais il faut convenir qu'elle a très-rarement du
succès.

§ II. On a proposé, dans cette circonstance, d'employer l'opération du bec de lièvre, qui consiste à ra-
fraîchir les bords calleux de la plaie, ou de couper un
peu de ces mêmes bords, si le mal existe depuis la naissance ; on espère rapprocher par cette voie les lèvres de
cette nouvelle plaie, au moyen d'une ou deux aiguilles
armées d'un fil.

On disposera les aiguilles et fils comme on fait dans
l'opération du bec de lièvre ; le pansement du malade
ne doit point différer de celui employé dans cette même
opération. Voyez les affections suivantes, qui sont à peu
près les mêmes que celles dont je viens de faire mention ; *Diminution des paupières, Raccourcissement des*

paupières, *Lagophthalmie , Renversement des paupières.*

COLOMA , Espèce d'ulcère de la cornée. Voyez le mot
Ulcère.

COMMISSURES des paupières , union des paupières. On appelle ainsi les endroits par lesquels ces
organes se joignent dans les grand et petit angles de l'œil.
Voyez le mot *Paupière.* La lésion de ces commissures
cause l'éraillement des paupières. Voyez le mot *Eraillement* ou *Ectropion.* L'ulcération de cette union produit
aussi la maladie suivante, *Erosion des commissures des
paupières.* Voyez ce mot.

COMPRESSE , *Splenium.* Morceau de linge, de toile
plié en plusieurs doubles, propre à être appliqué sur les
incisions, les ulcères, les abcès, etc. La compresse sert
à faciliter la réunion des plaies ou incisions pratiquées sur
l'œil, principalement dans l'opération de la cataracte ;
lorsqu'elle sert dans cette dernière circonstance, elle a
une figure particulière. (Voyez le mot *Bandage pour
l'opération de la cataracte*) En comprimant légèrement
l'organe opéré au moyen de la bande qu'on applique
sur elle, les bords de l'incision faite dans la cornée se
trouvant rapprochés, la réunion s'opère plus facilement.
En effet, les paupières exactement closes servent, pour
ainsi dire, d'une seconde compresse, qui certainement
est la plus douce.

Dans beaucoup de maladies d'yeux, les compresses
doivent être bannies, ou du moins peu employées, telles
sont les ophthalmies, les hypopions, les taies ou taches,
les staphylomes, les albugos récens, la goutte sereine,
l'hydrophthalmie, les violentes douleurs d'yeux, etc.
La saine pratique indique que dans ces circonstances

l'œil se trouve toujours mieux lorsqu'il est débarrassé des compresses et bandages. Voyez à ce sujet l'article *Cataracte*, vers la fin, où il est question du pansement.

CONCRÉTION DES PAUPIÈRES, *ou union de ces organes contre nature.* Si cette union se fait entre elles par leur cartilage, qu'on nomme tarses, on l'appelle *ankyloblepharum*, si c'est par leurs bords avec le globe de l'œil, *symblepharum.* Voyez le mot *Union des paupières,* où il est question de cette maladie plus au long, ainsi que des remèdes et des opérations qui y sont indispensables.

CONDUITS AQUEUX. Voyez le mot *Conduits des glandes de Meibomius.*

CONDUITS AQUEUX DE NUCK. Voyez le mot *Aqueducs de Nuck.*

CONDUITS DE LA GLANDE LACRYMALE, Petits canaux qui partent de la glande lacrymale ou innominée, s'ouvrent dans la surface interne de la paupière supérieure, et versent les larmes vers le grand angle de l'œil. Voyez le mot *Glande lacrymale.*

CONDUIT DES LARMES *ou conduit lacrymal.* Voyez les mots *Syphon lacrymal, Sac lacrymal.*

CONDUITS DES GLANDES DE MEIBOMIUS, *Ductus hygroblephari,* du grec ὑγρον-ϐλεφαρον, petits canaux à travers lesquels les glandes des paupières ou ciliaires, exsudent une humeur onctueuse, propre à lubrifier le globe. Voyez le mot *Paupière.*

CONDUITS DES POINTS LACRYMAUX, *Ductus lacrymales.* Ce sont deux petits canaux qui rampent dans la propre substance de l'une et de l'autre paupière, vers leur bord interne, et qui s'ouvrent dans un conduit commun, et de là dans le sac lacrymal. Les points lacrymaux sont les extrémités de ces canaux. On les a aussi appelés *cornes de limaçon*. Voyez les mots *Sac lacrymal* et *Paupières.*

CONDUIT NAZAL. C'est le canal qui termine le sac ou canal nazal. Voyez ces mots, ainsi que celui *Sac lacrymal.*

CONE DE LUMIÈRE. Figure pyramidale que présente chaque rayon de lumière partant d'un objet qu'on considère, pour arriver au fond de l'œil. Chaque pinceau lumineux est semblable à un pain de sucre dont la pointe est à l'objet et la base à l'œil. Voyez les mots suivans, *Vision, Vue.*

CONFUSION DES HUMEURS DE L'OEIL, *Synchisis.* Voyez le mot *Confusion de l'œil.*

CONFUSION DE L'OEIL. Il est impossible, dans cette maladie, de reconnaître aucun des organes qui composent l'œil, parce que tout est mêlé et confus de telle sorte qu'on ne peut dire quelle affection domine, et en conséquence assigner un nom autre que celui qui lui a été donné.

Il y a, dans ce cas, plusieurs symptômes différens : on y aperçoit des varices, des taies, des albugos, une cataracte, une goutte sereine, sur-tout une dissolution de l'humeur vitrée, avec laquelle les autres corps transparens de l'œil sont mêlés. Voyez les mots suivans, *Atrophie du globe, Cataracte, Dissolution de l'humeur vitrée, OEil confus,* sur-tout relativement au traitement.

La confusion de l'œil survient principalement après des coups violens portés au moyen des corps contondans. Voyez à ce sujet le mot *Coup violent frappé sur l'œil.*

Cette confusion succède encore à l'ophthalmie aiguë

et à l'atrophie, ainsi qu'aux opérations pratiquées sur l'œil, lorsqu'elles ont été laborieuses et les suites malheureuses.

CONJONCTION DES PAUPIÈRES. Voyez les mots suivans, *Union des paupières, Ankyloblepharon.*

CONJONCTIVE, *Conjunctiva, tunica adnata.*

La conjonctive est une membrane commune aux paupières et au globe. Sa ténuité est fort connue dans la portion qui recouvre la cornée : elle est blanchâtre dans celle qui tapisse le reste du globe. Cette tunique est parsemée d'un grand nombre de vaisseaux sanguins, artériels et veineux ; son extrême sensibilité à l'approche des corps étrangers démontre assez clairement qu'elle reçoit beaucoup de filets nerveux. Elle n'est point visible sur la cornée ; mais elle est colorée dans la partie qui revêt l'intérieur des paupières, où les vaisseaux sanguins sont fort faciles à voir. Dans les personnes pléthoriques et sujettes aux ophthalmies, la conjonctive devient plus apparente, et est parsemée de vaisseaux sanguins dans l'un et l'autre angle de l'œil.

La conjonctive, après avoir recouvert la face antérieure du globe, se replie, et tapisse le dedans des paupières jusqu'au cartilage tarse, où elle est très-ferme, et où elle porte le nom de membrane interne des paupières, laquelle est percée d'une multitude de petits trous par lesquels sort un fluide qui vient de la glande lacrymale. Ce fluide, auquel on a donné le nom de larmes, sert à nettoyer la cornée, et à la tenir toujours transparente en l'humectant.

Un peu plus loin, un tissu cellulaire très-lâche attache cette tunique aux paupières et au globe ; de sorte que celui-ci peut exercer des mouvemens en tous sens,

sans être aucunement gêné et tiraillé par cette membrane.

La conjonctive, quoique fort adhérente à la cornée,
peut en être détachée avec le scalpel, ou par le secours
de la macération : son existence dans cette partie de
l'œil est démontrée par les pustules qui se forment sur
cette dernière membrane, par l'onglet dont quelques
malades sont affectés, par la couleur rouge dans des
engorgemens sanguins, et par la couleur jaune que
quelques personnes voient sur tous les objets qu'elles
considèrent lorsqu'elles sont affectées de jaunisse ou
d'ictère, et d'engorgemens au foie, etc. ainsi qu'après
des épanchemens de sang sous la cornée, provoqués par
des violences externes.

La conjonctive étant fort lâche à mesure qu'elle s'é-
loigne de la partie antérieure de l'œil, et du bord des
tarses des paupières, forme une espèce de croissant
qu'on nomme valvule semi-lunaire. (Voyez ce mot.)
Cette valvule est sur-tout apparente lorsque le globe est
tourné du côté du nez.

Cette tunique joint les paupières au globe d'une manière assez ferme, de façon cependant à permettre à
cet organe d'exercer les différens mouvemens dont il est
capable avec l'aisance nécessaire. Son extrême sensibilité démontre le danger de l'irriter, même dans sa partie
qui recouvre la cornée ; car, quoiqu'elle ne paraisse
pas irritable en cet endroit, cependant elle le devient
beaucoup lorsqu'elle a été blessée.

La conjonctive est tellement ample, qu'on peut en
emporter des parties assez considérables avec les instrumens tranchans, sans qu'il y paraisse lorsque la
maladie est terminée : c'est ce que j'ai observé nombre

de fois dans celle qu'on nomme chémosis, où j'ai, pour abréger la guérison, coupé quelquefois, au moyen des ciseaux courbes et propres à cette opération, des bourrelets de cette membrane qui était devenue charnue et livide, et qui dépassait de plus d'un pouce la paupière inférieure.

La conjonctive est affectée des maladies suivantes, qui sont :

Ophthalmie (l') ou *inflammation du globe*, les *pustules*, le *chémosis*, les *ulcères*, les *phlyctènes*, qui sont des suites de l'*ophthalmie* ;

Charbons (les) ;

Caroncules (les) ;

Ecchymose (l') ;

Emphysème (l') ;

Corps étrangers (les) ;

Vaisseaux variqueux (les) ;

Onglet (l') ;

Voyez chacun de ces mots.

Consultez les ouvrages suivans :

Structure.
- *Ryolan.* Antropol. in-4°.
- *Winslow*, Traité d'Anatom. in-4°.
- *Plemp.* Ophthalmogr. in-folio.
- *Morgag.* Epistol. anat. 16.
- *Ruysch.* Epistol. probl. 13, in-4°.
- *Haller*, Comment. *Boerhaav.* tom. 4.
- M. *Sabatier*, vol. I, in-8°. Trait. d'Anatom.
- *Zinn.* Descr. anat. ocul. hum. in-4°. Gotting.
- *Senac*, Anatom. d'*Heister*, in-8°.
- *Lieutaud*, Essais anatom. in-8°.
- *Ant. Maître-Jean*, Malad. d'yeux, in-12.
- *Deshayes-Gendron*, Malad. d'yeux, in-12.

CONSERVATION de la vue. Voyez le mot *Précautions à prendre pour conserver la vue.*

CONSERVES. Terme d'optique pour désigner certaines espèces de lunettes unies et plates, qui ne grossissent point les objets, mais qui sont très-utiles aux personnes âgées, dont les yeux ne pourraient remplir leurs fonctions sans ces moyens auxiliaires. Elles conservent leur vue en dissipant le trop grand nombre de rayons lumineux qui pourraient blesser les organes. Voyez le mot *Lunettes.*

CONSOMPTION de la caroncule lacrymale. Maladie dans laquelle, à la suite de la destruction de ce corps glanduleux, les larmes ne peuvent être dirigées convenablement vers leur conduit naturel ; d'où s'ensuit un larmoiement assez incommode.

Un bon régime, des alimens faciles à digérer, et nourrissans ; quelques boissons délayantes et rafraîchissantes, des fomentations spiritueuses, des fumigations fortifiantes, pourraient, dans quelques cas, empêcher l'entiere destruction de cette glande, dont l'absence nuit au cours ordinaire des larmes : mais ces moyens sont insuffisans lorsque sa consomption est complète.

CONSOMPTION de la pupille. Voyez les mots suivans, *Resserrement de la pupille, Phthisie de la pupille.*

CONSTRICTION de la pupille. Voyez les mots suivans, *Resserrement de la pupille, Phthisie de la pupille, Goutte sereine, Amaurosis, Cataracte.*

CONTRACTION de l'oeil. Voyez le mot *Convulsion de l'œil.*

CONTRACTION de la pupille. La pupille exerce des mouvemens tels, que son diamètre devient plus petit. Ce mouvement s'observe au grand jour. Voyez les mots suivans, *Dilatation*, *Resserrement de la pupille*, et celui *Iris*.

CONTUSION des paupières. Meurtrissures, blessures de ces organes, sans rupture extérieure, avec épanchement de sang, sous la peau, dans la partie charnue, produites par un corps dur et obtus.

Lorsque cet accident a lieu, et qu'il est violent, il faut joindre aux saignées réitérées du pied, du bras, même de la veine jugulaire, aux lavemens émolliens et purgatifs, aux bains de pieds, aux collyres résolutifs faits avec la rose de Provins, les mouchetures ou scarifications, au moyen d'un bistouri ou de la lancette. On pratiquera ces mouchetures vers les parties les plus déclives de la conjonctive, qui est boursoufflée et gonflée; puis on lave la plaie avec une infusion de roses de Provins, ou de fleurs de sureau. On ne doit point négliger une diète exacte. Voyez les mots *Ecchymose*, *Ophthalmie*. Sans ces précautions, les parties lésées pourraient se gangrener.

CONVERGENCE. C'est la disposition que les rayons lumineux ont à se réunir en un seul point. Voyez le mot *Convergent* et celui *Rayons*.

CONVERGENT. Terme d'optique qui signifie la réunion des rayons lumineux qui, venant séparés de différens points d'un objet quelconque, tendent toujours à se rassembler en un seul.

CONVULSION de l'oeil. Cette maladie, que les Latins nomment *tetanus oculi*, se manifeste par l'immobilité du globe, que la contraction violente des muscles maintient dans cette situation.

§ I. Cet accident est presque toujours le produit

d'une autre maladie, et se termine avec elle : ainsi, on l'observe souvent pendant quelques fièvres, lorsqu'il existe quelque affection spasmodique. Cette immobilité du globe a lieu lorsque cet organe est attaqué d'hydrophthalmie, de varices volumineuses, ou lorsque l'œil est fortement poussé hors de l'orbite par une cause quelconque.

§ II. Lorsque cette immobilité du globe ne s'est point dissipée avec les maladies qui l'ont produite, ce qui est fort rare, on recommande avec quelque succès, lorsque d'ailleurs rien ne s'y oppose, d'avoir recours aux remèdes suivans.

Les saignées, de quelques espèces qu'elles soient, sont rarement utiles ; cependant, dans quelques cas pressans, on pourrait appliquer des sangsues aux tempes, en cherchant le voisinage de l'artère temporale : ces sangsues seraient encore mieux placées aux paupières inférieures, même à l'intérieur des narines un peu profondément, où elles ont fait du bien.

Les sétons, les vésicatoires, et encore plus les ventouses scarifiées et le moxa, deviendront des agens salutaires s'ils sont prescrits à propos. Dans ces maladies rebelles, des vésicatoires larges seront placés au sommet de la tête, en forme de calotte.

En suite de ces remèdes seront ordonnés les bains entiers, les demi-bains froids ; après quoi, les lavemens simples et stimulans.

Après l'évacuation de ces derniers viendront les antispasmodiques les plus puissans, auxquels on associe les purgatifs actifs de tems en tems.

A l'extérieur seront employées les lotions et fomentations avec l'eau à la glace, faites sur le front, les tempes, et sur les paupières : les fumigations de plantes aromatiques, d'infusions de café ; les vapeurs de résines aromatiques en combustion (voyez à ce sujet le mot *Fumigation*) ; enfin, les frictions sur les parties affectées et celles qui les avoisinent, avec une flanelle bien imprégnée de cette dernière vapeur mentionnée, ne doivent point être rejetées.

CORNÉE, *Cornea*. Le nom de cornée a été très-anciennement donné à la sclérotique et à la cornée transparente ; mais aujourd'hui ce nom est resté à la dernière tunique. On la nomme cornée, à cause de sa dureté, transparente, parce qu'en effet elle l'est entièrement.

Cette membrane représente assez bien le verre d'une montre, et est enchâssée, comme lui, dans la sclérotique ; elle est convexe à sa face externe, et concave intérieurement ; elle a la figure d'une ellipse, dont le grand axe s'étend du petit au grand angle de l'œil ; elle dépasse un peu la sclérotique, à l'endroit où elle est unie à cette tunique ; elle est plus épaisse que la sclérotique, et infiniment moins sensible qu'elle dans l'état de santé. La cornée est formée d'un grand nombre de feuillets appliqués les uns sur les autres, comme les pelures d'un oignon, et entre lesquels suinte une liqueur séreuse qui, lorsqu'elle cesse de circuler dans l'état de maladie, forme des taches ou taies plus ou moins considérables. La formation de cette tunique, au moyen de lames appliquées l'une sur l'autre, est sur-tout bien manifeste à la suite d'accidens tels qu'il en arrive aux agriculteurs. J'ai vu souvent des fétus de paille qui s'étaient frayé une route dans la cornée, du côté du petit angle, en se glissant entre deux lames de cette membrane ; ils étaient parvenus du côté du grand angle, et présentaient, après leur sortie, une espèce de gaine entre ces mêmes lames. Voyez le mot *Corps étrangers.* C'est sans doute cette matière gluante dont je viens do parler, qui dans l'incision de cette membrane, lorsqu'on pratique l'opération de la cataracte par extraction, émousse le tranchant du *cératotome*, et lui ôte pendant quelque tems la netteté convenable. C'est aussi pour cette raison que j'ai recommandé, dans mon *Traité de la Cataracte*, de choisir un autre instrument quand on a plusieurs opérations à faire en même tems.

La membrane cornée est distincte de la sclérotique : ce fait a été prouvé dans les *Mémoires de l'Académie des Sciences*. Elle est percée, dit-on, par une infinité de tuyaux droits pour livrer passage à la portion d'humeur aqueuse qui est inutile. Si cette tunique a des vaisseaux sanguins, il faut qu'ils soient extrêmement fins, puisqu'ils ne sont point perméables aux injections. Ce qui pourrait faire croire qu'ils existent, c'est que, dans quelques circonstances, il s'épanche du sang entre les feuillets de cette membrane lorsque l'œil a été frappé, lorsque l'inflammation de cet organe est assez considérable pour faire paraître la cornée toute rouge, et lorsque des petits abcès se forment dans l'intervalle des lames de cette membrane.

Cette tunique paraît avoir à peu près la même épaisseur dans toute sa périphérie. Elle est recouverte, dans toute son étendue, par la conjonctive, et peut-être est-ce à cette dernière membrane qu'elle doit sa sensibilité, lorsqu'un corps quelconque, ou aigu ou tranchant, l'a entamée ; car, dans l'état de santé, elle semble être trèspeu sensible. Il paraît difficile à croire que l'épiderme parvienne jusqu'à la cornée et la recouvre, même par-dessus la conjonctive, comme c'est le sentiment de quelques auteurs.

Cette membrane est tendue, dans l'état naturel, par l'humeur aqueuse, dont elle contient une partie ; et cette tension est très-nécessaire pour pratiquer convenablement l'incision dans l'opération de la cataracte. Sa convexité est encore plus importante pour les différentes réfractions des rayons de lumière, qui, venant de l'air et tombant sur elle, doivent être transmis au fond de l'œil. On prétend qu'elle reçoit des filets nerveux très-fins, des rameaux de la troisième, cinquième et sixième paire des nerfs, quelquefois même quelques filets du nerf intercostal ; ce qui ferait croire qu'elle n'est pas aussi dénuée de sensibilité qu'on nous l'assure.

Les malades affectés de jaunisse, ceux dans les cornées desquels il y a eu épanchement de sang, voient les objets ou jaunes ou rouges ; affection qui pourrait tenir autant au passage du fluide qui occasionne l'ictère, à celui des globules rouges du sang dans les vaisseaux de la cornée, qu'à l'entrée de ces mêmes fluides dans les vaisseaux de la tunique conjonctive, si on n'aperçoit d'ailleurs aucun épanchement dans l'humeur aqueuse ou dans la cavité du globe de l'œil.

La cornée éprouve des changemens dans sa figure, dans plusieurs circonstances de la vie : l'action des muscles du globe, qui se terminent à la partie antérieure de l'œil, et qui s'insèrent, pour la plus grande partie, dans le fond de l'orbite, ont donné lieu de croire à la possibilité de cette espèce d'altération momentanée dans sa forme. C'est d'après ces considérations que plusieurs auteurs pensent que, par l'action simultanée des muscles obliques, la cornée devient plus convexe, parce qu'en comprimant l'œil par ses côtés, ils le forcent à s'alonger. Les muscles droits agissant ensemble au contraire, aplatissent le globe de l'œil en tirant cet organe vers le fond de l'orbite, où est le lieu de leur insertion.

D'après ces principes posés, on a aisément trouvé la raison pour laquelle, en faisant quelques efforts, on aperçoit à des distances plus éloignées que celles où la vue se porterait sans cette précaution. A la vérité, le rétrécissement et la dilatation de la pupille, la pression légère des paupières sur le globe, et leur occlusion par partie, comme ont coutume de faire quelques personnes pour apercevoir plus aisément des objets qu'elles ne verraient point distinctement sans recourir à ces moyens; tous ces différens mouvemens, dis-je, contribuent peut-être beaucoup plus efficacement à faire apercevoir ces mêmes objets fort éloignés ou fort près. Cette opinion est, à la vérité, plus vraisemblable que d'attribuer cet effet à l'action des procès ciliaires sur la capsule du crystallin, ou sur ce corps lenticulaire lui-même. Le rapprochement ou l'éloignement de cette lentille vers la cornée ne peut guère être admis.

Les maladies dont la cornée est affectée sont :

Extension outre mesure (une). Voyez le mot *Staphylome* ;

Ulcération de ses différens feuillets (une). Voyez le mot *Ulcère* ;

Division par un instrument quelconque (sa). Voyez le mot *Blessure de la cornée et du globe* ;

Opacité (son), ou totale, comme dans l'*albugo* (voyez ce mot), ou partielle; ce qu'on appelle vulgairement *taie*, *tache*. Voyez ces derniers mots, ainsi que celui *Cicatrice*.

Cette tunique est encore affectée des maladies suivantes, qui sont :

Hypopion (l') ou *abcès*, qu'on appèle *onyx* lorsqu'il n'occupe que la partie inférieure de la cornée. Voyez les mots *Hypopion*, *Onyx*, *Ongle*;

Rides (les), qu'on aperçoit dans quelques maladies, et qui ont aussi lieu lorsque l'humeur aqueuse est évacuée par un accident quelconque, comme une fistule de cette membrane, etc. Voyez les mots *Fistule de la cornée*, *Rides de la cornée*.

Séparation (sa) ou *son décollement de la sclérotique*. Voyez les mots *Décollement*, *Séparation de la cornée*, *Chalasie*.

Consultez les ouvrages suivans sur la structure de cette membrane :

Plempii Ophthalmogr. in-folio.

Winslow, Traité d'anat. de l'œil, in-4º. Paris, 1732.

Zinn. Descriptio anatom. ocul. human. auctore *Joh. Gottfried*, etc. Gottingue, in-4º. 1755.

Sabatier (M.), Traité d'anatomie, in-8º. Paris, 1775.

Burch. David. Mauchart. etc. Dissertat. corneæ ocul. tunicæ, etc. *Tubing.* in-8º. 1743.

Dissertat. de ocul. mutationib. auctor. *Henr. Wilh. Mathias. Olbers.* Gotting. 1780, in-4º.

Lecat, Traité des sens, in-8º. Paris, 1777. Vol. IIᵉ.

Smith, Traité d'optique, in-4º. Brest, 1777.

Jacob. Howii, Tract. de circul. humor. in ocul. mot. in-8º. Lugdun. Batavor. 1740.

Porterfield, a Treat. on the eye the manner and phœnom. of vision, etc. in-8º. Edinburgh, 1759. Vol. I.

Warner (Joseph), a Description of the eye and its adjacent part. etc. in-8°. London, 1775.

CORNÉE opaque. Nom qu'on a donné à la membrane qui reçoit la cornée transparente. Elle forme ce qu'on appèle vulgairement le blanc de l'œil : cette tunique est nommée par les anatomistes, sclérotique. Maintenant on sait que c'est une membrane distincte de la cornée, et qu'elle peut en être séparée. Voyez les mots *Sclérotique, Cornée.*

CORNES de limaçon. C'est ainsi qu'on a appelé les conduits des points lacrymaux, parce qu'ils ressemblent assez bien aux parties de ces insectes, auxquelles on les a comparés. Voyez le mot *Conduit des points lacrymaux.*

CORONAL (os), *Os coronale.* Un des os de l'orbite, dont il constitue la plus grande portion. Le coronal concourt à la formation de la cavité orbitaire, en s'unissant, par sa partie inférieure, aux os sphénoïde, æthmoïde, unguis, et à l'os de la pommette. Voyez le mot *Orbite.*

CORPS étranger.

§ I. Lorsqu'un corps étranger s'introduit sous les paupières, s'y fixe ou s'implante dans une partie du globe, l'œil devient plus ou moins rouge, et quelquefois très-douloureux. Il n'est point toujours facile de découvrir ce qui cause l'irritation, sur-tout si elle est produite par un corps noirâtre placé sur la cornée en face la pupille, avec laquelle il se confond, relativement à la couleur. D'autres corps étrangers font illusion et imitent la couleur, la forme et les symptômes des phlyctènes de la sclérotique. Quelques-uns font croire à l'existence d'un véritable hypopion, par le dépôt de matière puriforme que leur présence entre les lames de la cornée provoque.

Le plus grand nombre cependant s'aperçoit facilement en écartant ou soulevant les paupières. Beaucoup de malades se trompent sur l'existence des corps étrangers entrés dans l'œil. En effet, lorsque l'ophthalmie commence, et encore plus lorsqu'elle est avancée, les vaisseaux de la conjonctive sont dans un tel état de turgescence, qu'ils produisent la sensation désagréable que font éprouver les corps étrangers introduits à l'intérieur des paupières.

Si ces corps étrangers ne sont extraits au plutôt, outre qu'ils gênent beaucoup, ils peuvent intéresser plus ou moins la vue, par les cicatrices ou taches subsistantes, après leur sortie plus ou moins retardée. L'irritation et l'ophthalmie qui en est la suite peut aussi entraîner la destruction du globe et la perte absolue de la vision.

§ II. Lorsqu'un corps étranger quelconque est entré sous les paupières, et qu'il s'agit d'en débarrasser l'œil blessé, je ne puis approuver la méthode de passer sous ces organes une sonde bien polie, ainsi que les moyens vulgairement employés; ils consistent à mettre un grain d'orvale dans l'œil, un peu de pierre d'écrevisses levigées, afin que sortant avec les larmes, qui viennent alors en abondance, ils puissent entraîner avec elles le corps nuisible.

On ne peut que blâmer les méthodes dangereuses dont on fait encore usage dans pareille circonstance, telle est la manie de passer un anneau sous la paupière supérieure, ainsi que celle de lever doucement ce même organe avec la tête d'une sonde, et d'embrasser le dessous ainsi que le globe, avec un petit pinceau fait avec des poils ou du duvet, ou bien avec un morceau d'éponge attachée au bout d'une plume, et trempé dans l'eau chaude.

Je n'ai point davantage de confiance dans la pierre ophthalmique, que quelques-uns vantent beaucoup, pour remplir le même but. Cette pierre, blanchâtre ou grise, de forme lenticulaire est, dit-on, spécifique, et se trouve dans une grotte près du village de *Sassenage* en Dauphiné. On l'introduit sous les paupières, et elle a le pouvoir de tomber d'elle-même lorsqu'elle a enveloppé le corps nuisible.

Les yeux sont en général violemment irrités par ces manœuvres qui enflamment la conjonctive, outre que le plus souvent elles sont mises en usage sans aucun but d'utilité.

Les corps étrangers qui ont des rugosités, des parties aiguës et tranchantes, comme des paillettes de métal, des éclats de bois, des petits grains de froment, des coques de millet, etc. (Voyez l'observation de cette espèce dans mon Traité particulier de la cataracte, in-8º.) sont enfoncés de plus en plus dans la conjonctive, et leur extraction en devient plus difficile; tous les corps polis ou autres, destinés à faciliter la sortie de ces substances irritantes, ne pourront donc qu'aggraver le mal. Si la personne, dans l'œil de laquelle il est entré un de ces corps étrangers, peut s'abstenir de fermer et de comprimer les paupières, si elle a la force de les tenir ouvertes un certain espace de tems, et de les frotter légèrement avec le bout du doigt, en tenant la tête baissée, l'écoulement des larmes que le corps étranger irritant aura provoqué, venant à augmenter par cette manœuvre, l'entraîne souvent dehors sans beaucoup de peine.

Si cette méthode ne réussit point, et que la substance

nuisible soit implantée profondément, il faut l'extraire au moyen d'un instrument pointu et tranchant. Je préfère cet instrument à la pince, qui ne peut enlever que les corps grossiers, et dont l'extraction n'est pas difficile, mais elle ne saurait saisir les petites parcelles qui se plongent dans le tissu des tuniques, au contraire, elle les enfonce de plus en plus.

L'instrument aigu et tranchant peut plus aisément remplir ce but, au moins c'est le moyen qui m'a toujours le mieux réussi, sur-tout quand le corps nuisible est logé dans la cornée. Dans ce dernier cas, l'extraction en est fort pénible, et je me suis vu forcé quelquefois à inciser légèrement cette tunique avec l'instrument proposé. Je me sers ordinairement d'une aiguille à déprimer la cataracte, faite en langue de carpe (Voy. *fig. XI, pl. III*) ; ou bien, pour les ordures qui ne sont que dans la superficie de la cornée, j'emploie l'aiguille d'or propre à inciser la capsule antérieure du crystallin dans l'opération de la cataracte (Voyez *fig. I, pl. I*).

On a recours à une petite pince lorsqu'un fétu de paille ou une écharde a percé la cornée dans toute son étendue. J'ai été à portée d'observer plusieurs cas de cette espèce, et notamment à la femme d'un fermier, qui, en se baissant dans un champ de bled, fut blessée par un épi. Une des barbes de l'épi se trouva assez forte et assez aiguë, pour percer et labourer la cornée entièrement, du petit au grand angle, entre les lames de cette membrane.

L'inflammation devint violente, à la suite des frottemens opérés par la malade, et par l'application inconsidérée des remèdes proposés par les gens de l'art, appelés à la suite de l'accident. Ce qui paraît plus surprenant, c'est que personne ne soupçonna l'introduction de cette espèce d'écharde, et qu'on ne mit en usage que les seuls remèdes antiphlogistiques.

La malade ne trouvant aucun secours à la campagne, et l'obscurcissement de la cornée s'accroissant, elle vint à Paris, et s'adressa à des praticiens qui pensèrent de même que les premières personnes consultées. L'œil était presque couvert par la matière, dans la partie inférieure de la cornée, comme cela arrive dans l'hypopion, et le fétu de paille paraissait comme une cicatrice à la suite d'une blessure faite par un instrument tranchant; la vue était presque nulle, et les douleurs très-vives.

Ayant facilement connu la cause du mal par l'inspection de l'œil et par les questions faites à la malade, je procédai à l'extraction du fétu de paille, que je tirai à l'aide des petites pinces. Je fis sortir, fixé à l'instrument, ce brin de paille, qui vint comme une lame de couteau sort de sa gaîne, et le canal qui l'avait contenu était facile à apercevoir, mais était moins opaque que lorsqu'il était rempli par la barbe d'épi (V. *fig. XXIV, pl. V*).

Les douleurs furent moindres à l'instant, la matière qui paraissait être entre les lames de la cornée, suinta à travers cette ouverture, dans les mouvemens des paupières, et se dissipa probablement par la même voie, puisque trois ou quatre jours après, il n'en fut presque plus question; à la vérité le traitement antiphlogistique que je fis à la malade, hâta sans doute aussi la résorption de la matière.

L'aimant peut aussi servir à attirer au-dehors les paillettes d'acier logées dans l'œil, lorsquelles sont très-tenues, et qu'on ne peut les saisir avec aucune substance. C'est le moyen dont usa la femme de *Fabrice de Hilden;* si l'on en croit cet auteur, qui se trouva lui-même très-embarrassé pour extraire une paille d'acier implantée dans l'œil d'un de ses malades, ce qui néanmoins ne devait point être difficile.

On met aussi en action avec succès, pour attirer au-dehors les parcelles de paille, lorsqu'elles s'introduisent dans l'œil, et pour les entraîner, un morceau de succin ou ambre jaune, ou de la cire à cacheter que l'on échauffe par le frottement; cependant, il faut convenir qu'il est tout aussi facile de procurer la sortie de ces corps étrangers, à l'aide d'une petite pince.

La cause nuisible étant dissipée, on nettoie l'œil avec un collyre légèrement résolutif, et on recommande au malade un régime doux et rafraîchissant.

Cette méthode suffit, et il est rare qu'on soit obligé d'avoir recours aux saignées, aux exutoires, et aux autres remèdes généraux, à moins que les symptômes ne soient très-graves.

OUVRAGES A CONSULTER.

Plemp. Ophthalmograph. in-folio.
Fabric. ab Aquapend. Opéra. chirur., in-folio.
James. Diction. de médecine, in-folio.
Heister. Institution. chirurg. in-4°.
Plenck, Doctrin. de morb. oculor. in-8°.
Antoine Maître-Jean, Malad. des yeux, in-12.
Saint-Yves, Malad. des yeux, in-12.
Guerin, Malad. de l'œil, in-12.

CORPS OPAQUES. Les corps opaques sont des substances qui n'ayant point leurs pores droits, ne permettent point aux rayons lumineux de les traverser, comme ils font à travers les corps transparens; dans l'œil, la sclérotique peut être considérée comme un corps opaque.

Les pyramides lumineuses ne la pénètrent point, et sont perdues lorsqu'elles tombent sur elles, ainsi que sur l'iris. Mais ces rayons lumineux passent à travers la cornée, l'humeur aqueuse qui est dessous, et les autres humeurs qui remplissent la concavité du globe, parce qu'elles sont transparentes dans l'état naturel.

CORPS transparens, Sont ceux qui laissent passer les rayons lumineux; tels sont, le verre, le diamant, l'eau, etc. Les corps transparens dans l'œil, sont la cornée et la conjonctive qui la recouvre, l'humeur aqueuse, le crystallin, l'humeur de Morgagni, le corps vitré et les membranes de ces parties : les corps transparens sont l'opposé des corps opaques.

CORPS vitré. C'est la même chose qu'humeur vitrée. Voyez ce dernier mot.

COUCHES des nerfs optiques, *Thalami nervorum opticorum.* Ce sont deux corps blanchâtres, médullaires et demi-sphériques; ils sont adossés et applatis l'un contre l'autre dans une partie de leur étendue, et c'est vers leur portion postérieure qu'on assure que les nerfs optiques prennent naissance.

COULEUR, *Color.* Sensation que produit sur l'organe de la vue, un ou plusieurs rayons de lumière. Cette dernière étant composée de sept rayons primitifs, qui sont les rouges, orangés, jaunes, verds, bleus, indigos et violets, il s'ensuit qu'il y a sept couleurs primitives. Le mélange différent de ces sept couleurs forme les couleurs mixtes, telles que le brun, le gris, etc. On parvient à décomposer ces différens rayons de lumière au moyen de l'instrument qu'on nomme prisme. (Voyez ce mot).

Quelques personnes pensent qu'il n'existe que trois

couleurs primitives, et que les autres sont produites par le mélange des premières, qui sont le *rouge*, le *jaune* et le *bleu*.

Ces différentes couleurs affectent plus ou moins désagréablemeut l'œil; il est essentiel d'être instruit de cet effet. Le rouge fatigue la rétine. Le blanc blesse davantage à cause de la quantité de rayons qu'il envoie au fond de l'œil. Les couleurs vertes ou noires sont celles qui conviennent le mieux à cet organe, principalement les noires, sur-tout s'il est faible, s'il a éprouvé quelque maladie, ou s'il a subi quelque opération. Voyez le mot *Précautions à prendre pour conserver la vue.*

COUPS violens frappés sur le globe. Lorsque l'œil reçoit un coup violent, que l'on fait une chute sur un corps dur et obtus, que l'instrument qui a frappé le coup est contondant, les parties internes, comme membranes et humeurs se déchirent, s'entremêlent et produisent une telle confusion, qu'il est impossible de reconnaître l'état primitif de cet organe; dans cette circonstance la vue est totalement perdue, et la maladie se nomme *Synchisis*, en grec Συνχίσις. Si le coup n'a pas été fort, alors il n'y a qu'une simple ecchymose, et on appèle cette maladie *OEil poché.* (Voyez les mots *Ecchymose, OEil poché.*

Le premier accident ne laisse aucun espoir de rétablir les fonctions de l'organe visuel, il n'exige que des moyens palliatifs et capables de calmer les symptômes, tels que la douleur, l'inflammation et la suppuration qui en seraient la suite.

On doit premièrement saigner le malade au pied, au bras, même à une des veines jugulaires, et ne point ménager le sang; appliquer un vésicatoire au sommet

de la tête, fomenter très-souvent l'œil avec des infusions de médicamens résolutifs, comme fleur de sureau,
roses de Provins, auxquels on ajoute la rhue. On fait
infuser ces substances dans de bon vin rouge, chaud.
On continue ce remède pendant tout le traitement et
on fait observer au malade un régime sévère, ayant
soin de lui prescrire quelques boissons délayantes et
rafraîchissantes, de lui tenir également le ventre libre
au moyen de lavemens à l'eau simple, qu'on rend de
tems en tems purgatifs ; on ne doit point oublier les
bains de pieds, dans l'eau très-chaude.

Ouvrages a consulter.

Antoine Maître-Jean, Malad. des yeux, in-12.
Plenck. Doctrin. de morb. oculor, in-8º.
Deshayes Gendron, Malad. des yeux, in-12.
Saint-Yves, Maladies d'yeux, in-12.

COURONNE ciliaire. C'est la même chose que
zone ciliaire, canal godronné. Voyez ces mots.

CREVÉ (œil), *Ruptura oculi ab ictu,* en grec
ῥῆξις. Si les humeurs qui remplissent l'intérieur de l'œil
sont évacuées à la suite d'un coup, la vue est ordinairement perdue ; si l'humeur aqueuse est seule dissipée, et
que la blessure et la cicatrice ne soient point vis-à-vis la
pupille, ni très-considérables, on peut espérer de rétablir en partie la vue ; c'est une plaie simple à traiter.
Voyez le mot *Blessure de l'œil.* Mais lorsque la violence a été extrême et exercée avec un instrument contondant, que l'humeur vitrée s'est évacuée ainsi que la
lentille crystalline, ou que ces corps ont été brisés, et
les membranes internes froissées par l'intensité du coup,
il n'y a, le plus souvent, aucune espèce de ressource.

14 *

CRIBRIFORME ou CRIBLEUX (os). C'est un des noms de l'os æthmoïde ; on le lui a donné parce qu'il est percé par une infinité de trous, comme l'est un crible. Voyez à ce sujet le mot *AEthmoïde.*

CRINAL. C'est le nom qu'on a donné au bandage lacrymal qu'on emploie dans la maladie qui porte le nom d'obstruction lacrymale, et improprement fistule lacrymale, lorsque le sac qui porte le même nom est simplement distendu, et forme ce que le célèbre *Jean-Louis Petit* nomme hydropisie ou hernie de ce sac. Voyez le mot *Bandage lacrymal.*

CRITHE. C'est la même chose qu'orgeolet. Consultez ce dernier mot.

CROCHET, *Uncus.*

§ I. L'instrument dont il est question ici, sert à saisir avec son extrémité très-aiguë et recourbée comme un hameçon, la capsule antérieure ou postérieure et la lentille crystalline opaque qui se plonge au fond du corps vitré pendant l'opération de la cataracte.

Ce crochet est formé d'une tige d'acier, dont un côté sert de manche : ce manche, qui peut avoir deux lignes de diamètre, est à huit pans ; de ce manche part une tige d'acier du calibre d'une aiguille à coudre, et dont les femmes se servent pour faire des reprises au linge. Cette tige, qui se termine d'une manière aussi tenue que les aiguilles dont il vient d'être question, est recourbée vers la pointe ; de sorte que cette courbe représente un quart de cercle, dont l'étendue peut être à peu près de deux lignes. La tige de cet instrument a depuis un pouce jusqu'à un pouce et demi de longueur ; l'extrémité doit être détrempée pour avoir la facilité de la courber plus ou moins avec l'ongle, selon la nécessité.

§ II. Cet instrument très-pointu peut, comme je l'ai fait observer à l'article *Cataracte* et dans mon traité particulier sur cette maladie, saisir, déchirer la capsule antérieure ou postérieure, lorsqu'elles sont coriaces, opaques, etc., tandis que l'aiguille d'or ou le cératotome ne peuvent les entamer. On conçoit également combien ce crochet doit être utile lorsque le crystallin se plonge au fond de l'œil; qu'on doit le saisir pour l'extraire et éviter une trop grande effusion du corps vitré qu'occasionneraient les pressions nécessaires pour faciliter la sortie du corps lenticulaire opaque (*Fig. XXV, pl. X*).

§ III. Le crochet dont parle *Heister* dans ses *Institutions chirurgicales*, est une machine destinée à extirper les différentes tumeurs des paupières et de l'œil. Elle est fixée dans un manche; et composée de deux branches qui, vers leurs extrémités, sont recourbées pour s'accommoder à la forme de l'œil : elles sont tranchantes comme les serpettes, et se rejoignent au moyen d'une virole semblable à celle d'un porte-crayon; en resserrant ces branches au moyen de la virole, on doit nécessairement exciser ce que celles-ci auront embrassé. Cet instrument n'est d'aucune utilité et ne fera qu'alonger ces sortes d'opérations, que l'on peut pratiquer plus facilement avec un bistouri ordinaire. Il porte, au reste, assez improprement le nom de crochet.

Le crochet avec lequel plusieurs praticiens soulèvent la paupière supérieure d'un œil affecté de cataracte, et qu'ils opèrent, est encore différent de ceux mentionnés plus haut. Le but de ces oculistes est de se passer d'aide et de pouvoir opérer sans aucun autre secours.

Cet instrument est d'une application douloureuse pour les malades, et détermine des accidens plus fâcheux que l'opération elle-même n'en provoque (Voyez l'article *Hameçon plat*, ou je donne la description d'un crochet de cette espèce). Cet hameçon plat est corrigé autant qu'il a été possible ; mais j'engagerai toujours à se passer de pareils moyens.

CRYSTALLIN, Κρυσαλλοειδῆσ υγρὸν, *Lens crystallina*, *Humor crystallinus*. Ce corps ressemble à une lentille ordinaire ; il a assez de fermeté : on lui donne le nom d'humeur fort improprement. Cette lentille est transparente, assez blanche dans un âge tendre ; avec le tems, elle acquiert un peu plus de couleur, et devient jaunâtre dans la vieillesse : dans le fœtus, elle est, dit-on, rouge. Plus l'individu croît en âge, plus le crystallin prend de consistance, à moins qu'il ne soit affecté d'opacité ; alors il est quelquefois très-mou et presque fluide.

Cette lentille est logée dans une cavité du corps vitré, comme un diamant est contenu dans le chaton d'une bague ; elle est placée à l'opposite de la pupille, et les rayons de lumière, dans l'état naturel, sont obligés de traverser ce corps pour parvenir au fond de l'œil. Son usage est, comme on le sait très-bien, de rapprocher de la ligne perpendiculaire les rayons lumineux, de façon à ce que, parvenus au fond de l'œil, ils représentent distinctement l'objet qu'on regarde.

Ce corps lenticulaire n'est point essentiel à la vision : à la vérité, il la perfectionne ; aussi devient-il nécessaire, lorsqu'on en est privé, de le remplacer par un verre légèrement convexe, comme cela a lieu après l'opération de la cataracte ; et on peut dire, dans ce cas, que les malades ont un crystallin externe, lorsqu'ils font usage de ces sortes de lunettes. On ne peut, en général, lire sans leur secours, lorsqu'on l'a extrait. J'ai cepen-

dant observé des cas contraires chéz quelques malades,
qui ont pu écrire et lire comme ils faisaient avant l'opération, et ce sans le secours des verres.

La partie postérieure du crystallin est plus convexe
que la portion antérieure, dans l'état le plus ordinaire.
Il est formé de lames appliquées les unes sur les autres :
ces lames sont en assez grand nombre, presque concen-
triques, et telles qu'on les remarque dans les oignons.

Le crystallin est reçu dans une enveloppe ou capsule
qui a assez de consistance dans sa portion antérieure.
Il arrive cependant que dans quelques états particuliers,
comme lorsqu'il est opaque, son enveloppe se rompt
d'elle-même très-facilement, tandis que dans d'autres
circonstances elle est dure, coriace, et telle qu'une coquille d'œuf : alors des instrumens, même très-aigus,
ont beaucoup de peine à l'entamer dans l'opération de
la cataracte. (Voyez cet article.) La calotte antérieure
de la capsule crystalline peut quelquefois être détachée
en entier de son autre calotte ; c'est ce qui est arrivé
plus d'une fois dans l'opération dont je viens de parler,
et la réunion de ces deux calottes paraît constituer la
capsule crystalline, qui alors pourrait bien être une
enveloppe particulière.

La calotte antérieure est fortifiée par le canal *godronné* ou *zone ciliaire* (voyez ces mots), peut-être
aussi par la capsule de l'humeur aqueuse, qui, selon
quelques anatomistes, se porte jusqu'à cette enveloppe,
en passant à travers la pupille. Entre les deux calottes
se trouve une humeur transparente, peu abondante en
arrière, plus apparente au-devant, mais au total en
petite quantité, dans laquelle baigne l'humeur crystalline. Cette humeur peut être le siége d'une espèce de

cataracte (voy. cet article) : elle porte le nom d'humeur de *Morgagni*, qui le premier en a reconnu l'existence ; existence que quelques personnes nient, mais à tort.

Jusqu'à présent, on n'a point découvert les canaux qui nourrissent le crystallin : à la vérité, on en a trouvé quelques-uns qui allaient s'insérer à la capsule de cette lentille, mais qui ne s'étendaient point jusqu'à elle. Ces vaisseaux naissaient de ceux du corps vitré. D'après tout ceci, on est embarrassé de savoir comment il est nourri : peut-être les conduits nourriciers qui vont se rendre dans sa propre substance, sont-ils extrêmement fins, circonstance qui a empêché qu'on ne fût parvenu à les reconnaître ; peut-être aussi ce corps se nourrit-il par imbibition, comme l'assure *Petit*.

Il est affecté d'*opacité* : c'est ce qu'on appelle vulgairement *cataracte ;*

De *protubérance*, ou d'*hydropisie*.

Son trop de convexité produit aussi la *myopie*.

Son aplatissement constitue une espèce de *presbyopie*.

Son déplacement donne lieu à une espèce de *strabisme*. Voy. chacun de ces mots par leurs lettres initiales.

Consultez sur sa structure les ouvrages suivans :

Vesalii corp. human. Fabric. lib. VII.

Winslow, Anatom. in-4º.

Sabatier (M.), Anatom. in-8º.

Zinn. Descrip. anatom. ocul. in-4º.

Porterfield, Treat. of the human eye, etc. in-8º.

Warner, Descrip. of the hum. eye, etc. in-8º.

Plempii, Ophthalmog. in-folio.

Briggsii. Ophthalmog. in-12.

Johan. Gabri. Stephans. Dissert. de lente crystall. respond. Lipsiæ, in-12.

Hovii. Tract. de circul. humor. in ocul. mot. in-8°.

Smith, Traité d'optique, in-4°.

Lecat, Traité des sens, in-8°.

Deshayes-Gendron, Malad. des yeux, in-12.

Jams. Dict. de médecine, in-folio.

Levwenhæckii, Arcan. nat. detect.

Brisseau, Trait. de catar. in-12.

Petit, Mém. de l'académ. des sciences. Paris, 1726, 1730, in-4°.

Morgagni. Epist. XVIII, sect. XXVI, in-4°.

Haller. prim. lin. Physiolog. in-12.

Soemmering (Sam. Thom.). Icon. ocul. hum. in-folio, tabul. V. Francof. ad Mœnum. 1804.

CRYSTALLINE (MEMBRANE). Voyez le mot *Capsule du Crystallin.*

CUILLER DE *Bartisch.* Instrument ayant de la ressemblance avec l'ustensile dont il porte le nom. Il est un peu plus petit, fixe dans un manche, et tranchant dans toute la partie qui a la forme de cuiller.

Cet instrument a été proposé par *Bartisch*, pour pouvoir extirper intégralement le globe. On cerne cet organe en portant la lame le plus profondément possible vers le fond de l'orbite. Cette cuiller est incommode et dangereuse. Voyez à ce sujet le mot *Extirpation de l'œil.*

CURETTE, *Cochleare ophthalmicum.*

§ I. La curette est un petit instrument construit en argent ou or très-fin, qu'on peut, sans crainte de casser, ployer ou courber en divers sens. On se sert de cette espèce de petite cuiller, avec beaucoup d'avantage dans l'extraction de quelques corps étrangers entrés sous les paupières; on les retire même lorsqu'ils restent implantés dans la cornée ou la tunique conjonctive ; il faut cependant que ces corps n'y soient pas enfoncés trop profondément.

§ II. La curette est fort utile, c'est un instrument dont on ne peut se passer pour pratiquer l'opération de la cataracte ; il est très-nécessaire pour extraire les portions muqueuses, fluides et solides qu'on trouve encore dans l'œil après la sortie du crystallin opaque. La curette n'est pas moins utile pour détruire dans quelques circonstances les adhérences que cette lentille opaque peut contracter très-souvent avec la partie postérieure de l'iris ; elle facilite la sortie de la cataracte, en pressant légérement le globe inférieurement, quelquefois même en comprimant sa partie supérieure ; on s'en sert encore pour hater l'extraction du corps opaque, qui, quoique sorti à moitié, s'arrête au passage ; on lui fait pour cet effet faire une révolution sur lui-même, et on le dégage de la pupille qu'il obstrue : après que le crystallin est dehors, on replace l'iris avec la curette, parce que cette membrane s'engage quelquefois entre les lèvres de la plaie de la cornée lorsque le crystallin est fort volumineux ; c'est pour remplir parfaitement cette indication, que cette cuiller ophthalmique est encore très-propre.

§ III. Celle dont je recommande ici l'usage, a la forme d'une petite cuiller ; elle a une demi-ligne d'épaisseur vers sa base, et un peu plus vers son extrémité que l'on recourbe à volonté en différens sens ; cette extrémité qui est à proprement parler la curette, ou petite cuiller, doit être construite de façon à s'amincir très-peu, à la vérité et d'une manière presque imperceptible, jusques vers sa base. Dans sa plus grande largeur, elle a une ligne, et l'on peut, avec son secours, ramasser facilement les parties fluides et muqueuses, que l'on a à extraire de l'œil.

Cet instrument a trois pouces à peu près de longueur. il est courbé pour s'accommoder à l'enfoncement de l'orbite et à la protubérance que forme l'os de la pommette. Il a dans sa concavité un petit sillon ou rainure, comme on en voit dans les sondes qui servent à conduire un instrument dans une cavité du corps, ou une blessure, une incision, etc. Dans cette rainure, très-petite, ou si l'on aime mieux, par cette espèce de gouttière coulent les matières fluides, résidus du crystallin, lorsque la curette est engagée dans l'incision de la cornée, et que l'on frotte légèrement l'œil avec la paupière supérieure.

Elle est extrêmement polie dans toute son étendue, principalement dans la portion qui est recourbée et convexe ; cette portion doit être introduite dans la pupille, et à travers les lèvres de l'incision pratiquée dans la cornée, elle doit en conséquence être tellement lisse qu'elle ne puisse en aucune manière déchirer et irriter cette tunique, sur-tout les bords de la pupille ; c'est ce qui arriverait pendant l'introduction réitérée de cet instrument dans l'œil, lorsqu'il est indispensable d'en extraire exactement les parcelles du crystallin.

Si ces parcelles muqueuses de la cataracte restaient derrière l'iris, et se présentaient ensuite devant la pupille, elles gêneraient considérablement la perception des objets. (Voyez la figure de la curette ordinaire, dans le second volume in-4°. des Mémoires de l'Académie de chirurgie de Paris, dans l'Art du coutelier, par *Perret,* section première, partie seconde, et dans plusieurs autres ouvrages).

J'ai donné la forme de la curette que j'emploie pour l'opération de la cataracte, dans mon Traité sur cette maladie. (Voyez la figure qui est à la fin de l'ouvrage.

Sa forme est plus commode, sa structure est plus fine et plus délicate, en un mot infiniment préférable à celle des instrumens dont je viens de faire mention (Voyez *la fig. I , pl. I*).

Consultez les ouvrages suivans :

Ambroise Paré (OEuvres d'), in-folio.

Garengeot, Traité des instrumens de chirurgie, in-12.

Brambill. Armament. chirurgic. austriacum, in-folio.

Perret, (L'Art du coutelier par) in-folio.

Heister. Instit. chirurg. in-4°.

CYCLOTOME. C'est le nom qui a été donné à un instrument inventé récemment pour pratiquer avec plus de sûreté et de promptitude, l'opération de la cataracte par extraction. Le cyclotome ou kératome, car il porte ces deux noms, est présenté comme bistouri et ophthalmostat : ainsi, il doit fixer l'œil en même tems qu'on ouvre la cornée. Consultez le mot *Ophthalmostat* vers la fin, où cet instrument est un peu plus amplement décrit. Voyez aussi le mot *Kératome*.

CYSTITOME, *Cystitomus*.

§ I. On a ainsi appelé l'instrument au moyen duquel on incise la capsule crystalline, pour l'extraction de cette lentille opaque. *La Faye* est le premier qui lui ait donné ce nom en le proposant pour opérer cette section. C'est une espèce de pharingotome que l'auteur a inventé pour suppléer au cystitome qu'employait *Daviel* dans la même opération. L'instrument de ce dernier praticien est une espèce d'aiguille petite, pointue, tranchante des deux côtés, ayant à peu près la figure d'un *as de pique* ou d'un *trèfle*, supporté par une tige de quelques pouces de long, et fixé dans un manche à huit pans. Cette aiguille est construite en acier.

Le cystitome de *La Faye* est beaucoup plus petit que le pharingotome. La gaîne qui contient la lancette est courbe sur son plat, et sert à soulever la lèvre supérieure de l'incision pratiquée dans la cornée transparente, tandis qu'en poussant un bouton qui est à la tête d'une canonnière de trois lignes de diamètre, et de deux pouces de longueur, on fait sortir la lancette qui est très-petite. Celle-ci est mise en action par un ressort caché dans la canonnière, et ne sort qu'en poussant le bouton, après quoi elle rentre dans la gaîne par la réaction du ressort. Cet instrument est construit en or ou en argent, excepté la lancette, qui est fabriquée en acier. (Voyez les Mémoires de l'Académie de chirurgie de Paris, in-4°.; l'Art du coutelier, par *Perret*, in-folio. Voyez aussi *la figure XXVI, pl. XI*).

§ II. Le cystitome de M. *Tenon* est une espèce de lance à grain d'orge, tranchante d'un côté, dans l'espace d'une ligne. Le reste de l'instrument est une tige mousse, ronde et fixe dans un manche à huit pans.

Le cystitome de *Pope* tient au bistouri de ce praticien par l'autre extrémité du manche. Ce cystitome est, à peu de chose près, semblable à l'aiguille qu'employait *Daviel* pour la section de l'enveloppe de la lentille crystalline.

Le cystitome de M. *Favier* tient également au manche du *cératotome* vers son autre extrémité. Il diffère trèspeu du précédent instrument, excepté que dans la plus grande partie de la tige du cystitome, est attachée une branche auxiliaire qui, formant une élévation, soulève

la lèvre de l'incision pratiquée avant dans la cornée, tandis qu'avec l'extrémité de la tige, qui sert de cystitome,
on incise la capsule du crystallin.

§ III. Le cystitome dont je me sers dans l'opération de
la cataracte, est une aiguille d'or, longue de deux pouces, d'une ligne de diamètre, et dont la tige est plate.
Cette aiguille, légèrement recourbée vers son extrémité,
forme un petit tranchant plat, d'un quart de ligne d'é-
paisseur à peu près. Voyez la description que j'en ai faite
à l'article *Aiguille* (Voyez *fig. I, pl. I*).

Cet instrument est très-poli dans toute l'étendue de
sa tige : il soulève de lui-même la cornée, incise très-
bien, ou mieux dilacère la capsule crystalline, et ne
peut offenser l'iris d'aucune manière, quelque brusques
que soient les mouvemens de l'œil ; il peut être même
introduit à travers la pupille la plus resserrée, sans la
blesser, ce qui est souvent très-important.

Le cystitome que décrit *Bell*, chirurgien écossais,
dans son ouvrage *System of Surgery*, etc. est une espèce
de sonde recourbée, plate, d'or ou d'argent, et fixée dans
un manche : avec l'extrémité de cette sonde on coupe,
on déchire la membrane qui contient la cataracte.

Ce même auteur décrit un autre instrument qui ressemble beaucoup à celui de *la Faye*, excepté qu'il a un
manche fort long ; ce qui le rend, par cette raison,
fort embarrassant : comme je ne crois pas devoir en
recommander l'usage, une description particulière serait
ici fort déplacée.

Consultez les ouvrages suivans :

Mémoires de l'Académie de chirurgie de Paris, tom. II,
in-4°. Paris.

Bell's, System of Surgery, etc. Edimburg, in-8°.

Perret, Art du coutelier, in-folio. Paris.

Mon Traité de la cataracte, in-8°. Paris.

Pallucci, Traité de la cataracte, in-12. Paris.

Warner, Description of human eye together, etc. London, in-8°.

D

DARTRES DES PAUPIÈRES, *Trachoma*. Tumeur légèrement inflammatoire, moins rouge que l'érysipèle, accompagnée de petites pustules ou aspérités qui rongent le tissu de la paupière, et la rendent inégale. Voyez les mots suivans, *Trachoma* et *Aspérités des paupières*, pour le traitement à employer dans ces maladies.

DASYTES. Voyez le mot *Gratelle des paupières*.

DÉCOLLEMENT DE L'IRIS DES PARTIES ENVIRONNANTES.

§ I. L'iris, qui semble être une membrane particulière et comme agglutinée, dans toute sa circonférence, aux parties voisines, peut se séparer ou se décoller de l'endroit où elle est fixée. Ce décollement a lieu ordinairement dans une petite partie de cette membrane, à moins qu'il ne soit la suite d'un coup extrêmement violent; mais alors il y a rupture de toutes les membranes de l'œil, et mélange des différentes humeurs transparentes qui constituent l'intérieur de cet organe : la vue ne peut plus avoir lieu dans ce cas; et les anciens ont nommé cette maladie *synchisis*. Voyez le mot *Confusion de l'œil*.

§ II. Cette séparation partielle de l'iris survient après des inflammations qui ont été suivies d'ulcérations de la cornée, après des coups violens et des blessures légères du globe : elle peut cependant être produite par des causes de peu de conséquence, que favorisent probablement la faible adhérence de cette membrane aux parties auxquelles elle tient, et le déplacement des corps transparens de l'œil vers la partie antérieure du globe, comme on l'observe dans quelques circonstances. C'est ce dont j'ai fait mention au mot *Cataracte*. L'opération qu'exige cette dernière maladie m'a présenté plusieurs faits de cette espèce : il est des cas où le décollement de l'iris est impossible à éviter, et ne peut être guéri. Il ne peut l'être davantage dans les autres circonstances, à cause de l'espèce de mouvement dont cette membrane est douée ; mouvement qui s'oppose le plus souvent à la réunion des parties disjointes : la nature, à la vérité, a quelquefois opéré cette guérison, mais nullement les médicamens. J'ai parlé, dans plusieurs observations consignées dans mon Traité précité, de cette réunion de l'iris, soit au moyen de la cicatrice de la cornée, dans laquelle les bords de cette membrane se trouvent compris, soit autrement.

§ III. La vue n'est pas toujours perdue, ni même affaiblie, lorsque cet accident a lieu, et que la cause qui le produit n'est pas très-violente. Lorsque ce décollement arrive dans toute autre circonstance que dans l'opération de la cataracte, il est prudent d'employer les moyens suivans, qui peuvent favoriser les efforts bienfaisans de la nature.

§ IV. On saigne le malade plus ou moins, selon la violence des symptômes. Ces saignées se font à la jugulaire, aux bras, aux pieds, quelquefois aux vaisseaux hémorrhoïdaux, avec le secours des sangsues : on prescrit les demi-bains, les bains entiers, les boissons rafraîchissantes, telles que le petit-lait, l'orgeat, la limonade, une tisane nitrée ; on a soin de tenir le malade à un régime sévère, et de fomenter cet œil avec une infusion de roses de Provins dans de bon vin rouge chaud, surtout de lui faire garder la chambre, qu'on aura attention de rendre la plus obscure qu'on pourra. On ne couvrira point l'œil, mais on fera usage d'un garde-vue.

Observation sur un Décollement extraordinaire de l'Iris.

§ V. J'ai observé chez un malade, un décollement de l'iris qui présentait une circonstance assez singulière. Cette désunion se rencontrait dans la partie inférieure et latérale interne de l'iris, et formait une seconde pupille presque ovale : cette espèce de pupille existait depuis plus de vingt ans, et n'avait jamais incommodé le malade, qui voyait parfaitement de cet œil, et pouvait s'en servir à la chasse. Cet accident, suivant le rapport qu'il m'en fit, avait eu lieu sans douleur, sans maladie, et sans qu'aucune cause extérieure pût en être accusée. Le malade vint me consulter pour des nuages qui l'incommodaient dans l'un et l'autre œil ; et en l'examinant avec attention, j'aperçus facilement une opacité commençante dans le crystallin et dans chaque œil ; mais je fus fort surpris de remarquer dans l'œil droit, où se trouvait le décollement de l'iris, un mouvement de resserrement et de dilatation dans cette espèce de pupille : ces mouvemens étaient fort apparens, et je pus facilement les faire observer à quelques personnes qui étaient présentes (Voyez la *figure XXVII, pl. V*).

Cette espèce de phénomène doit extrêmement étonner, si on fait réflexion qu'il n'existait point de fibres

circulaires pour opérer, comme dans la pupille naturelle, les mouvemens de constrictions dont jouit ordinairement cette ouverture. A la vérité, ces mouvemens
n'existaient que dans les trois quarts de cette pupille
surnaturelle, formée par le bord externe et décollé de
l'iris. L'autre partie de cette ouverture contre nature
était représentée par la sclérotique et par le ligament
ciliaire, auxquels le grand cercle de l'iris adhère dans
l'état de nature : cette dernière partie était immobile,
comme on l'imagine bien.

DÉCOLLEMENT DE LA CORNÉE D'AVEC LES PARTIES
ENVIRONNANTES. Voy. le mot *Chalasie*, et celui *la Séparation de la cornée*, qui sont une seule et même maladie.

DÉDAIGNEUX. Nom qu'on a donné au muscle abducteur du globe. Voyez les mots *Abducteur et Muscles de l'œil.*

DÉMANGEAISON DANS LES PAUPIÈRES ET DANS L'OEIL,
Pruritus palpebrarum et oculi.

On éprouve cette sensation désagréable lorsque les
paupières sont affectées d'ulcères et d'inflammations,
maladies qui produisent un écoulement d'humeurs âcres,
dont le globe et l'intérieur des paupières sont fort irrités. Voyez, à ce sujet, les mots suivans, *Ulcères*, *Inflammation des paupières*, *Ophthalmie*, *Prurit.*

DÉPLACEMENT DU CRYSTALLIN. C'est la même chose
que chute de la lentille crystalline. Voyez ce dernier mot.

Si cette chute a lieu dans la chambre intérieure, il
surviendra des douleurs et une inflammation qui ne ces-
seront que lorsqu'on aura extrait cette lentille, qui devient alors un corps étranger; le crystallin se déplace
quelquefois, sans pour cela perdre sa transparence, il
résulte de ce déplacement une espèce de strabisme. Voy.

ce mot. Le déplacement du crystallin, dans la maladie qu'on nomme cataracte, est un accident nécessaire, et que l'on provoque pour rendre la vue au malade, bien loin qu'on le craigne.

C'est le passage de la lentille crystalline dans la chambre antérieure qui a donné naissance à l'opération de la cataracte par extraction, et qui a montré d'une manière évidente, que lorsqu'on était affecté de cette maladie, c'était le crystallin qu'il fallait en accuser, et non une membrane formée dans l'humeur aqueuse, comme l'ont cru les anciens.

DÉPOSITION DE LA CATARACTE. Signifie déprimer la lentille crystalline qui a perdu sa transparence. Voyez le mot *Dépression*. Les anciens disaient, abattre la cataracte, parce qu'ils n'en faisaient point l'extraction, et qu'ils se contentaient de la déplacer de l'ouverture nommée pupille, que ce corps obstruait.

DÉPRAVATION DE LA VUE. Altération qu'éprouve la vision, soit par une cause externe, comme un coup, une chute, une opération, etc., ou par une maladie interne des membranes et des humeurs qui constituent le globe, encore par une disposition vicieuse des fluides de l'habitude du corps, sortis de leurs couloirs naturels.

§ I. On observe qu'à la suite ou pendant plusieurs maladies telles que la jaunisse, l'inflammation du cerveau, les personnes qui en sont affectées voient les objets d'une manière non naturelle. Les uns dans la jaunisse aperçoivent les corps avec une couleur jaune, et cela ne paraît point étonnant, car toute la conjonctive, ainsi que les autres parties de la peau, est teinte en jaune par la bile; comme on sait que cette tunique recouvre la cornée, elle doit donner la couleur qui la dénature pour le moment, aux objets que le malade fixe. Il en est de même lorsque la conjonctive, qui est naturellement très-transparente, sur-tout à la portion qui recouvre la cornée, est légèrement engorgée par le sang, comme il arrive quelquefois dans les inflammations du cerveau, dans les ophthalmies ou dans les ecchymoses ; cette vue colorée en jaune, que les grecs ont nommée *Chrupsia*, se dissipe, ainsi que celles dont je viens de parler, avec les maladies qui les ont produites, et ne sont nullement dangereuses.

Les malades voient aussi les objets teints en rouge, si à la suite d'un coup frappé sur le globe, il se fait un épanchement de sang dans les chambres de l'œil. Cet accident peut devenir grave, tant par rapport à la perte de la vue, que par la fonte de l'organe. (Voyez le mot *Coups violens frappés sur l'œil*).

La vue peut n'exister qu'à moitié, soit parce qu'il se trouve une tache à la cornée, qui arrête la plus grande portion des rayons lumineux, soit parce que le crystallin est à moitié opaque, ce qui produit la même faiblesse de vue, enfin la paralysie d'une partie de la rétine ne permet également que la moitié de la représentation des objets, dans l'œil ainsi affecté.

Lorsque cette maladie, qu'on nomme *Hemiopsia*, dépend d'une tache à la cornée, il y a ordinairement peu d'espoir de guérir, le tems seul peut apporter quelques changemens favorables. Si l'opacité du crystallin produit cet effet, l'extraction de cette lentille opaque, lorsqu'elle sera praticable, terminera la maladie. Si une partie de la rétine est paralysée, il y aura une diminution considérable de la vue, parce que tous les rayons lumineux qui tomberont sur cette partie insensible, ne pourront être transmis à l'ame par le moyen de ces nerfs. Cette dernière dépravation de vue, est une goutte sereine imparfaite. Voyez, pour le traitement de ces altérations de l'organe, les mots, *Taches*, *Albugo*, *Cataracte*, *Goutte sereine*.

Lorsque les malades aperçoivent des mouches, des points noirs, des toiles d'araignées, des flocons noirs, on appelle cette dépravation de vue *Myodesopsia*, *Visus reticularis*, *nebulosus* : quand il apparaît des étincelles devant les yeux des malades, on appelle *Visus lucidus seu Photophobia*, cette altération de vue.

§ II. Telles sont les causes qui peuvent produire diverses dépravations de vue, et je le répète, ce sont les taches de la cornée, le commencement d'opacité du crystallin, l'atonie de quelques filets nerveux de la rétine, l'engorgement de quelques vaisseaux sanguins de cette tunique, la goutte sereine commençante, qui produisent la vue d'étincelles.

Le tems, en dissipant les taches de la cornée, dissipera également ces points noirs que les malades aperçoivent; l'extraction du crystallin (si son opacité l'exige), fera cesser cette vue confuse. Quant à l'engorgement des vaisseaux sanguins et à l'atonie de quelques filets nerveux de la rétine, comme cela dépend le plus souvent d'un travail forcé, de quelque imprudence de la part des personnes affectées de points noirs, de mouches, de toiles d'araignées qui semblent se mouvoir devant les yeux et qui suivent les différens mouvemens de ces organes, le repos, la cessation du travail et des causes qui ont produit ces symptômes, empêcheront l'augmentation de ces accidens; un régime doux, humectant, des bains, demi-bains, des boissons rafraîchissantes, adoucissantes, les fomentations d'eau fraîche, l'usage des verres, qu'on nomme conserves et d'autres moyens auxiliaires, feront disparaître ceux qui existent. Voyez pour plus de clarté, les mots suivans, *Taches, Albugo, Cataracte, Goutte sereine, Précautions pour conserver la vue.*

La vue d'étincelles et de parties comme enflammées, est assez ordinairement un symptôme de goutte sereine.

Il y a une dépravation de vue dans laquelle les malades voient les objets d'une forme autre que la naturelle ; par exemple, lorsque les objets ronds leur paraissent ovales, et lorsqu'un objet simple leur semble être double ; espèce de vue qu'on nomme double, *diploplia.* Cette maladie reconnaît pour cause, si c'est après l'opération de la cataracte, un dérangement dans la forme de la pupille, dans la convexité de la cornée, un ébranlement momentané de l'organe de la vision qui a souffert par l'opération, ainsi que les autres parties de l'œil.

Cet accident se dissipe à mesure que le globe reprend ses fonctions, et n'exige aucun remède (Consultez le mot *Cataracte*). Cette altération dépend aussi d'un strabisme survenu tout à coup (Voyez pour le traitement le mot *Strabisme*). La vision ne peut quelquefois avoir lieu que de côté, ce qu'on nomme vue oblique, *luscitas.* Cette incommodité est comme plusieurs de celles dont j'ai déjà parlé, produite par une tache de la cornée, par l'opacité de la lentille crystalline, laquelle, par une cause quelconque, se déplaçant de son enveloppe déchirée, permet par sa position oblique l'entrée des rayons lumineux qui arrivent dans cette direction. L'insensibilité de la rétine dans son centre,

sera cause que les rayons obliques pourront seuls produire quelques sensations; c'est ce que plusieurs malades peuvent éprouver dans la maladie qu'on nomme
Goutte sereine (Voyez ce mot, ainsi que celui *Cata-*
racte, Tache de la cornée, Albugo, pour le traitement
qu'on doit suivre).

DÉPRESSION DE LA CATARACTE. La dépression de
la cataracte est une opération qui a été pratiquée de
toute antiquité, jusqu'au milieu à peu près du siècle dernier, et qui maintenant est tombée, pour ainsi dire, et à
juste titre, en désuétude. Cette méthode de guérir la maladie connue sous le nom de cataracte, a été remplacée
par celle qui consiste à extraire le crystallin altéré. Dans
la dépression, on ne fait que déplacer cette lentille opaque, située naturellement en face la pupille ou prunelle
qu'elle obstrue, pour la plonger dans le fond et la partie
inférieure de l'œil, ainsi que dans la propre substance
de l'humeur qui porte le nom de corps vitré, car l'espace
qu'on nomme chambre postérieure, ne peut, à beaucoup
près, contenir le crystallin vicié, qui alors se trouve
placé là comme un corps étranger.

Je n'entrerai ici dans aucun détail relativement
aux inconvéniens sans nombre que présente cette méthode, parce que j'en ai parlé assez au long au mot cataracte. Je crois d'ailleurs que la dépression de ce corps
lenticulaire a infiniment peu de partisans, et s'il s'en trouvait encore, je pense que ce ne pourrait être que parmi
des praticiens très-jeunes, ou sans expérience dans cette
branche de la médecine, ou bien parmi des gens très-
âgés qui ne veulent point revenir sur leurs pas, et qui,
asservis à leur routine, ne pouvant faire mieux, s'efforcent de faire valoir cette méthode au moyen de correc-

tions faites à l'instrument qui la pratique, et de nouvelles manœuvres exercées pour procurer la dissolution de la cataracte réduite en pulpe, et poussée dans la chambre antérieure à travers la pupille.

Je me contenterai de donner ici une courte description de la manière la plus ordinaire dont se pratiquait cette opération. J'engage le lecteur curieux de connaître plus particulièrement la méthode de déprimer la cataracte, ainsi que les différens procédés recommandés par les auteurs dans les complications de cette maladie, à consulter le troisième volume de l'excellent ouvrage in-8º. de M. *Sabatier*, ayant pour titre, Médecine opératoire, etc., ainsi que les notes de *La Faye* ajoutées au Traité de chirurgie de *Dionis*, de même que les ouvrages de *Maitre-Jean*, de *Saint-Yves*, de *Palucci*, de *Percival Pott*, *Brisseau*, *Deshayes-Gendron*, *Guérin*, etc. encore les œuvres des auteurs les plus anciens, auxquels les modernes n'ont rien ajouté d'intéressant et d'utile.

Pour pratiquer cette opération, le malade, et la personne qui opère, prennent la position que j'ai conseillée, lorsqu'on veut procéder à l'extraction de la cataracte, soit pour la différence de hauteur dans les siéges, soit pour le jour, soit enfin pour la situation du corps et de la tête.

On recommande au malade de laisser l'œil fixe autant qu'il lui est possible et à l'aide de bien se rendre maître de la paupière supérieure. L'opérateur à son tour s'occupe à abaisser la paupière inférieure avec les doigts index et du milieu, de la main qui n'est chargée d'aucune autre fonction; il tâche, en les tenant écartés, de contenir le globe au milieu d'eux, et de le fixer en quelque sorte, autant qu'il peut l'être, sans inconvénient.

Ces précautions observées, l'opérateur prend de la main droite l'instrument connu sous le nom d'aiguille, si c'est l'œil gauche qu'on opère, et dans la main gauche lorsqu'on doit opérer l'œil droit.

Cette aiguille est tantôt ronde et pointue ; elle est encore plate et tranchante des deux côtés (*Voyez la figure XI, pl. III*). On lui donne aussi la figure d'une langue de carpe, d'un trocart, crochu vers la pointe, quelquefois enfin on lui donnait différentes formes plus bizarres les unes que les autres, selon l'idée ou plutôt le caprice de ceux qui s'en servaient. Voyez ce que j'en ai dit à l'article *Aiguille*.

Cet instrument est fixé dans un manche à pans, pour pouvoir le tenir d'une manière ferme et le tourner à volonté entre les doigts. Sur un des côtés du manche, doit se rencontrer une marque principalement nécessaire, lorsqu'on fait usage de l'aiguille en forme de lance, et dont les côtés sont tranchans. En effet, l'opération achevée, on la retire plus facilement par la même ouverture par laquelle le globe a été percé. Cela est encore plus important si l'on est forcé d'interrompre l'opération, parce qu'il y aura eu un épanchement de sang ou de matière à l'intérieur de l'œil, comme cela a lieu dans la cataracte dite laiteuse. Alors tout est interrompu, parce qu'on ne peut plus rien distinguer.

Lorsque la personne qui opère a fait choix de l'aiguille, il assure sa main au côté externe de l'œil, et perce transversalement la sclérotique vers le petit angle, à une ligne ou deux, et selon quelques praticiens, à deux lignes et demie de la cornée. On a soin d'éviter, s'il est possible, la lésion des vaisseaux sanguins, celle des nerfs ciliaires et des organes internes essentiels à ménager.

Lorsque l'aiguille a pénétré le globe jusques derrière le crystallin, en baissant le manche de l'instrument, on fait arriver la lame vers la partie supérieure de la cataracte, on la saisit, et lorsque par différens mouvemens on l'a détachée de son chaton, et détruit même ce dernier, ainsi que les adhérences qu'elle aurait pu contracter avec les parties voisines, on l'abaisse lentement vers le fond et le bas de l'œil, à travers l'humeur vitrée, qu'on est dans ce cas forcé de désorganiser en brisant les cellules qui la contiennent. La cataracte doit être maintenue ainsi quelque tems pour se faire à son nouveau logement, après quoi l'on retire l'aiguille par l'incision faite par son introduction. Si la cataracte, ainsi cantonnée, ne reprend point sa première place, ce qui arrive souvent; si elle est de nature ferme, qu'elle ne se soit point brisée ou séparée en parcelles muqueuses, ce qui est encore plus fréquent, la pupille reste nette et noire; le malade alors peut espérer de voir dans la suite, en supposant qu'il ne survienne aucun des accidens fâcheux qui peuvent suivre toutes les méthodes d'opérer, mais dont les résultats sont toujours plus funestes dans l'opération par dépression.

Je ne m'étendrai point davantage sur le manuel de cette méthode, ni sur les observations minutieuses des auteurs qui en ont parlé, relativement à la couleur, la consistance, la mobilité, etc., des différentes espèces de cataractes, il suffit je pense que le lecteur ait une idée de ce que signifie le mot dépression de la cataracte. Ce serait d'ailleurs lui donner trop d'importance, et mon opinion, qu'on taxerait à tort de légéreté, est qu'elle doit rester dans l'oubli.

Les précautions préparatoires avant d'entreprendre

cette opération, seraient peut-être plus nécessaires qu'avant de pratiquer celle par extraction, parce qu'il y a plus de motifs de craintes pour la suite, mais comme ils ne pourraient corriger ce que la méthode par dépression a de vicieux, je les signale comme inutiles.

DÉRANGEMENT **des cils**. C'est la même chose que trichiaise. Voyez ce mot.

DESSÈCHEMENT **du crystallin**. Voy. le mot *Glaucome*. On croyait anciennement que le glaucome était dû au dessèchement de cette lentille.

DIAPHANE, Est le synonyme de transparent.

DIAPHANÉITÉ. Propriété que possèdent certains corps, et qui les rend susceptibles d'être traversés par les rayons lumineux.

DIFFICULTÉ **d'ouvrir l'oeil**, *ou mieux les paupières*. Cet accident est la suite de plusieurs maladies, d'abord d'un vice de conformation primitive qui aura joint les organes d'une manière intime. Voyez le mot *Union des paupières*.

Ces parties ne peuvent s'ouvrir lorsque la lumière ou le jour trop vif blesse l'œil malade, ce qui arrive pendant l'ophthalmie, et pendant la durée du traitement, dans le cours d'une opération pratiquée sur l'œil, ou lorsqu'un corps étranger s'est introduit dans cet organe, etc. Voyez le mot *Corps étranger*.

Si les muscles des paupières sont affectés de paralysie, il est également impossible qu'elles puissent, en s'ouvrant, laisser l'œil découvert (Voyez le mot *Paralysie de paupières*); si elles éprouvent quelques blessures, cette même difficulté aura lieu; il en sera de même lorsqu'une matière épaisse, gluante et dure, s'amassera sur le bord des tarses pendant le jour et sur-tout la nuit; ce symptôme a lieu lorsque ces organes sont affectés de petits ulcères vers leurs bords; ils ne pourront alors s'ouvrir qu'avec difficulté le matin, et cette difficulté ne cessera que lorsque les ulcères guéris ne fourniront plus cette matière, ou chassie collante, que l'on a même assez de peine à extraire au moyen de l'eau tiède ou d'un collyre fortifiant et tiède. Voyez le mot *Ulcère des paupières*.

DIFFICULTÉ DE SUPPORTER LE JOUR. Ce symptôme a lieu dans plusieurs maladies, par exemple pendant la durée d'une ophthalmie violente, après une opération quelconque de l'œil, après un coup, une blessure, et se dissipe après la guérison de la maladie essentielle; mais lorsque cette sensibilité dépend de la trop grande dilatation naturelle de la pupille, ou de l'irritabilité de la rétine; cette affection présente très-peu de ressources, relativement aux médicamens; il n'y a que les ménagemens continuels qui procurent quelque soulagement. On s'astreint à un régime rafraîchissant, à une nourriture saine, mais succulente, et prise avec sagesse, à l'usage des gardes-vues, à celui des couleurs sombres et des conserves. Ces sortes de malades doivent éviter le feu, le soleil, le jour trop vif, les couleurs qui, comme le blanc, envoyent dans l'œil une grande quantité de rayons de lumière, et éviter un travail assidu et appliquant, sur-tout le soir; lorsqu'ils feront de l'exercice, ce sera avec modération, et autant qu'il sera possible dans des endroits ombragés.

DIFFORMITÉ DE LA PUPILLE, *Difformitas pupillæ*. Voyez le mot *Irrégularité de la pupille*.

DIFFORMITÉ DE L'OEIL, Aspect désagréable que présente cet organe après un accident quelconque, par exemple à la suite d'une opération malheureuse, d'un coup violent ou d'une ophthalmie considérable. Le globe, dans cette circonstance, présente après sa guérison (s'il n'est pas entièrement atrophié), l'aspect d'une tache ou albugo très-large, ou bien une confusion telle qu'on ne peut plus rien discerner dans l'œil.

DIFFRACTION, Mot employé en optique pour exprimer une des manières dont les rayons sont rompus, lorsqu'ils sont en obstacle avec un corps opaque, qui ne les arrête point tous, mais qui leur permet encore de se répandre sur les côtés et derrière ce corps.

DILATATION ET RESSERREMENT CONVULSIF DE LA PUPILLE. Voyez le mot *Hippus*.

Dans le mydriasis, la pupille est constamment dilatée contre nature. Cette même dilatation a lieu dans l'obscurité, mais ce mouvement est alors nécessaire; il offre un accès à un plus grand nombre de rayons lumineux. Il en résulte un ébranlement plus considérable dans la rétine, et le corps visible est aperçu. Cette dilatation n'est point une maladie, et ne subsiste que jusqu'au moment où l'œil est exposé de nouveau au grand jour; alors le resserrement ou contraction (mouvement opposé à la dilatation) succède à celle-ci. Dans le premier état de la pupille, l'objet est aperçu plus facilement dans l'ombre, et avec moins de gêne dans le second, lorsque le jour est vif.

DIMINUTION DE L'ŒIL, *Extenuatio oculi*. Maladie dans laquelle, sans qu'il paraisse aucune cause à l'extérieur, le globe s'affaisse insensiblement, et finit par se fondre quelquefois entièrement, ou du moins n'offre plus que la moitié de son volume ordinaire. On voit l'iris se rider et changer de couleur, la cornée transparente devenir terne, les différentes humeurs de l'œil se dissoudre, et le crystallin devenir opaque; le globe n'a plus sa fermeté ordinaire, etc. Consultez le mot *Atro-phie du globe*, qui est la même chose, où il est question des moyens curatifs, et où cette maladie est traitée plus au long.

DIMINUTION DE LA PUPILLE. Maladie dans laquelle cet organe n'a pas son diamètre ordinaire. Si cette dimi-nution a lieu sans lésion de la vue, cet état n'exige point de remède; c'est ce qu'on remarque souvent après l'opération de la cataracte par extraction. Cette dimi-nution de la pupille, dans la circonstance dont je parle, ne dérange point la vision; car elle est, dans ce cas, aussi bonne qu'elle peut l'être après une semblable opé-ration. Si cette diminution ou altération de la pupille est la suite d'une ophthalmie qui s'est terminée par un abcès ou hypopion, alors le rétrécissement de la pupille cause la perte de la vue. Voyez à ce sujet le mot *Phthisie de la pupille*.

DIMINUTION DES PAUPIÈRES ET PERTE DE SUBSTANCE DE CES ORGANES.

Cette diminution produit les maladies suivantes, qui diffèrent très-peu entre elles; telles sont la *lagophthalmie*, le *coloboma*, en latin *imminutio palpebrarum*.

Les paupières, à la suite d'un accident quelconque, comme une blessure, une brûlure, un ulcère, etc. ont tellement perdu de leur volume ou étendue ordinaire, qu'elles ne peuvent plus recouvrir le globe, au moins d'une manière convenable. Dans cette circonstance, il n'est guère possible de les rendre capables de remplir cette fonction, ni par les remèdes, ni par aucune opé-ration quelconque. Voyez à ce sujet l'opération qu'on a proposée au mot *Trichiase*. Voyez aussi l'article *Renversement des paupières*, ainsi que celui *Coloboma*, où il est question d'une opération qui n'aurait de succès que dans le cas où la perte de substance de la part de l'organe ne serait point trop considérable.

Les paupières ne peuvent de même recouvrir le globe, dans l'hydrophthalmie, l'exophthalmie, le chémosis, etc. ; mais elles conservent leur volume, et la réduction du globe leur permet de reprendre leurs primitives fonctions, qui sont seulement suspendues dans ces maladies.

DIOPTRIQUE. Partie de l'optique qui nous apprend comment les différens rayons lumineux sont rompus. *Dioptrica* en latin.

DISSOLUTION DE L'HUMEUR VITRÉE, *Synchisis, seu Dissolutio humoris vitrei*, en grec συνχισις. Cette maladie occasionne le plus souvent la destruction de l'œil, et la médecine n'offre guère de ressources, la mauvaise constitution de l'individu lui donnant fréquemment naissance. (Voyez le mot *Atrophie.*) Il n'y a qu'une nourriture choisie et consistante, un exercice modéré et continuel, l'usage d'un vin généreux, quelques bains, à l'extérieur, des fumigations toniques et résolutives, qui puissent quelquefois apporter du soulagement. La cessation de tout travail qui pourrait mettre les yeux en action, sera constamment un des principaux remèdes.

Lorsque la dissolution de l'humeur vitrée a lieu en même tems que l'opacité du crystallin, les choses ne sont point également graves ; il reste de grandes espérances de guérison, comparativement à l'autre cas. (Consultez le mot *Cataracte.*) Au contraire, si cette affection est la suite de quelques violences externes exercées sur le globe, il y a peu à attendre pour la vue. Dans cette dernière circonstance, il y a ordinairement une telle confusion dans l'œil, qu'on ne peut rien y distinguer, parce que les humeurs diverses qui composent son intérieur sont déplacées et mêlées.

DISTICHIASIS. Maladie des cils qui irritent le globe. Cette maladie est une espèce de trichiasis, dans laquelle on remarque un double rang de cils, dont une partie est tournée vers le globe, tandis que l'autre se dirige au dehors. En latin *distichiasis*, en grec Διστιχιασις. (Voy. à ce sujet le mot *Trichiaise*.) Quelques auteurs nient l'existence de ce double rang de cils, et prétendent que ce sont les cils naturels, dont quelques-uns se portent en dedans, et les autres en dehors, par le renversement d'une partie du tarse. J'adopte volontiers cette opinion, n'ayant jamais observé ce double rang de cils.

DIVERGENCE, *Divergentia*. On désigne, par ce mot, la propriété que les rayons lumineux ont de s'éloigner les uns des autres, en passant d'un fluide transparent dans un autre. Voyez les mots suivans, *Rayon de lumière, Réfraction*. La divergence est opposée à la convergence.

DIVERGENT, *Divergens*. Terme d'optique. On appelle ainsi les rayons de lumière qui, partant du même point d'un objet visible, s'écartent continuellement les uns des autres à mesure qu'ils s'éloignent de cet objet.

DOULEUR violente de l'œil, *vehemens oculi Dolor, seu Ophthalmodinia, Ophthalmoponia*.

§ I. Les douleurs de l'œil sont presque toujours symptomatiques : elles ont lieu pendant la durée d'un grand nombre de maladies de cet organe. C'est ainsi que, dans l'ophthalmie, la douleur est plus ou moins véhémente dans le globe, selon la violence des symptômes. Cette circonstance est principalement remarquable, sur-tout si les membranes internes sont plus enflammées que les externes.

Les malades éprouvent encore de grandes douleurs lorsqu'ils s'exposent à un jour vif, au contact des corps brillans, soit que l'ophthalmie soit spontanée, ou qu'elle survienne après une opération quelconque.

Si cette affection se termine par la suppuration de la cornée, maladie connue sous le nom d'hypopion, les souffrances sont bien plus affreuses et plus insupportables.

Les coups frappés sur le globe avec des instrumens tranchans, contondans, déchirans ou piquans, occasionnent quelquefois des douleurs aiguës qui persistent encore, quoique l'accident fâcheux qui les a produites ait été éloigné ou entièrement dissipé par les moyens connus en chirurgie.

L'introduction des corps étrangers, sur-tout s'ils ont des aspérités, et qu'ils soient implantés dans la cornée, est souvent le principe d'irritations douloureuses qui ne cessent point parfaitement après l'extraction complète du corps aigu. Ces douleurs nécessitent encore un traitement antiphlogistique modéré, pour éviter des résultats fâcheux.

La goutte sereine, le glaucome, excitent le plus souvent des douleurs lancinantes et profondes, ainsi que l'hydrophthalmie, etc. : elles ne finissent la plupart du tems que lorsque la vue est absolument perdue. A la vérité, elles persistent dans la goutte sereine et le glaucome, chez quelques malades, tant qu'ils vivent, avec

un acharnement vraiment désespérant. J'ai observé plusieurs fois ce fait. Aucun remède n'a pu, dans ces circonstances, apporter de soulagement aux infortunés,
dont l'accablement était extrême.

Les douleurs, la plupart du tems, se calment à mesure que la maladie essentielle, dont elles ne sont que
des symptômes, se dissipe : elles n'exigent point, à la
rigueur, un traitement particulier. Les remèdes qui gué-
riront la maladie principale, termineront celles-ci. Je
n'ai point fait mention de toutes les maladies qui peuvent être l'origine des douleurs d'yeux, parce qu'il aurait fallu les énoncer presque toutes ; mais j'ai indiqué
les plus remarquables.

§ II. Si cependant les douleurs, sans être habituelles,
existent sans aucune cause connue qui puisse faire juger
ce qui les produit, on doit, pour en obtenir la cessation
s'il est possible, ou au moins pour la consolation des malades, employer quelques-uns des moyens généraux et
particuliers capables de les soulager. Ceux dont on tire
quelque utilité, et dont on a quelquefois obtenu même
une guérison complète en les dirigeant convenablement,
et en choisissant dans ce nombre ceux qui sont propres
à la maladie primitive, dont les douleurs sont ou paraissent être une suite nécessaire, sont les remèdes
suivans.

Les saignées seront faites à l'artère temporale, à une
des jugulaires, au pied, au bras, avec la lancette ; à la
tempe et aux paupières inférieures, au fondement, avec
les sangsues, dont on peut encore éprouver de bons
effets dans quelque cas pressant, en les introduisant en
nombre suffisant très-avant dans la narine. Quelques
malades ont été guéris comme par enchantement, et

d'autres singulièrement soulagés par cette dernière espèce d'évacuation sanguine.

L'application des ventouses sèches et scarifiées sur la nuque, sera encore plus salutaire. Les bains, les demi-bains, les bains de pieds, les lavemens simples et com-posés pris après ces bains; les boissons délayantes, adoucissantes et rafraîchissantes, telles que le petit-lait, l'eau de poulet, les bouillons de veau rendus tempérans avec la crême de tartre; les émulsions, les tisanes ni-trées, etc.; l'opium et ses préparations; dans quelque cas, l'éther vitriolique, sont sur-tout recommandables.

A l'extérieur, les frictions sur la tête, aux tempes, et légèrement sur l'œil fermé, avec une flanelle fine, quel-quefois imprégnée de médicamens aromatiques, tels que l'encens mâle, la myrrhe, le benjoin, le succin, le mastich, etc. réduits en vapeur, et les fomentations tièdes avec les infusions de feuilles et fleurs fortifiantes, doivent être tentées avec espoir de succès.

Les lotions d'eau à la glace, l'application de la glace même sur le globe dans de certaines circonstances, l'ex-position habituelle des yeux à un air frais; d'autres fois, l'usage des sternutatoires plus ou moins actifs; enfin, les masticatoires le matin à jeûn, au moyen de l'angé-lique de Bohême, de la pyrèthre, etc. trouvent encore leur place avec avantage dans le traitement.

Quoique les eaux ophthalmiques, ainsi que les appli-cations oculaires, soient d'une très-petite ressource, et fassent en général peu de bien, et quelquefois beaucoup de mal, en employant les plus simples et les plus douces, on ne peut craindre aucun mauvais effet de leur usage; mais on évitera avec soin les onctions des corps gras, qui, dans quelques cas rares à la vérité, peuvent pourtant encore servir utilement.

On recommande la guimauve, les fleurs de mauve, les semences froides majeures, les têtes de pavot blanc, les mucilages de gomme adragant, de semences de coings, de Psyllium ; l'usage de pomme pourrie ou cuite, la moëlle de casse, le lait de femme, le sang de pigeon, etc. Celles de ces substances que l'on peut faire infuser, doivent l'être dans les eaux de morelle, de verveine, et de frai de grenouilles.

On doit éviter ces émolliens s'il y a apparence de suppuration, et qu'on ait intention de l'éviter ; car alors ils seraient très-nuisibles.

Le régime ne saurait être trop sévère. Les malades doivent éviter les veilles et tout ce qui peut fatiguer les yeux ; ils doivent les garantir par des garde-vues, et faire un exercice modéré, mais continuel, dans des lieux ombragés, avoir recours à tout ce qui peut entretenir leur gaieté, et rétablir les évacuations supprimées.

On est plus embarrassé sur le choix des médicamens, lorsque des douleurs périodiques existent sans que le globe paraisse aucunement altéré dans aucune de ses parties, soit internes, soit externes, ni même un peu enflammé. Dans ce cas, on ne peut et on ne doit avoir recours qu'aux palliatifs, soit antispasmodiques, soit émolliens, ou autres de ce genre. L'opium et toutes ses préparations associées au camphre, tant à l'intérieur qu'extérieurement, auxquelles on joint les douches avec les eaux de Bourbonne, faites sur l'œil fermé, m'ont paru soulager les malades, et arrêter sur-tout le larmoiement, très-incommode, qui termine presque toujours ces irritations violentes, qu'accompagne d'ailleurs un sentiment insupportable, comme d'un corps étranger déchirant introduit dans l'œil.

Dans des douleurs particulières sans causes évidentes, sur-tout chez les femmes, on a éprouvé de bons effets de l'application d'un vésicatoire large au sommet de la tête : il mettait fin à ces symptômes qui avaient résisté aux autres moyens connus. Le moxa, placé au même endroit lorsque le vésicatoire avait cessé d'être utile, apportait un terme aux douleurs tenaces qui avaient résisté à la première suppuration.

Cet article offrirait un vaste champ aux réflexions, si l'on voulait s'y livrer ; mais les bornes d'un ouvrage comme celui-ci ne permettent point de s'étendre davantage sur cet objet : ce que j'en ai dit doit suffire, et un praticien, pour peu qu'il soit instruit, suppléera facilement à ce que j'ai omis.

Je terminerai en faisant observer que j'ai presque toujours obtenu plus de succès de l'eau simple et froide, dans laquelle on trempait des compresses qu'on appliquait sur l'œil, ou dans laquelle on baignait cet organe, que de l'usage des autres collyres compliqués ou des autres applications locales employées avec tant de profusion dans la pratique ordinaire. Je recommande surtout de proscrire les bandes et compresses, dont les yeux, lorsqu'ils souffrent, ne sont que trop communément cachés, en suite des conseils de quelques praticiens.

DRAGON sur l'œil. Nom que le vulgaire donne aux taches observées dans la cornée transparente lorsqu'elles sont fort étendues, comme dans le *leucome* ou *albugo*, mais plus épaisses et plus élevées que dans ces deux dernières maladies, et même que dans les cicatrices

considérables des ulcères profonds après qu'ils sont
guéris.

Quelques-uns appellent aussi de ce nom la tumeur
des paupières, que les praticiens connaissent sous celui
d'orgeolet. Voyez les mots suivans, *Albugo, Cicatrice,
Ulcère, Orgeolet.*

DURETÉ DES PAUPIÈRES. Voyez les maladies suivantes, dans lesquelles on éprouve cette sensation désagréable, *Aspérités des paupières, Trachoma.*

DURILLON, *Porosis.* C'est le nom qui a été donné
à une espèce de tache blanchâtre produite par un amas
d'humeur durcie, et que l'on aperçoit dans la portion
de la conjonctive qui recouvre la sclérotique, nommée
improprement cornée opaque. Voyez à ce sujet les mots
suivans, *Tumeurs, Pustules,* dont cette maladie ne
diffère que très-peu, et dont le traitement est tout-à-fait
le même.

E

EAU. L'eau est un corps ordinairement fluide, à
moins qu'il n'y ait point dans l'atmosphère un degré
suffisant de chaleur, comme cela arrive dans l'hiver.

Ce corps est fluide, transparent, pesant, inodore,
incompressible, volatil et sans couleur. L'eau pénètre
à travers une grande partie des corps qui existent dans
la nature, et peut dissoudre beaucoup de substances
qu'on rencontre sur le globe.

Je ne m'arrêterai point aux propriétés physiques de
l'eau, ni à ses qualités chimiques ; il me suffit de dire que
les chimistes français ont prouvé que l'eau est formée par
les bases de deux substances aëriformes, moins la chaleur et la lumière qui se dégagent pendant la combinai-

...son du gaz oxigène ou air vital, et du gaz hydrogène ou air inflammable.

L'eau est sans contredit le meilleur collyre qu'on puisse employer dans les maladies d'yeux (Voy. le mot *Collyre*); jamais elle n'est nuisible, quelquefois elle est très-nécessaire, et lorsque beaucoup de collyres sont nuisibles, elle produit le plus grand bien.

On l'emploie ou froide, ou tiède, ou en vapeurs (Voyez le mot *Bain de vapeurs*). Dans le premier état, l'eau convient parfaitement dans toutes les ophthalmies, de quelque espèce qu'elles soient. On fait usage de l'eau tiède pour amollir quelques parties de cet organe, pour le nettoyer, et sur-tout le débarrasser plus facilement des matières épaisses qui empâtent le globe, et particulièrement les bords et les commissures des paupières.

L'eau en vapeurs convient dans plusieurs engorgemens de la cornée transparente, tels sont ceux qui portent les noms suivans, taches récentes, albugo, hypopion, taies, etc. Voyez ces mots, ainsi que les mots *Fumigation*, *Fistule lacrymale*.

EAUX ophthalmiques. Voyez le mot *Collyre*.

EAUX pour les yeux, Nom que le vulgaire donne aux collyres ou différens médicamens liquides qu'on instille, ou avec lesquels on bassine les yeux. Voyez le mot *Collyre* à ce sujet.

ÉBLOUISSEMENT, photopsia. Dans cette maladie, les personnes qui en sont affectées voient des étincelles, des lignes de feu fort éclatantes. Cet accident a lieu après un coup plus ou moins léger porté sur le globe, et se dissipe peu de tems après, sans qu'il soit nécessaire d'employer aucun remède. L'éblouissement est aussi un symptôme qui accompagne souvent la goutte sereine, ou *amaurosis,* dans le commencement (Voyez ces mots). Lorsque ce symptôme dépend d'une grande sensibilité de la rétine, il n'y a qu'un régime exact et rafraîchissant, quelques lotions oculaires avec l'eau bien fraîche, et des précautions continuelles qui puissent améliorer cet état, ou au moins empêcher l'accroissement du mal. Voyez à ce sujet les mots suivans, *Difficulté de supporter le jour, Vue d'étincelles.*

ÉBORGNER, *Eluscare.* Rendre quelqu'un borgne, c'est lui faire perdre l'usage de la vue dans un œil, par une blessure, un coup, qui auront produit une cataracte, une goutte sereine, un hypopion, un albugo, ou qui auront donné lieu à la rupture des membranes et à l'évacuation des différens corps transparens qui composent l'œil. Ce mot est trivial.

ECCHYMOSE DE LA CONJONCTIVE, *Ecchymosis, Sugillatio,* en grec Ε'χχυμωσις, effusion de sang dans les cavités ou interstices contigus aux vaisseaux.

§ I. La conjonctive est assez sujette à éprouver cet espèce d'accident, qui n'a d'ailleurs rien de dangereux. Souvent cet épanchement, causé par la rupture des vaisseaux sanguins de cette tunique, a lieu pendant la nuit, sans que le malade s'en doute, et alors la conjonctive paraît très-rouge et comme enflammée; la personne qui en est affectée n'éprouve aucune douleur, et ressent seulement une pesanteur et un embarras, comme si elle avait une ordure sous la paupière.

§ II. Cet accident n'exige point absolument de remèdes, et si on en fait, ce ne peut être que par un excès de précautions; alors il faut se contenter d'employer quelques boissons délayantes et rafraîchissantes, telles que le petit-lait, l'orgeat, la limonade, l'eau de groseille, de poulet, etc., de prendre des bains de pieds, de faire usage de collyres faits avec une infusion légère de fenouil ou de roses de Provins dans l'eau chaude. Quelques jours d'un semblable traitement suffisent; la conjonctive prend une légère teinte jaune, qui se dissipe peu de tems après.

L'ecchymose des paupières qui est produite par les mêmes causes que celles de la conjonctive, n'est pas plus dangereuse, et exige les mêmes moyens curatifs. Voyez le mot *Ecchymose de la conjonctive.*

ECHINOPHTHALMIE, en latin *Echinophthalmia,* en grec Ε'χινοφθαλμία. Inflammation des parties des paupières qui sont garnies de poils. Voyez les mots *Inflammation des paupières, Ulcère des paupières.*

ÉCOULEMENT D'HUMEUR AQUEUSE, *Effluvium humoris aquei.* Cet écoulement a lieu lorsque la cornée est ouverte par une blessure ou par une incision pratiquée exprès, comme cela a lieu dans l'opération de la cataracte, ou bien lorsqu'il y a une fistule à cette tunique. Le flux cesse lorsque cette membrane est cicatrisée, l'humeur aqueuse ayant la plus grande facilité à se régénérer à mesure qu'elle s'écoule. Voyez les mots suivans, *Cataracte, Fistule de la cornée.*

ECTROPION OU ÉRAILLEMENT. Nom que l'on a donné au renversement en dehors de la paupière inférieure. Voyez le mot *Renversement des paupières.*

EFFUSION DE SANG DANS LA CAVITÉ DE L'OEIL, *Cruoris effusio in camerâ oculi, Hypoœma.*

§ I. Cet accident survient après un coup frappé sur l'œil, après une blessure, quelquefois, quoique rarement pendant l'opération de la cataracte, par extraction. Il est produit dans ce dernier cas, par l'ouverture de quelques-uns des vaisseaux de l'iris, d'autres fois simplement par l'incision de l'extrémité des vaisseaux de la conjonctive qui rampent près du bord de la cornée transparente. Ces vaisseaux se trouvent coupés, dans l'opération, par extraction, lorsque l'incision de cette tunique est près de la sclérotique, et dans cette circonstance le sang se répand dans la chambre antérieure, mais en soulevant la cornée transparente il s'évacue conjointement avec l'humeur aqueuse.

Lorsque le sang est épanché à la suite de quelque coup ou pendant l'opération par dépression, comme on la pratiquait anciennement, le sang ne s'évacue pas de même, et le cas est plus grave. Il peut survenir des accidens fâcheux, tels que l'opacité des membranes internes à la suite d'une ophthalmie, même des hypopions accompagnés de douleurs, et suivis de la suppuration du globe.

§ II. Dans cette maladie il faut avoir recours aux saignées du pied, de la gorge, même de l'artère temporale, et les multiplier selon la nécessité ; les ventouses sèches et scarifiées, les remèdes délayans, rafraîchissans à l'intérieur, et les purgatifs réitérés, sont très-indiqués. On ne doit point négliger les remèdes généraux, les collyres résolutifs et les fomentations répercussives ; mais si ces moyens ne réussissent pas promptement, il est prudent d'ouvrir la cornée pour évacuer ce sang, et alors on emploiera l'instrument que j'ai décrit à l'article cataracte, et l'on pratiquera l'incision comme dans l'extraction de ce corps opaque (Voyez le mot *Cataracte*).

Consultez les ouvrages suivans :

Plenck. Doctrin. de morbis oculor. in-8°.

Heister. Instit. chirur. in-4°.

Bell's, System. of Surgery, etc. in-8°.

EFFUSION DE LAIT, *Hypogala*, ou collection de matière laiteuse sous la cornée transparente et dans l'une et l'autre chambres de l'œil. Cet accident peut survenir aux femmes en couche. Il exige les même remèdes qu'on met en usage dans l'ophthalmie, lorsque cette maladie se termine par un hypopion. Voyez ces mots.

EFFUSION DE PUS DANS LES DEUX CHAMBRES DE L'OEIL. Voyez le mot *Hypopion*.

ELEPHANTIASIS DE L'OEIL. Voyez les mots *Hydrophthalmie, Hydropisie, Exophthalmie.*

EMBOITEMENT, *Incapsulatio.* Opération que l'on pratique au moyen d'un instrument inventé par *Woolhouse*, et semblable à une capsule d'or, d'argent, de plomb ou de bois, etc. L'auteur recommande de l'appliquer sur l'œil, dont il emprunte la forme. On a en vue d'exercer un point de compression sur l'iris, lorsque dans l'opération de la cataracte, ou à la suite de quelque maladie de l'œil, cette membrane ou quelque autre, forme une espèce de hernie qu'on appèle staphylome; cette instrument ressemble assez bien à celui dont je parlerai sous le nom de moule de plâtre (Voyez ce dernier mot). L'un et l'autre de ces instrumens doivent, à mon avis, être employés avec bien de la circonspection dans le traitement des maladies d'yeux, et j'avoue que ce serait avec la plus grande répugnance et crainte que j'en verrais faire usage (Voyez aussi l'article *Cataracte*).

EMPHYSEME DES PAUPIÈRES. Tumeur formée par de l'air dans le tissu cellulaire des paupières.

§ I. L'emphysème des paupières est une tumeur qui

attaque quelquefois ces organes, et qui est produite par l'introduction de l'air dans le tissu cellulaire de la peau. Ce fluide gonfle toujours plus ou moins les paupières d'une manière assez marquée. Cette maladie diffère de l'œdème qui affecte ces mêmes parties, en ce que la peau ne retient point l'impression du doigt, comme dans l'autre maladie.

§ II. Cette tumeur est molle, blanche, luisante, élastique et indolente ; elle n'est point dangereuse, et ne demande qu'un peu de régime, quelques fomentations résolutives et fortifiantes, qu'on emploie de tems en tems pour humecter les yeux. Au reste, l'emploi des remèdes généraux, quoiqu'il ne soit point absolument nécessaire, peut cependant contribuer beaucoup à une guérison plus prompte.

Lorsque l'emphysème de la paupière a lieu à la suite de l'opération de la cataracte, il suffit de faire usage des fomentations chaudes et astringentes, telles qu'une infusion légère d'écorce de grenade, et un peu de roses de Provins dans de bon vin rouge.

Quelquefois cette tumeur se dissipe d'elle-même sans qu'on soit obligé de mettre en usage aucun remède, il en est de même pour l'emphysème de la conjonctive.

OUVRAGES A CONSULTER:

Plempii, Ophthalmographia, in-folio.
Ambroise Paré, (Œuvres d') in-folio.
Guillemeau, Malad. de l'œil, etc. in-12.
Antoine Maître-Jean, Maladies de l'œil, in-12.
Plenck. Doctrin. de morb. oculor. in-8°.
Deshayes-Gendron, Malad. d'yeux, in-12.
EMPLATRE, *Emplastrum*. Médicament externe, de

consistance solide et glutineuse, composé de différentes drogues.

Ce médicament est quelquefois employé dans plusieurs maladies d'yeux et après des opérations pratiquées sur ces organes. On doit cependant rejeter le plus souvent son usage, d'après les inconvéniens éprouvés. Si l'on a dessein de garantir l'œil de l'impression de l'air trop agité, ou si l'on a en vue de rapprocher les lèvres d'une plaie quelconque de cet organe, le linge ou le taffetas d'Angleterre seront préférables (Voy. à ce sujet les articles suivans, *Cataracte, Trichiaise*).

EMPORTE-PIÈCE. Instrument au moyen duquel on ouvre un cautère à l'un des bras.

Cet emporte-pièce, dont on peut aisément concevoir la structure, est fixé dans un manche, dont la forme est assez semblable à celui d'une vrille.

L'extrémité de la tige qui sort de ce manche présente l'aspect d'un cercle tranchant; et c'est cette partie tranchante qui, étant appliquée sur la peau du bras, et mue en rond au moyen du manche, coupe dans la même direction. L'emporte-pièce retiré retient dans son tube la partie de tégumens coupés, comme le fait l'instrument qui porte le nom de trépan. C'est cet effet qui lui a mérité le nom qu'il porte. Cette méthode d'ouvrir un cautère n'est plus, à ce que je crois, d'aucun usage. On a d'ailleurs des moyens plus surs, plus efficaces et moins douloureux pour pratiquer cette ouverture (Voy. *fig. XXVIII, pl. XII* et les mots *Cautère, Exutoire*).

EMPYÉSIS, *Dyapyesis.* Collection de pus dans la chambre postérieure.

Cette maladie diffère de l'hypopion en ce que dans cette dernière affection le pus est dans la chambre antérieure. Au reste, il est fort rare que dans le véritable abcès de l'œil, ou hypopion, le pus soit simplement dans la chambre antérieure; et il l'est encore plus que la matière soit dans la chambre postérieure sans être également dans la première chambre. Au reste, comme le pronostic et le traitement sont les mêmes dans l'un et l'autre état, je renvoie au mot *Hypopion*.

ENCANTHIS. Tumeur de la valvule sémi-lunaire. En latin *Encanthis*, en grec Εγκανθις. Cette partie de la conjonctive peut être affectée d'inflammation lorsque toute la conjonctive, qui la produit, en est atteinte : les remèdes employés, soit à l'intérieur, soit à l'extérieur, et propres à l'inflammation de cette tunique, conviennent également à l'inflammation de la valvule. Voyez l'article *Ophthalmie*.

§ I. Cette production semi-lunaire peut augmenter en volume, et se tuméfier quelquefois assez considérablement, au point de boucher, dans plusieurs instans de la journée, les points lacrymaux. Dans cette maladie, qu'on nomme *encanthis*, on remarque souvent plusieurs portions charnues qui ressemblent à des petits grains de millet. Outre le larmoiement, qui est la suite de cette occlusion momentanée des points lacrymaux, l'œil se trouve continuellement irrité, comme il le serait par un corps étranger; les paupières sont abreuvées par des matières et des sérosités que provoque cette excroissance. La vue doit être très-offusquée lorsque ces larmes s'écoulent, et que les paupières sont enduites de matière. En examinant superficiellement un œil ainsi affecté, on pourrait imaginer que le conduit des larmes est attaqué ; cependant, avec un peu d'attention, on rectifiera cette erreur. J'ai eu entre les mains plusieurs malades qu'on avait traités comme affectés de fistule lacrymale, et que j'ai guéris en pratiquant simplement l'excision de cette excroissance charnue.

§ II. On peut mettre en usage, pour la guérison de cette maladie, les caustiques, et, par préférence, la pierre infernale, avec laquelle on touche plusieurs fois les parties tuméfiées. Ce traitement est fort long à la vérité, et plus douloureux même que l'opération ; c'est pourquoi je conseille plutôt d'employer celle-ci, qui est un moyen réellement plus doux et infiniment plus ex-péditif.

Lorsqu'on veut pratiquer cette opération sur des malades qui ont peu de courage, il convient de saisir cette excroissance avec une pince. Les ciseaux fins, ou un bistouri bien affilé, servent à disséquer exactement cette protubérance charnue, le plus près possible de la ca-roncule lacrymale : on évite soigneusement de blesser cet organe glanduleux, crainte d'exciter un larmoiement continuel qui a lieu à la suite de la lésion de cette glande ; son office, comme on le sait, est de diriger le fluide lacrymal vers les points lacrymaux, avec l'aide de la valvule semi-lunaire. Il est possible qu'il renaisse, après cette excision, quelques grains charnus ; il con-viendra alors de toucher et consumer la partie incisée au moyen de la pierre infernale, ou, si on a négligé cette attention, on les emportera de nouveau avec l'ins-trument tranchant. En général, cette opération est de peu de conséquence, et ne requiert que fort peu d'a-dresse. Il n'est pas nécessaire, je crois, de recommander d'éviter de blesser aucune partie de l'œil.

Il est des malades dont la faiblesse est telle, qu'on ne peut parvenir à tenir cette excroissance assez ferme, au moyen de la pince, pour pouvoir ensuite la disséquer convenablement. En effet, dans les différens mouvemens des yeux, elle échappe à l'extrémité de cet instrument : pour lors, on est forcé de la saisir de nouveau ; ce qui est fort fatigant pour l'opérateur, et douloureux pour le malade. Dans cette circonstance, il faut l'enfiler soigneusement avec une aiguille courbe, armée d'une soie plate, et, au moyen de cette soie ainsi passée à travers la tumeur, la tenir ferme pour pouvoir extraire cette partie.

Les préparations recommandées avant cette opération me paraissent tout-à-fait inutiles et fort fatigantes. Après l'excision, on se contentera de l'usage de quelques remèdes généraux, tels que des bains de pieds, des lavemens rafraîchissans et émolliens ; et pour topique, on bassinera l'œil opéré avec une infusion légère de fleurs de sureau, ayant sur-tout bien attention de ne point laisser l'œil couvert par des compresses ni des bandeaux.

Consultez les ouvrages suivans :

Ambroise Paré (les OEuvres d'), in-folio.

Plempii, Ophthalmog. in-folio.

Fabr. ab Aquapend. Oper. chirurg. in-folio.

Guillemeau, Maladie des yeux, in-12.

Heister. Institut. chirurg. in-4°.

Deshayes-Gendron, Malad. des yeux. Paris, in-12.

Antoine Maitre-Jean, Maladies d'yeux, in-12.

Saint-Yves, Maladies d'yeux, in-12.

Dionis, Cours d'opérat. de chirurg. in-8°.

Guérin, Malad. des yeux, in-12.

ENCAUMA. Espèce d'ulcère de la cornée transparente. Voyez, pour le traitement à employer, le mot *Ulcère.*

ENTROPION. Renversement en dedans de l'une des paupières, ou supérieure ou inférieure. Voyez le mot *Renversement des paupières*.

EPICAUMA. Sorte d'ulcère de la cornée transparente. Voyez, pour le traitement à employer, le mot *Ulcère*.

EPIPHORA. C'est la même chose que larmoiement. Voyez ce dernier mot.

ÉRAILLÉ, *Divaricatus*, OEIL ÉRAILLÉ. Cette difformité de l'œil a lieu lorsque la paupière inférieure est renversée de façon à ne pouvoir plus, conjointement avec la paupière supérieure, couvrir convenablement le globe. C'est presque toujours la lésion des commissures des paupières qui produit cet accident. Voyez les mots *Éraillement*, *Renversement des paupières*, *Ectropion*.

ÉRAILLEMENT DE LA PAUPIÈRE SUPÉRIEURE. C'est la même maladie que lagophthalmie, ectropion. Voyez encore les mots suivans, *Renversement des paupières*, *Raccourcissement des paupières*, *Diminution des paupières*, *Coloboma*.

ÉRIGNE. Petit instrument terminé par un crochet, comme un hameçon à pêcher, dont on se sert pour élever et soutenir les parties qu'on veut disséquer ou exciser. On fait très-peu d'usage de l'érigne dans les opérations chirurgicales qu'on pratique sur les yeux, attendu la douleur qu'excite cet instrument. On peut aisément le remplacer par une petite pince, souvent même par les doigts. Ces moyens étant plus doux, et aussi bons et sûrs, doivent toujours être préférés. Je crois, d'après cela, être dispensé d'en faire une description plus détaillée; il suffit d'en avoir simplement fait mention.

ÉROSION **des commissures et des bords des pau-**
pières. En latin *Peribrosis*, en grec Περίβρωσις.

§ I. L'endroit où les deux paupières se joignent vers
les angles, porte le nom de commissures. Ces commissures, sur-tout celle de l'angle interne, participent à
l'érosion ou ulcération dont les bords de ces mêmes
paupières sont quelquefois affectés : à la vérité, l'érosion des commissures est toujours plus considérable et
plus fatigante, à cause de l'abondance de matière ou
chassie qui s'y arrête. Cette matière est fort âcre, fort
rongeante, et en raison de la pente naturelle vers l'angle
interne, y cause sur-tout des démangeaisons, des rougeurs, qui ne cessent que long-tems après que les bords
des paupières ne sont plus irrités par cette humeur
corrosive. Cette maladie n'est point absolument dangereuse ; mais elle est fort incommode, fort longue, et
dérange toujours un peu le cours des larmes vers les
points lacrymaux. On emploie, pour la combattre, les
moyens suivans.

§ II. On a recours à un emplâtre vésicatoire à la
nuque, ou, ce qui vaut mieux, à un séton au cou ; des
tisanes rafraîchissantes, auxquelles on joint le sel de
nitre, sont administrées ; les demi-bains, les bains de
pieds, les lavemens émolliens et laxatifs tous les deux
jours, sont utiles ; les purgatifs fréquens et doux, par
préférence les eaux de Sedlitz, occuperont une place
dans le traitement.

Il n'est pas moins utile de mettre à contribution les
fomentations chaudes, fréquentes et astringentes, dont
on humecte les paupières avec un linge trempé dedans :
on prépare ce remède de vertu astringente, en faisant
infuser de l'écorce de grenade et des roses de Provins

dans de bon vin rouge chaud. Le collyre d'alun et de blanc d'œuf, que je prescrirai au mot *Ongle* ou *Onyx*, mis en usage à propos, produit un fort bon effet.

Si cette érosion ou ulcération des paupières dépend d'un flux de larmes âcres et mêlées de matière irritante, comme cela a lieu dans quelques espèces de fistule lacrymale, de même lorsque l'anchilops ouvert forme la maladie qu'on nomme ægilops, on conçoit aisément qu'il faut, pour faire cesser le *peribrosis*, guérir la maladie, dont cette érosion est la suite. Voyez à ce sujet les mots suivans, *Fistule lacrymale*, *Anchilops*, *ægilops*.

Je ferai observer que je ne parle ici que de l'érosion qui dépend de l'affection morbifique des glandes ciliaires, ou glandes de Meibomius.

Une pommade dans laquelle on aurait introduit une substance assez active, serait peut-être encore plus efficace, sans pour cela négliger les moyens généraux dont il vient d'être question. Cette substance serait une petite quantité de *tuthie préparée*, de *calomelas*, de *cinnabre*, même de *précipité blanc*. Chacune de ces substances devra alors être porphyrisée et mélangée exactement : on l'emploie en quantité dix fois moindre que le corps gras avec lequel on l'incorpore avec soin. Les bords des paupières en seront alors frottés légèrement et exactement tous les soirs seulement avant de se coucher, avec l'attention que ce médicament ne s'introduise point à l'intérieur de ces mêmes paupières et n'irrite l'œil lui-même, et qu'il soit en très-petite quantité sur les parties malades.

ÉRYSIPÈLE des paupières, *Erysipelas palpebrarum*.

§ I. L'érysipèle des paupières, ainsi que les autres

17 *

érysipèles qui attaquent toute l'habitude du corps, est une tumeur superficielle légèrement inflammatoire, étendue, accompagnée d'une chaleur âcre, d'une rougeur éclatante qui, dans la suite, devient presque jaune. Elle prend une couleur blanche quand on la presse avec le doigt, et reprend sa première couleur quand la pression cesse. La peau de la paupière est quelquefois luisante, parsemée de petites pustules et vessies qui se dessèchent et tombent par petites écailles ou en farine. La douleur est assez vive et piquante. L'érysipèle attaque souvent les deux paupières à la fois.

§ II. On emploie dans cette maladie, qui est rarement dangereuse, les saignées du bras, du pied, celles avec les sang-sues qu'on applique aux tempes, les lavemens simples et émolliens, les boissons adoucissantes, et rafraîchissantes, savoir, le petit-lait, l'eau de poulet, de veau, les émulsions, les tisanes nitrées. Les purgatifs deviennent quelquefois nécessaires ; l'émétique même dans de certaines circonstances est indispensable.

Souvent l'usage d'un vésicatoire au cou produit dans cette maladie le plus grand bien ; un séton au même endroit est encore préférable sous tous les rapports.

Si on soupçonne qu'une transpiration supprimée ait donné lieu à l'érysipèle, on met en action tous les moyens qui peuvent la rétablir. On tiendra le malade chaudement, on lui fera garder le lit, on lui administrera des sudorifiques légers, ainsi que des cordiaux. Il conviendra de fomenter continuellement les paupières avec une infusion chaude de parties égales de fleurs de sureau et de roses de Provins dans de l'eau commune à laquelle on ajoute un peu d'eau-de-vie, ayant attention de ne point tenir ces parties couvertes, mais de garantir l'œil de la lumière au moyen d'un garde-vue d'une étoffe noire. On sera également très-circonspect sur les applications locales ; on bannira celles qui, étant trop actives, peuvent augmenter les mouvemens inflammatoires et disposer au cancer les parties affectées. Il en sera de même pour les émolliens qui déterminent des suppurations et entraînent des pertes de substances, toujours nuisibles au globe.

ETHMOIDE (os), *Os ethmoidale, os planum*. On appelle ainsi un des os de l'orbite.

L'os ethmoïde constitue la portion moyenne et latérale interne de l'orbite. Il ressemble à un quarré long, et présente deux faces plates, fort polies; ces deux portions de l'os ont été nommées par les anciens anatomistes, *Os planum* (Voyez le mot *Orbite*).

ETINCELLES DE FEU DANS L'OEIL.

§ I. Souvent ces symptômes apparaissent à quelques malades, sans qu'aucun vice le démontre à l'extérieur, ni à l'intérieur. Ces images fatigantes, sont très-souvent les avant coureurs d'une goutte sereine ou atonie de la rétine, mais alors on peut le juger plus facilement aux différens mouvemens de la pupille, et à l'aspect que présente l'œil malade. Voyez, à ce sujet, le mot *Goutte sereine*.

Lorsque les étincelles se font apercevoir sans que le malade se plaigne d'ailleurs d'un affaiblissement de vue; quand ces espèces de scintillemens n'apportent aucun changement dans la vision, ce symptôme dépend d'une excessive sensibilité de la rétine que la moindre circonstance agite, secoue et ébranle de façon à faire naître ces feux apparens.

On observe que dans des mouvemens brusques et

un peu violens qui ont lieu dans le cours de la vie et
pendant la santé la plus parfaite, ces étincelles ou ces
images flamboyantes surviennent et s'évanouissent subitement, c'est ce qui arrive pendant l'éternuement, pendant une toux violente, ou lorsqu'on reçoit un coup
léger sur l'œil. Un ébranlement semblable se fait ressentir dans la rétine, sans qu'on puisse en découvrir la
véritable cause ; toutes les conjectures qu'on peut former
seraient peut-être fort éloignées du vrai.

§ II. Les remèdes qu'on propose dans ces circonstances
avec quelque utilité, sont les suivans : une diète légère,
des alimens d'une facile digestion, peu nourrissans ;
des boissons délayantes, rafraîchissantes, auxquelles on
ajoute les bains, les demi-bains : on évite toute fatigue
du corps, le travail de tête trop assidu, l'aspect du soleil, du feu et des objets éclatans. On emploie les fomentations d'eau très-froide à l'extérieur et même les
bains d'eau glacée, dans laquelle on plonge l'œil malade pendant une ou deux minutes : on se munit pour
cet effet d'une baignoire de verre ou de fayence beaucoup plus large que l'organe de l'œil.

Ce symptôme s'observe aussi chez les personnes d'un
tempérament sanguin, lorsque le sang trop abondant
surcharge les vaisseaux de la tête, et alors les remèdes
antiphlogistiques sont très-nécessaires, sur-tout les saignées, soit au pied, au bras, même à la jugulaire, etc.
quelquefois encore aux vaisseaux hémorrhoïdaux et à
ceux du vagin, avec le secours des sang-sues, sur-tout
s'il y a suppression du flux hémorrhoïdal ou menstruel.

La même chose a lieu, mais avec une sensation de
douleur chez les hommes fatigués, épuisés et échauffés
par un long travail ; dans ce dernier cas la cessation de

toute fonction appliquante doit précéder l'usage de tous les remèdes prescrits plus haut.

ETRANGER (corps). Voyez le mot *Corps étranger*.

EXAMEN DES YEUX DES MALADES. Un examen attentif des yeux d'un malade, est un point très-important et plus délicat qu'on ne le croit dans cette partie de la médecine ; je ne parle point de l'inspection des maladies internes de l'œil ou des paupières, qui s'aperçoivent au premier abord, qui néanmoins exigent une certaine habitude pour ne les point confondre ensemble ; telles sont les ophthalmies, les pustules, les phlyctènes, les différentes tumeurs, les abcès, les ulcères, les blessures, le trichiasis, la fistule lacrymale, l'anchilops, la paralysie de la paupière, le strabisme, etc., dont j'ai donné les signes aux articles qui en font mention ; mais des maladies internes de cet organe, que l'attention la plus scrupuleuse a souvent la plus grande peine à découvrir et que l'on est même quelquefois forcé de deviner.

Lorsqu'un malade se présente, la première chose qu'on met en usage, après qu'il a fait le récit de toutes les maladies et accidens auxquels il attribue celle pour laquelle il consulte, c'est de fermer la paupière supérieure et de la r'ouvrir subitement ; si l'on n'aperçoit d'ailleurs aucune opacité au fond de l'œil, et aucun vice plus externe, on aura soin, pour ne point être induit en erreur, de fermer exactement les paupières de l'œil sain, de peur que restant ouvert, la pupille de l'œil du malade n'emprunte ses mouvemens de celui resté intact.

Le malade se plaignant de nuages, de brouillards, de fumées, de filamens, de mouches voltigeans devant ses yeux, s'il n'y a aucune tache au crystallin et que la contraction de la pupille, que l'on excite par les mou-

vemens alternatifs de la paupière supérieure, soit un
peu ralentie, on juge que c'est une affection de la rétine : à la vérité le peu de mobilité se remarque chez
des personnes qui ne se plaignent point de diminution
de vue, et n'est point une maladie chez elles ; mais on
peut pronostiquer l'affection simple de cette tunique,
si le malade est tourmenté par des points noirs, par
des scintillations, par des mouches, etc. : s'il voit des
réseaux, des toiles d'araignées, etc, et s'il ne ressent
que quelque pesanteur, car si les douleurs de tête
étaient vives, qu'il apparût devant ses yeux des cercles de lumière, des globules de matière huileuse, qu'il
fût impatienté par des bourdonnemens dans les oreilles,
des étourdissemens, que la pupille fût dilatée, et que
celle de l'autre œil remplît parfaitement ses fonctions,
on pourrait craindre une goutte sereine commençante.

Il y a des singularités remarquables par rapport aux
mouvemens de dilatation et de constriction de la pupille ; j'ai plus d'une fois été consulté par des malades,
qui se plaignaient des symptômes dont j'ai fait mention
plus haut, et qui les éprouvaient dans l'œil dont la pupille remplissait parfaitement ses mouvemens de dilatation et de constriction, tandis que celle de l'œil sain ne
les exerçait que très-imparfaitement ; cette bizarrerie
peut souvent induire en erreur.

Si la pupille de l'un et l'autre œil (en les comparant),
est dans son état naturel, et que la personne affectée se
plaigne d'une vue nébuleuse, de l'aspect d'un brouillard
plus ou moins épais, d'une fumée plus ou moins compacte ; que de plus on aperçoive une opacité très-légère
vers le milieu de cette ouverture, on juge qu'il y a un
commencement de cataracte ; si d'ailleurs le malade

n'objecte aucun autre symptôme, soit à l'œil soit à la tête, si ce n'est de ceux dont j'ai parlé plus haut.

On ne saurait être trop circonspect en prononçant, parce qu'une fausse réflexion de la lumière, une légère tache à la cornée transparente, ou quelque autre circonstance, peuvent tromper, et ce n'est qu'après un examen réfléchi qu'il faut porter un pronostic.

Je ne ferai point mention ici de quelques autres maladies internes de l'œil, parce qu'elles s'annoncent d'elles-mêmes, telles sont le glaucome ancien, la paralysie complète du nerf optique; la vue double par la conformation vicieuse de la pupille, ou par l'affection morbifique de la rétine, etc. Je n'ai cru devoir parler que de celles dont les symptômes intérieurs sont équivoques, et peuvent tromper l'observateur. Ces sortes de cas s'offrent d'ailleurs plus fréquemment dans la pratique qu'on ne l'imagine, et méritent beaucoup d'attention de la part du médecin curieux de conserver sa réputation; les maladies qui portent un caractère distinctif s'aperçoivent assez facilement. Au reste, j'ai fait mention à chacun des articles qui traitent de ces affections, des moyens de les reconnaître.

Dans l'organe visuel, où tout est transparent, on peut presque toujours porter un pronostic sûr, lorsque le malade a éprouvé une diminution notable dans la faculté de discerner les objets, parce que dans ces circonstances le mal se montre à découvert de lui-même, et que l'homme le moins exercé l'aperçoit au premier abord. Mais lorsque le symptôme est récent, on est forcé de juger d'après les relations de la personne qui consulte, d'après sa manière de vivre et de se conduire dans le cours de ses occupations, aucune maladie ne se manifestant au-dehors ; et c'est ce cas qui est l'objet de cet article, et qui m'a fait conseiller de réfléchir avant de donner son avis, et ne pas toujours croire que l'œil dont la pupille jouit de peu de mouvement (les autres parties de l'organe paraissant saines), soit celui dont on se plaigne.

J'ai plusieurs fois observé que l'œil malade était celui qu'on aurait jugé sain, si l'on s'en fût rapporté au mouvement assez vif de la pupille. A la vérité cela se remarque dans les affections récentes et peu dangereuses, telles sont les maladies suivantes : nuages, vues de mouches, sensibilité de la rétine, vues d'étincelles, difficulté de voir le jour, faiblesse de vue, nyctalopie commençante, héméralopie récente, myopie, etc.; mais lorsque le mal est avancé et plus considérable, alors les choses prennent un autre aspect, et on peut prononcer plus hardiment sans risquer de compromettre sa réputation.

Je répéterai encore ici qu'on ne doit point oublier de donner l'éveil au malade relativement à l'œil qui serait resté intact, lorsque l'œil malade est affecté de goutte sereine, de cataracte, d'hydrophthalmie, de glaucome, d'ophthalmie même, etc. La sécurité dans laquelle on le laisserait, le déterminerait à négliger les moyens curatifs qu'il aurait à se reprocher de n'avoir point tenté de mettre en usage pour garantir l'œil sain de la contagion. Ce précepte est fondé sur la sympathie intime existante entre les deux yeux.

EXCROISSANCE CHARNUE DE LA CARONCULE LACRYMALE.

§ I. L'organe connu sous le nom de caroncule lacrymale est affecté souvent de tumeur charnue, formée de l'assemblage de petits grains de chair. Ces petits grains

charnus sont d'un rouge pâle, et par leur réunion ressemblent assez bien à une meure. Cette excroissance est
formée d'une substance ferme, résistant fortement au
doigt qui la presse, et assez difficile à saisir d'une manière
sûre avec une petite pince à dissection.

La caroncule lacrymale ainsi comme tuméfiée, donne
lieu à un larmoiement assez abondant, sur-tout si l'excroissance a du volume; c'est l'effet que produit également la tumeur de la valvule semi-lunaire à laquelle on
a affecté le nom d'encanthis. Cette protubérance de la
caroncule est quelquefois capable d'obstruer les points
lacrymaux.

Le tubercule charnu dérange d'ailleurs les fonctions
de cet organe glanduleux, relativement à la direction de
la lymphe lacrymale vers ces mêmes ouvertures. L'œil
est alors affecté d'ophthalmies qu'entraîne la présence de
cette espèce de corps étranger; le bord des paupières
est irrité par une chassie épaisse qui colle pendant la
nuit ces parties, et ne permet pas facilement aux malades
d'ouvrir les yeux, le matin en s'éveillant. Il existe au
reste pendant la durée de cette maladie, un prurit ou
démangeaison assez incommode, et qui excite un cillement continnel.

La caroncule, dans cette circonstance, est fort petite,
et paraît comme consommée en partie, ce qui provient
de la pression et de la gêne que lui fait éprouver ce corps
charnu.

§ II. Il y a deux manières de détruire cette espèce d'excroissance, ou de la toucher souvent avec la pierre infernale pour la consommer, ou de l'emporter au moyen
des instrumens. La première méthode est longue, douloureuse, et ne réussit pas toujours, mais la seconde est

plus expéditive, fait moins souffrir, et guérit plus constamment. Les caustiques autres que la pierre infernale seraient moins efficaces eucore, d'un usage plus dangereux, et sous tous les rapports moins sûrs que l'incision de ce corps charnu.

§ III. Le traitement de cette maladie par la voie chirurgicale, est celui que je conseille de mettre en pratique. L'opération consiste à faire tenir la paupière supérieure et inférieure par un aide, de façon à découvrir parfaitement l'œil malade, pour pouvoir extraire cette excroissance, sans toucher à la caroncule lacrymale, à laquelle elle tient quelquefois par un pédicule plus ou moins large.

On saisit cette tumeur avec une pince, ce qui n'est pas toujours facile, ou avec une petite airigne, ce qui est plus douloureux, mais plus sûr. Lorsqu'on est maître de cette petite masse de chair, on la soulève, et si le pédicule n'est pas fort large, on l'excise au moyen des ciseaux courbes, sinon on la dissèque soigneusement avec le secours d'un bistouri bien affilé, ayant la précaution de bien ménager l'organe glanduleux auquel elle est unie.

Lorsque cela est fait, on lave l'œil, et on le débarrasse du sang qui vient quelquefois assez abondamment. On se sert, pour cet objet, d'une éponge trempée dans l'eau tiède, ou dans une infusion légère de fleurs de sureau et de roses de Provins, dont on bassine l'œil malade pendant quelques jours. S'il était resté quelques parcelles de cette tumeur près de la caroncule lacrymale, et que la crainte d'intéresser cet organe en fût cause, on les détruirait, en les touchant très-légèrement avec l'extrémité de la pierre infernale. On est même obligé de répéter plusieurs fois cette application de caustique.

Après cette opération, la caroncule lacrymale paraît à peine, mais quelques jours après elle reprend son volume ordinaire, ainsi que ses fonctions, que ce corps étranger avait interrompus.

Il est utile, lorsque le malade est totalement guéri, de le purger de tems en tems, de lui faire boire le matin quelques verres de petit-lait, et de lui prescrire un régime doux et rafraîchissant, dans la crainte de voir renaître la même tumeur.

EXOPHTHALMIE.

§ I. Le globe peut tellement se tuméfier, qu'il excède de beaucoup les paupières : celles-ci ne peuvent, dans cette occasion, le recouvrir. Les Grecs ont appelé cette sortie de l'œil hors de l'orbite, Ε'ξοφθαλμία, *exophthalmia* en latin.

Plusieurs maladies différentes peuvent donner lieu à cette proéminence du globe au-delà des bornes naturelles : ainsi, dans l'hydrophthalmie, dans le chémosis, dans le skirrhe, le staphylome, etc. l'œil n'est que tuméfié, quoiqu'il sorte au-delà des paupières. Dans l'exophthalmie véritable, sans avoir acquis beaucoup plus d'étendue, il est chassé au dehors par une cause quelconque ; mais, comme dans les maladies dénommées ci-dessus il ne peut être recouvert par les paupières et comme dans elles, la vision est très-souvent perdue.

§ II. L'exophthalmie proprement dite est produite par un abcès derrière le globe et dans le fond de l'orbite, par une tuméfaction de la glande lacrymale, par une exostose des os de l'orbite, et par des fongosités.

La sortie du globe peut aussi être déterminée par des

polypes du sinus maxillaire, par des coups violens, des blessures profondes.

§ III. Dans l'hydrophthalmie, le globe excède les paupières comme dans l'exophthalmie, à cause du volume extraordinaire ou de l'humeur aqueuse ou de l'humeur vitrée; et alors la pupille est large, immobile; l'iris concave a changé de couleur, ou bien cette membrane est convexe, sans mouvement, et la pupille est dilatée.

Dans le chémosis, l'œil est très-rouge, paraît charnu, est très-gonflé, ainsi que la paupière, qui, par cette raison, ainsi que par les bourrelets que forme la conjonctive, ne peut recouvrir le globe; mais la cornée paraît comme dans un enfoncement.

Le staphylome se reconnaît aux inégalités plus ou moins considérables et de couleurs diverses, qui, écartant les paupières, laissent l'œil à découvert.

Le skirrhe offre beaucoup de dureté au tact. La cornée est entièrement opaque, et couverte de vaisseaux variqueux et noirâtres qui s'observent aussi aux angles internes et externes, et par leur volume éloignent de même les paupières l'une de l'autre.

Dans l'exophthalmie, au contraire, rien de semblable ne se présente, à moins que la maladie ne soit ancienne; les causes ne sont point les mêmes, et le globe ne change point de figure, mais est seulement porté au dehors de l'orbite. La seule ressemblance qui existe entre ces maladies, c'est la cécité qui en est la suite; ce sont les douleurs vives, continuelles, profondes; la tendance qu'elles ont à dégénérer en carcinome, et la nécessité où elles mettent le malade d'avoir recours à l'extirpation d'une partie ou de la totalité du globe.

§I V. Les saignées à l'artère temporale, à une des veines jugulaires, au bras, au pied, avec la lancette; au fondement, à la tempe, aux paupières, derrière les oreilles, avec les sang-sues, sont généralement utiles, quelle que soit la cause de l'exophthalmie, et ne peuvent être trop tôt pratiquées.

Les sétons, les vésicatoires, les ventouses simples et scarifiées, le moxa qu'on appliquerait après l'effet de ces dernières, enfin les cautères, seront encore plus recommandables.

Les bains entiers, les demi-bains, les bains de pieds, et les lavemens simples et purgatifs, ne le sont pas moins.

Les diurétiques, les hydragogues, les apéritifs, les fondans, les eaux thermales ferrugineuses, les préparations mercurielles, accompagnés de purgatifs réitérés, pourront, selon les causes, être prescrits.

Dans tout le cours de ces traitemens, un régime sévère et approprié à la cause ne peut être négligé sans danger.

Les collyres toniques et résolutifs peuvent être permis, quoiqu'on doive en attendre peu de succès.

Lorsque tous ces moyens sont reconnus insuffisans, ce qui arrive assez souvent, parce que le tems favorable a été perdu, que les symptômes s'aggravent, il serait dangereux de temporiser davantage, et l'on doit appeler les opérations chirurgicales au secours de la médecine.

Dans le cas où il existerait des polypes dans le sinus maxillaire, on doit les extraire par le sinus maxillaire après avoir extrait plusieurs des dents molaires.

L'extirpation d'une partie du globe ne peut être évitée lorsque les douleurs et l'insomnie sont extrêmes,

que l'œil sorti présente une couleur livide, et menace
de carcinome. On ne doit point tarder; car, si ce dernier accident avait lieu, il pourrait s'étendre jusqu'aux
paupières et aux parties environnantes. L'extirpation
d'une partie du globe ne suffirait point, et il faudrait
extraire le globe jusqu'au nerf optique. Voyez le mot
Extirpation de l'œil. Voyez aussi les mots *Hydrophthalmie*, *Staphylome*, etc.

OUVRAGES A CONSULTER.

Guillemeau, Traité des malad. de l'œil, in-12. Paris.
Ambroise Paré (les OEuvres d'), in-folio.
Boerhav. de Morb. oculor. in-12.
Antoine Maître-Jean.
Heister. Institut. chirur. in-4º.
Saint-Yves, Traité des mal. des yeux, in-12.
Louis, Mémoir. sur l'exophthalmie, L'Extirpation de
l'œil. Mém. de l'académie de Chirur. de Paris, in-4º.
Deshayes-Gendron, Malad. des yeux, in-12.
Plenck. Doctrin. de morb. oculor. in-8º. Vindob.
Warner, on the human Eye, etc. in-8º. London.
Bell's, System. of Surgery, etc. in-8º. Edimburgh.

EXTENSION du corps vitré. Maladie qui doit être
fort rare, dans laquelle le globe acquiert un volume
très-considérable, et est affecté quelquefois de douleurs
assez violentes. L'iris étant poussée par cette humeur,
devient convexe, dit-on; la pupille est dilatée, tandis
que, dans l'hydrophthalmie, l'iris est plutôt concave.
Peu d'auteurs ont parlé de cette maladie; ils paraissent
l'avoir confondue, ou avoir pris l'hydrophthalmie commençante pour une extension de cette humeur : au reste,
on a recommandé les saignées d'une des veines jugu-

laires, celles du bras, du pied, même de l'artère temporale; l'application des sang-sues, les vésicatoires à la
nuque, les médicamens fondans, les purgatifs, hydragogues, les boissons ou tisanes sudorifiques de squine,
salsepareille, gayac, etc. C'est avec raison que les auteurs qui ont parlé de cette maladie, ont regardé l'usage
des collyres comme inutile; cependant les fumigations
de résines aromatiques pourraient contribuer et même
accélérer la guérison. Voyez à ce sujet les mots suivans,
Goutte sereine, où il est question de ces fumigations;
Hydropisie ou *Hydrophthalmie*, *Exophthalmie*, avec
lesquelles maladies elle peut avoir de la ressemblance.

EXTIRPATION DE L'OEIL.

§ I. Lorsque le globe, à la suite de quelque accident
que ce soit, présente un volume tel qu'une partie ou la
totalité de son diamètre sorte de l'orbite, et ne puisse
être couverte par les paupières, si les accidens qui suivent cette sortie sont tels, que l'œil soit menacé de carcinome, ou soit devenu presque cancéreux, comme on
l'observe à la suite de l'hydrophthalmie, de l'exophthalmie, de quelques espèces de staphylomes, etc.; dans
ces circonstances, on doit extirper, ou il ne reste pour
ressource que l'extirpation d'une partie ou de la totalité
de l'œil, pour éviter le cancer.

§ II. *Bartisch*, dans un Traité publié en allemand,
sur les maladies d'yeux, recommande un instrument en
forme de cuiller tranchante par son bec, pour extraire
l'œil altéré. (Voyez le mot *Cuiller de Bartisch*.) Cet
instrument est incommode et dangereux : il doit être
rejeté, parce qu'on ne peut le porter jusqu'au fond de
l'orbite assez profondément pour couper le nerf op-

tique, les muscles et le tissu cellulaire, qui maintiennent
l'œil en place et pour l'amener ensuite au dehors.

L'instrument de *Fabrice de Hilden* ressemble au
couteau lenticulaire. Il a la forme d'un bistouri mousse
à son extrémité, et est fixé dans un manche. La lame
de ce bistouri est un peu courbe, de façon à pouvoir
parvenir au fond de l'orbite sans blesser ses parois. Il
joignait à sa méthode l'usage d'une bourse, dans laquelle
il renfermait la portion du globe qui sortait au-delà des
paupières.

Saint-Yves passait une aiguille, armée d'une soie, au
travers de l'œil, pour le soulever pendant qu'il incisait
les différentes attaches de cet organe, qu'il pouvait aller
attaquer jusqu'au fond de la cavité orbitaire.

Quelques praticiens font une incision cruciale sur le
globe après l'avoir traversé avec une aiguille courbe
enfilée d'une soie. Ils coupent ces lambeaux les uns
après les autres, avec des ciseaux courbes ou un bistouri; puis, avec la soie, opèrent l'extraction des lambeaux incisés.

Cette méthode, ainsi que celles ci-dessus, sont longues, cruelles, et ne remplissent qu'imparfaitement le
but, auquel on parvient bien mieux avec celle conseillée
par le célèbre *Louis ;* méthode qu'il a d'ailleurs con-
signée dans le cinquième volume des Mémoires de l'académie de chirurgie, in-4°.

Louis recommande d'inciser premièrement les parties
qui attachent les paupières au globe, avec un instrument quelconque ; d'abord inférieurement, la membrane interne des paupières ; du côté du grand angle,
le tendon du muscle petit oblique ; supérieurement, le
muscle releveur de la paupière supérieure ; et vers le

grand angle, le tendon du grand oblique. Ces différentes sections achevées, l'œil ne tient plus antérieurement au bord de l'orbite : on peut alors aisément, avec des ciseaux courbes propres à cette opération, couper le nerf optique et les nerfs qui l'environnent. Les branches des ciseaux étant fermées, servent comme de curette pour tirer dehors l'œil libre de toute adhérence.

S'il reste quelques portions qu'on n'ait pu emporter avec l'instrument tranchant, on les détruit avec la poudre de sabine.

Si la glande lacrymale est tuméfiée, que les graisses dont le globe est ceint de toutes parts soient altérées, et menacent de se gangrener, on doit aussi en faire l'extirpation. Il en est de même pour l'excision d'une partie des paupières, lorsqu'il y a de fortes présomptions qu'elles sont aussi attaquées.

On panse avec de la charpie sèche, soutenue par un bandage convenable, et chargée de quelques médicamens détersifs, ou même dessicatifs, s'il s'agit de détruire quelque substance fongueuse ou de mauvais caractère. On ne néglige point les saignées plus ou moins multipliées, soit au pied, soit au bras, ou même à la veine jugulaire.

On fait prendre au malade l'extrait de ciguë à une dose convenable, ainsi que le suc de cresson, sans négliger pour cela les remèdes généraux, et sur-tout un régime convenable.

Lorsqu'on est obligé d'avoir recours à cette opération cruelle, ce qui est heureusement assez rare, je conseille d'employer la méthode de *Louis* comme la plus sûre, la plus prompte et la moins douloureuse. On peut consulter l'excellent Mémoire qu'il a donné sur cet objet dans le

volume cité, et dont je n'ai donné qu'une idée très-
légère.

J'ajouterai que cette opération pouvant intéresser la
vie du malade, on ne doit point s'y déterminer légèrement, et il convient de le prévenir du danger qu'il court
pour les suites.

§ III. Avant d'entreprendre l'extirpation d'une partie
de l'œil, et encore bien plus avant de pratiquer l'excision de la totalité du globe, il convient de préparer le
malade à cette opération.

On le saignera au bras plus ou moins, s'il y a pléthore ; on appliquera un vésicatoire à la nuque : puis
le malade prendra pendant quelques jours un bain de
pieds, et un lavement à la sortie du bain. Après l'évacuation du lavement, il boira quelques verres de petit-
lait, et se purgera avant de se soumettre aux moyens
chirurgicaux.

Dans les cas les plus ordinaires, c'est-à-dire lorsque
l'organe, altéré de façon à nécessiter un retranchement,
sans être gangrené, exige une opération pour prévenir
cette terminaison affreuse, il suffit d'emporter seulement la cornée et l'iris. L'œil, se débarrassant des corps
transparens qui entrent dans sa composition, demeure
affaissé ; la cicatrice se formant, il ne reste plus qu'un
moignon, sur lequel on place un œil d'émail, dont les
mouvemens, la forme, la couleur, etc. sont en tout
presque semblables à ceux de l'œil sain, lorsque l'artiste
donne à sa confection l'attention que cela comporte.
Avant de décrire l'opération, il convient de dire deux
mots sur l'instrument nécessaire pour la pratiquer.

§ IV. Je me sers, pour cette opération, d'un *céra-*
totome semblable, pour la forme, à celui avec lequel je

pratique l'opération de la cataracte. Ce *cératotome* est d'une consistance plus forte, un peu plus long, mais sur-tout plus large, ayant un espace plus grand à parcourir. Comme celui que j'emploie pour l'opération du crystallin opaque, il est tranchant inférieurement, et mousse dans sa partie supérieure, à l'exception de deux lignes à peu près vers sa pointe.

La lame est fixée dans un manche un peu plus gros, pour le tenir plus ferme et pouvoir, comme cette opération y oblige, agir plus puissamment.

On ne peut se passer de ciseaux courbes pour achever l'opération commencée. Ceux employés par *Louis* seraient très-convenables pour emporter le lambeau formé par le cératotome. J'emploie, pour le même objet, des ciseaux anglais ayant la figure du bec de grue, et que je trouve très-commodes ; au reste, il n'importe comment on fait cette dernière excision (*Fig. XVI, pl. XIV pour le cératotome, et fig. XIV, pl. IX pour les ciseaux anglais*).

On peut encore, pour extirper la cornée et l'iris, mettre en usage l'instrument de *Guérin*, de Bordeaux, pour satisfaire quelques malades craintifs. Cet instrument, corrigé par *Dumont*, remplira leur attente, et deviendra alors utile, mais la lame doit être plus large. J'avouerai cependant que je préfère ma méthode avec laquelle je suis plus familier et qui me réussit parfaitement. A la vérité, si l'on est obligé de faire la résection de l'œil un peu plus avant, sans pour cela aller jusqu'au nerf optique, comme dans la méthode de *Louis*, alors le bistouri que j'emploie est un peu courbé sur son plat vers les deux tiers de la lame, pour dégager de l'orbite plus aisément la pointe. Cet instrument, semblable au cératotome large, destiné à l'extirpation, en diffère par le tranchant qui existe des deux côtés. On le met en usage de la même manière et on dégage de l'orbite la pointe, par un léger mouvement du poignet vers la tempe (*Fig. XV, pl. XIV*).

§ V. Devant faire l'extraction seule de la cornée et de l'iris, je prends le *Cératotome* de la main droite si c'est l'œil gauche qui est à extirper, et de la main gauche si c'est l'œil droit, et j'embrasse la partie inférieure du globe avec les doigts index et du milieu de l'autre main pour le fixer en quelque sorte. Je perce l'œil dans la sclérotique, à une ligne à peu près de la cornée. L'instrument traversant cet organe derrière l'iris, va sortir au côté opposé à celui par lequel il est entré, et s'il est possible, à la même distance de la sclérotique. En poursuivant l'incision, on la termine vers le bas de la cornée, à égale distance de la sclérotique, ce qui est assez facile, en dedans de cette dernière tunique, de manière à embrasser les trois quarts de la cornée et de l'iris.

Je ne répéterai point ici ce que j'ai dit à l'article cataracte, relativement à la section de la cornée, sur la façon d'inciser plus régulièrement la sclérotique, et sur la facilité que les doigts médius, index peuvent également fournir pour terminer heureusement cette section dans l'extirpation d'une partie du globe. On peut consulter à ce sujet l'article cataracte, où il est aussi question de la manière dont un aide doit contenir la paupière supérieure, et dans quelle situation doit être le malade : elle sera la même que pour extraire le crystallin.

Cette première section achevée, on laisse un peu couler le sang qui vient abondamment, ce dont on ne doit point s'étonner. Lorsque l'écoulement sanguin cesse, on soulève avec le doigt index et le pouce de la main qui n'a point opéré, le lambeau formé dans le globe.

On prend alors avec la main qui tenait le cératotome, une des paires de ciseaux mentionnés ci-dessus, avec lesquels on coupe d'un seul trait, cette portion encore adhérente à la partie supérieure de la sclérotique.

§ VI. Le sang ayant cessé de couler de lui-même, ou à l'aide de quelque styptique, si l'écoulement durait trop long-tems, on panse le malade avec de la charpie sèche et une compresse trempée, ainsi que la charpie, dans de l'eau animée de quelques gouttes d'esprit-de-vin camphré, et soutenu par un bandeau; il est entendu que le pansement ne se fera qu'après l'entière évacuation des différentes humeurs de l'œil.

On renouvelle tous les jours l'appareil, et on détruit avec des poudres rongeantes, ou ce qui est plus sûr, avec la pierre infernale, les fongus qui pourraient prendre naissance au fond de l'orbite dans la suite du traitement. On ferait mieux de les emporter avec les ciseaux courbes, pour peu qu'ils fussent considérables et long-tems à se dissiper par les autres moyens.

Les saignées seront prodigués, ainsi que les vésicatoires, si les douleurs qui ont lieu le premier et le second jour, continuaient avec la même violence les jours suivans.

Dans tout état de choses, les boissons rafraîchissantes; les remèdes généraux, ainsi qu'un régime exact et convenable, ne peuvent être omis sans la plus grande imprudence.

Il ne suffit point d'avoir heureusement achevé l'opération, il convient encore de s'occuper des suites qu'elle peut avoir relativement aux coalitions des parties incisées avec les paupières. Il résulterait de cette inattention une grande difficulté, même une impossibilité de

placer un œil d'émail pour éviter la difformité. Ce fait
s'est présenté plus d'une fois dans ma pratique, et j'ai
alors été dans la nécessité de diviser assez profondément
et circulairement les paupières réunies à la partie du
globe encore existante, à la caroncule lacrymale et à
la glande lacrymale. Cette opération est très-longue,
très-douloureuse. Elle requiert, de la part de celui qui
la pratique, beaucoup de soin, d'adresse et de connaissance pour ne point intéresser les parties qu'il faut
ménager; j'ai été souvent assisté, dans pareille circonstance, par M. *Desjardins*, fils, artiste émailleur, dont
la présence pendant l'opération n'a pas peu contribué
à la faire réussir dans un point essentiel. En effet, en
appliquant sur le champ plusieurs yeux d'émail de différentes dimensions, ce qu'il a toujours fait avec intelligence, je suis constamment parvenu au point desiré.
L'œil d'émail s'est très-bien placé, sans causer de douleurs, sans éprouver de dérangemens dans les différens
mouvemens de la portion du globe sur lequel il se mou-
lait; de plus, M. *Desjardins* parvenait à imiter tellement la nature, qu'on ne pouvait reconnaître l'œil sain
d'avec l'œil artificiel.

Pour que l'opération ne soit point illusoire, on doit
dans le cas de la première extirpation, introduire sur
le champ l'œil d'émail et avoir soin de le tremper dans
du blanc d'œuf, pour prévenir la réunion des paupières
avec le moignon de l'œil et les organes glanduleux. Cette
attention est encore bien plus nécessaire dans le cas
d'une seconde opération. On ne doit point se lasser
d'introduire itérativement sous les paupières pendant le
premier et le second jour, l'œil artificiel chaque fois
trempé dans le blanc d'œuf. En tracassant ainsi les par-

ties incisées, on empêche une nouvelle coalition. L'œil
d'émail se place bien, et par sa présence, évite une
difformité toujours pénible, sur-tout pour les personnes
du sexe : en suivant la méthode ordinaire, et qui consiste à remplir la cavité orbitaire, et à panser ainsi les
parties blessées, on s'expose aux réunions de ces mêmes
parties. C'est ce que j'évite toujours par l'application
subite de l'œil artificiel.

OUVRAGES A CONSULTER.

Louis (mémoire de), dans le cinquième volume des
Mémoires de l'académ. de chirurg. de Paris, in-4º.

Saint-Yves, Maladies des yeux, in-12. Paris.

Deshayes-Gendron, Malad. des yeux, in-12. Paris.

Dionis, Cours d'opérations de chirurg. in-8º.

Bell's, System. of Surgery, etc. in-8º. Edimburgh.

M. Sabatier, Médecine opératoire, in-8º. Paris.

EXTRACTION. Opération de chirurgie qui consiste
à extraire ou tirer hors de l'œil, au moyen d'un instrument quelconque, un corps étranger ou une partie altérée.

Lorsque le crystallin opaque forme ce que l'on nomme
cataracte, cette lentille alors devient un corps étranger
nuisible, qu'il convient d'extraire, et c'est ce qu'on pratique au moyen de l'extraction. Voyez à ce sujet le mot
Cataracte.

L'extraction de la cataracte est une opération opposée
à celle que l'on connaissait anciennement sous le nom de
dépression, et que les praticiens instruits et adroits n'emploient plus. Voyez le mot *Dépression.*

EXTRAIRE. C'est tirer ou ôter de l'œil un corps
étranger nuisible, comme une paille de fer, un éclat de
bois, de pierre, ou un corps opaque qui suspend la vision, comme dans la cataracte et dans l'hypopion, etc.

EXUTOIRE, Nom qu'on donne à tout écoulement de matière, excité par l'instrument ou par un médicament caustique ou stimulant, qui produit une espèce d'ulcère. Ces médicamens sont, pour l'ordinaire, le bois de garou, le suc de chélidoine, celui de tithymale, la pyrèthre, les cantharides, et dans quelques circonstances la pierre infernale, la pierre à cautère, ainsi que le vitriol, le vert-de-gris, etc.; de cet ulcère sortent les humeurs séreuses que l'on a intention d'évacuer. Voyez les mots *Vésicatoire, Cautère.*

On peut aussi exciter ces écoulemens de matière, au moyen du cautère actuel ou fer rougi, ou avec le moxa des Chinois, avec une matière lanugineuse qu'on brûle jusqu'à ce que la peau ait elle-même éprouvé l'action du feu. D'après ces combustions différentes, il s'établit également à la peau des vessies qui, étant ouvertes, laissent échapper une humeur séreuse abondante qui, entretenue, continue à couler étant provoquée par les onguens convenables.

Les *Chinois*, et quelques Anglais, se servent avec succès du moxa pour guérir plusieurs maladies d'yeux, telles que la goutte sereine, l'ophthalmie; le cautère, soit au bras, soit à la jambe, est encore un exutoire qu'on place avec le secours de la lancette ou de la pierre infernale ou pierre à cautère.

Le séton qu'on passe à la nuque peut être aussi considéré comme un exutoire. On passe une bandelette de linge à travers la plaie, avec le secours d'un lancette particulière, qui porte au talon une fente dans laquelle le linge est logé. Ces deux derniers exutoires sont ceux dont on éprouve constamment le plus de bien, et que je préfère aux autres sous tous les rapports.

F

FAIBLESSE des paupières. Voyez les mots suivans, *Relâchement des paupières, Paralysie des paupières.*

FAIBLESSE de vue. Voyez le mot *Faiblesse d'yeux.*

FAIBLESSE d'yeux. Voyez le mot *Amblyopie.*

FEU. Cet élément, qui nous est très-peu connu, est la cause de la chaleur; on le définit un fluide inaltérable, existant par-tout, s'insinuant dans tous les corps solides, ou fluides, à cause de sa grande subtilité, dilatant et écartant toutes les molécules.

Ce mot signifie vulgairement aussi la chaleur et la flamme que l'on produit au moyen de la combustion du bois ou de toute autre matière inflammable, et c'est dé ce feu que je veux parler, relativement à son action sur l'économie animale, et entr'autres sur l'organe de la vue.

On observe que le feu vif et continuel est nuisible à la longue pour les yeux, même les plus sains et les plus vigoureux; il l'est bien plus encore pour ceux qui sont faibles et qui sont fréquemment tourmentés par des ophthalmies, des ulcères aux bords des paupières. Il est certain que les personnes sédentaires, et qui restent long-tems exposées à un feu continuel et ardent, sont plus sujettes que les autres aux inflammations du globe, aux larmoiemens, aux varices de la conjonctive, aux rides de la cornée transparente, et aux sécheresses des bords des paupières, qui occasionnent la chassie, cette matière épaisse qui colle ensemble ces organes. Quelques personnes s'en plaignent souvent, sur-tout lorsqu'elles s'éveillent. Il est aussi prouvé par l'expérience que ces mêmes malades sont plus souvent affligés de cécité par des cataractes, des gouttes sereines, etc., que le commun

des individus qui n'éprouvent point de même l'action
de ce feu ardent et perpétuel. Voyez à ce sujet le mot
Précautions pour conserver la vue.

La chaleur continuelle doit, comme on le conçoit facilement, dissiper les parties les plus fluides du corps, et
dessécher sur-tout les différentes humeurs transparentes
qui se rencontrent dans l'œil, et notamment le crystallin,
dont l'opacité constitue alors la maladie qu'on nomme
cataracte. Voyez l'article *Cataracte.*

FIBRES DE L'IRIS. Voyez le mot *Iris.*

FIBRES CILIAIRES. C'est la même chose que procès
ciliaires. Voyez ce dernier mot.

FIC, Espèce de verrue des paupières. Voyez le mot
Verrue des paupières.

FILET, Petit instrument composé d'un quarré formé
d'un métal quelconque, soit de fil de fer, de laiton, d'argent, etc., dont le milieu est garni d'un petit réseau ou
filet extrêmement fin.

Ce filet est ajusté à un manche pour pouvoir s'en servir
dans l'opération de la cataracte. Cet instrument, si on
peut lui donner ce nom, ressemble assez bien à un de
ces filets dont font usage les marchands oiseleurs; ils
s'en servent pour attraper les oiseaux qu'ils tiennent renfermés dans de grandes cages, et qu'ils ne pourraient
prendre facilement avec la main.

Les marchands qui conservent du poisson dans des ba-
teaux fermés, et percés de trous pour que l'eau passe
à travers, ont des filets semblables pour prendre le
poisson.

L'inventeur de ce moyen l'employait pour extraire le
crystallin, en enveloppant cette lentille opaque. L'auteur
passait ce filet à travers l'incision qu'il avait pratiquée

dans la tunique sclérotique, à une demi-ligne de la cornée, et le dirigeant dans cette ouverture derrière l'iris, il s'efforçait de saisir la cataracte par derrière ; il en faisait l'extraction, mais à la vérité il donnait issue à une portion considérable de l'humeur vitrée.

Je n'ai pas besoin, je crois, de faire observer le danger d'un tel instrument, dont je n'ai fait mention que pour en faire connaître la singularité, et parce que j'en ai parlé dans mon Traité particulier de la cataracte, auquel je renvoye le lecteur, s'il est curieux de le mieux connaître.

FISTULE LACRYMALE, en grec Αἰγίλωψ, quoique l'ægilops soit une maladie différente, c'est-à-dire, l'anchilops ouvert (Voyez le mot *Anchilops*) ; en latin *Fistula lacrymalis.*

§ I. La fistule lacrymale est une maladie de l'angle interne des paupières : elle affecte la pompe lacrymale et la peau qui recouvre la partie de cette pompe qu'on appelle sac lacrymal. La portion de cette pompe qu'on nomme sac nasal, et qui est renfermée dans un conduit osseux formé par l'os unguis et l'os maxillaire, peut également, par son engouement, être cause d'un larmoiement et de la sortie d'une matière purulente, comme cela arrive dans la fistule lacrymale ; mais cette obstruction du sac lacrymal et du sac nasal ne peut qu'improprement porter le nom de fistule, puisqu'il n'y a point d'ouverture à l'extérieur dans ce cas. La maladie doit alors porter le nom d'obstruction lacrymale. Le conduit lacrymal commun, et ceux qui, partant des points lacrymaux, vont se rendre à ce conduit, sont aussi quelquefois le siége de la même affection morbifique que le sac lacrymal et nasal éprouvent.

§ II. Les causes internes de cette maladie ne peuvent dépendre que d'un défaut de fluidité de la lymphe, infectée d'un virus particulier qui communique à l'humeur lacrymale cette même qualité délétère. Il résulte de là que la fistule lacrymale succède souvent à la petite vérole, aux maladies vénériennes, aux affections scrophuleuses, scorbutiques et autres : elle est encore le produit des métastases.

Les causes externes sont les coups, les blessures, brûlures, les compressions, les inflammations, l'introduction des corps étrangers, les excroissances charnues, telles que les polypes, l'encanthis, l'onglet, etc.; les œdèmes de la conjonctive, les applications inconsidérées de cataplasmes dans ces œdèmes et dans les érysipèles des paupières.

En conséquence de ces causes, les médicamens appropriés aux fistules produites par un vice quelconque des humeurs, deviennent indispensables, en même tems qu'on a recours aux opérations chirurgicales : dans quelques cas particuliers même, ils sont seuls curatifs sans secours d'instrumens; c'est ce qui est souvent observé chez les enfans.

On peut de même guérir cette maladie, en éloignant ou dissipant les causes externes qui y donnent lieu, sans avoir recours aux opérations usitées dans la fistule lacrymale.

J'ai traité plusieurs malades chez lesquels le larmoiement était occasionné par un encanthis, chez d'autres par un polype dans l'un et l'autre conduit lacrymal : ce larmoiement cessait lorsque je parvenais à détruire ou l'encanthis ou ces tumeurs polypeuses, par les moyens capables de dissiper les loupes qui naissent dans le tissu de l'une et l'autre paupière.

J'aurai occasion, dans un recueil d'observations rares que je me propose de publier, de faire mention d'une maladie de cette espèce.

§ III. Dans le commencement de cette affection, on éprouve une humidité dans tout le globe, principalement dans l'angle interne; plus tard, succède à cette humidité un écoulement de larmes pures, qui de tems en tems tombent sur les joues après s'être amassées également vers le grand angle : ces larmes augmentent peu à peu, et bientôt après il paraît une légère élévation à l'endroit où est placé le sac lacrymal. La tumeur étant pressée, laisse sortir par les points lacrymaux, et quelquefois par l'orifice inférieur, qui s'ouvre dans la narine lorsque l'obstruction n'est point complète, une matière puriforme mêlée avec les larmes. Cette matière devient plus abondante journellement, prend dans la carie des os qui contiennent le siphon lacrymal, une teinte noirâtre, et acquiert une odeur fétide.

La tumeur des conduits lacrymaux est plus difficile à juger; on est même obligé quelquefois de retourner les paupières pour l'apercevoir, lorsque le mal n'est pas trop avancé.

Cette espèce d'hydropisie lacrymale venant à produire une ophthalmie, détermine souvent une ulcération dans le centre de l'obstruction, par laquelle passent alors le pus et les larmes. Avant qu'elle soit parvenue à ce dernier degré, beaucoup de malades sont cruellement tourmentés par de fréquentes ophthalmies, qui, en tuméfiant de plus en plus, et occupant l'une et l'autre paupière, ne cessent.qu'après l'ouverture spontanée du

sac lacrymal, ou à l'aide d'un bistouri qui incise la peau
qui le recouvre : par cette ouverture s'écoulent le pus
et les larmes. Les parties reviennent en apparence dans
leur état naturel, le larmoiement seul subsiste; un peu
plutôt, un peu plus tard, les mêmes accidens se repro-
duisent jusqu'à ce que le cours des larmes se rétablisse
parfaitement. Les malades se plaignent assez généralement d'un sentiment de sécheresse dans la narine, du
côté malade ; aussi se mouchent-ils avec beaucoup de
difficulté.

Les points lacrymaux, à la suite de ces fréquentes
ophthalmies, peuvent s'oblitérer entièrement, et rendre
le larmoiement perpétuel.

Si la fistule lacrymale est ancienne, que les différens
fluides du malade soient viciés, alors il peut arriver que
les os qui forment la gouttière, dans laquelle est reçu
le sac nasal, s'altèrent et se carient; ce qui se connaîtra
avec la sonde et par la couleur de la matière qui s'écou-
lera, ainsi que par les douleurs que le malade ressent
dans cette circonstance.

§ IV. L'obstruction complète du siphon lacrymal est
une des affections des paupières qui présente le plus
d'incertitude relativement au pronostic qu'on aura à
porter. Les préceptes donnés par les meilleurs praticiens
ne mettent point à l'abri des erreurs. Souvent on croit
les conduits seuls affectés : si l'on s'assure qu'ils sont
libres, et que les injections, sur lesquelles on fonde son
espoir, ne passent point, on apprend que l'obstacle est
plus bas. Dans d'autres circonstances, on se flatte d'avoir
deviné que l'embarras est inférieurement, lorsque, par
d'autres épreuves, il est démontré que l'empêchement
est dans les conduits supérieurs, et ainsi du reste. Il est

alors facile de pressentir qu'on sera souvent réduit à tâtonner et à essayer différens moyens, par conséquent à être réservé dans son jugement.

Il est peu de maladies pour lesquelles l'art ait autant employé d'efforts et multiplié les instrumens, que pour la fistule lacrymale ; il en est peu cependant qui résistent avec autant d'opiniâtreté à toutes les tentatives faites pour la guérir : je parle des maladies d'yeux qui requièrent des opérations. J'ajouterai de nouveau qu'il s'agit ici de la fistule lacrymale bien caractérisée et complète ; car le larmoiement simple, produit par un relâchement du sac lacrymal, ou par une obstruction légère du sac nasal, ou une distension des conduits lacrymaux, pourra donner plus d'espoir de guérison, sur-tout si les injections faites par les points lacrymaux passent un peu par l'orifice inférieur. Il n'en est point de même de la véritable fistule lacrymale, qui ne cède que difficilement aux médicamens et aux opérations les mieux dirigées.

§ V. Les moyens dont les anciens se servaient étaient cruels. Il paraît qu'ils n'avaient pas une idée nette de la structure des voies lacrymales. Les uns employaient le feu, c'était le plus grand nombre, et d'autres le fer ; ils réussissaient assez rarement. Les modernes, beaucoup plus instruits et beaucoup plus modérés dans leurs opérations, sont-ils plus heureux ?

Les uns, parmi les anciens, ont porté le feu sur l'os unguis, pour procurer une nouvelle route aux larmes ; les autres ont mis en usage les caustiques ; quelques-uns même ont conseillé de couler du plomb fondu dans les os cariés. On trouve dans les différens auteurs qui ont parlé de l'usage du cautère actuel, la description des différens

instrumens usités à cet effet. D'autres ont voulu qu'on
pratiquât cette issue par le moyen du fer. *Woolhouse,*
Foubert, Lamorier, Boudou, Monroo, Saint-Yves, etc.
se sont servis d'instrumens qui leur étaient propres tant
pour enfoncer les os qu'ils croyaient toujours altérés,
que pour entretenir ouverte, avec des canules ou de
plomb, ou d'argent, ou d'or, la nouvelle voie qu'ils
avaient tracée. Dans toutes ces méthodes, les os éprouvaient de grands délabremens.

Quelques-uns ont recommandé ou des compresses
graduées ou un bandage compressif. Ce dernier instrument, dont on peut voir la figure dans les Instituts de
chirurgie d'*Heister,* dans une thèse de *Platner, de Fis-*
tulâ lacrymali. Lipsiæ, 1724, etc. a été corrigé par
Jean-Louis Petit. (Voyez la *fig. II, pl. XIII.* Voyez
aussi le mot *Bandage lacrymal.*) Les auteurs qui l'ont
conseillé, ont espéré, par une compression continuellement exercée sur la tumeur, et d'une manière égale, en
employant en même tems les injections convenables,
parvenir à rendre au sac distendu le ressort qu'il a
perdu; mais ce procédé a réussi assez rarement, et on
a conseillé avec plus de raison, de le comprimer avec
le doigt. Ce moyen est moins incommode, en ce qu'on
est plus maître de son action.

Il est des auteurs, tels qu'*Anel,* qui ont voulu qu'on
se servît de sondes proportionnées au diamètre des
points lacrymaux, pour remédier aux embarras qui se
rencontrent, soit dans les conduits lacrymaux, le sac
lacrymal, soit dans le canal nasal. Cette pratique, à laquelle il joignait les injections faites avec des seringues
dont le siphon était également proportionné à ces mêmes
ouvertures, lui a quelquefois été utile; et lorsqu'on est

assez heureux pour obtenir un semblable succès avec les mêmes instrumens, la guérison est plus assurée pour la suite que par aucune autre méthode. Avant *Anel*, *Sténon* avait mis en action les sondes; *Stahl*, une corde à boyaux assez mince pour pénétrer par ces petits trous : elle était enduite de cire à une de ses extrémités.

Des praticiens ont ouvert la tumeur formée par la distension du sac lacrymal et de la peau, et ont, en pratiquant une issue au pus qu'elle contenait, pallié le mal sans le guérir. *Jean-Louis Petit* ouvrait aussi cette tumeur dans quelques circonstances, mais donnait plus d'extension à cette pratique, dont les résultats ont été très-heureux; je renvoie le lecteur à son Traité des maladies chirurgicales, où cette opération se trouve décrite fort au long. Son traitement est fondé sur une connaissance réfléchie de la structure des voies lacrymales; il tend à conserver et à rétablir dans leur intégrité primitive ces organes viciés. C'est sans contredit une méthode de laquelle on a obtenu beaucoup de succès, sans que pour cela on doive la regarder comme infaillible et exclusive, ni même facile à mettre en pratique sans altérer les parties molles et osseuses qui concourent à la formation de la pompe lacrymale.

Des auteurs plus modernes ont proposé des moyens assez variés pour remédier à cette maladie, suppléer à ce qui manque à la méthode de *Jean-Louis Petit*, et pour conserver, ainsi qu'il faisait, les parties que la nature a destinées à recevoir les larmes fournies par la glande lacrymale, et ensuite à les transmettre dans l'arrière-bouche pour se mêler à la salive. Telles sont les méthodes de *Méjan*, qui conseille de se servir d'un fil passé par un des points lacrymaux pour introduire dans le sac ulcéré les médicamens capables de rétablir ses fonctions. Je ne donnerai que peu de détails sur ce genre de traitement, ni sur ce que *Cabanis* y a ajouté; ce qui en forme le complément. En effet, le stylet de *Méjan* (voyez la *fig. LIII, pl. XIV*) est alors plus facilement saisi, et une sonde flexible, couverte de vélin, plus sûrement placée dans le canal nasal lorsqu'on la tire de bas en haut.

Je décrirai plus loin ce que je mets en usage, et la méthode à laquelle je donne la préférence, lorsqu'on a décidé de traiter cette maladie par la voie du séton, comme faisait *Méjan*. Ce traitement, qui est plus doux et moins capable de désorganiser les voies lacrymales, consiste à substituer une corde à boyau au stylet armé du fil, et peut (sans prétendre néanmoins donner exclusivement la préférence à cette manière de combattre l'obstruction des voies lacrymales sur toutes les autres méthodes) être très-souvent utile.

Bianchi, Laforest, Allouel, ont reconnu la possibilité d'injecter le sac lacrymal par son orifice inférieur. *Laforest* paraît être le premier qui l'ait mis en usage. La méthode de ce praticien est insérée dans les Mémoires de l'Académie de chirurgie de Paris, et j'engage le lecteur à les consulter, ainsi que la réponse de *Bordenave* à *Molinelli,* mais sur-tout les réflexions judicieuses du célèbre *Louis,* secrétaire perpétuel de l'Académie de chirurgie.

Antoine Petit, médecin de la Faculté de Paris, que les sciences ont à regretter, et *Pouteau,* de Lyon, ont proposé d'introduire une sonde propre à désobstruer les embarras qui peuvent se rencontrer dans le sac lacrymal : cette sonde y parvient par une incision prati-

quée d'une manière différente de toutes les autres. Antoine Petit l'a indiquée lorsque les conduits et points
lacrymaux sont entièrement oblitérés, et qu'il n'y a
aucun espoir de les rétablir.

En effet, dans un cas pareil, l'art peut et doit encore
offrir quelque espérance de guérison. *Pouteau* semble
l'employer dans les différentes périodes de cette maladie.

Quand cet accident a lieu à la suite de la petite-vérole
ou de toute autre maladie, il y a un larmoiement continuel ; et pour y remédier, quelques auteurs n'ont pas
craint de conseiller l'extirpation de la glande lacrymale.

Dans un cas pareil, *Antoine Petit* prescrit une incision dans la portion de la conjonctive qui recouvre le
sac lacrymal, vers la paupière inférieure. L'espace qui
est entre la caroncule lacrymale et le bord interne de
la paupière inférieure, est celui où il veut qu'on pratique cette incision avec un bistouri droit, auquel on
substitue une sonde que l'on introduit par la plaie jusque vers le sac nasal, pour détruire l'obstacle et désobstruer le conduit : après quoi, au moyen de canules ou
de bougies, on cicatrise les bords de la section pour la
tenir ouverte, et que les larmes puissent, dans la suite,
enfiler cette route. Voyez une thèse soutenue aux Ecoles
de médecine de Paris en 1779 : « *An impeditis lacry-*
» *marum viis parari debeat lacrymis artificiale iter in*
» *cavum*, etc. »

Jean-Louis Petit a parlé de cette oblitération des
points lacrymaux ; mais il n'a conseillé aucun moyen
dans ce cas, et il a regardé cet accident comme sans
ressource.

Pouteau a pratiqué une semblable incision dans la
fistule ordinaire ; par là il a évité la cicatrice du grand

angle. Cette cicatrice a lieu dans les incisions faites à la manière accoutumée ; mais je pense que ces difformités peuvent être évitées avec quelque attention. J'ai toujours le plus grand soin, dans pareille occurrence, de les rendre peu apparentes après la cure. *Pouteau* passe aussi les sondes, les mèches chargées de médicamens convenables, les canules, etc. par l'incision faite dans le sac d'une manière peu différente de celle d'*Antoine Petit*. Il laisse, après cela, refermer la plaie, lorsque la pompe lacrymale est présumée rétablie dans ses fonctions naturelles.

Je ne fais pas mention de plusieurs méthodes que d'autres chirurgiens ont publiées dans des dissertations sur les maladies des voies lacrymales, parce qu'outre que je ne les crois pas préférables aux autres, elles ne diffèrent point, ou que très-peu, de tout ce qui a été publié pour la cure de cette maladie, et dont j'ai fait mention, avec quelque raison, d'une manière assez abrégée. Il en est de ces prétendues pratiques nouvelles à mettre en usage dans la fistule lacrymale, comme de celles proposées pour opérer plus sûrement dans la maladie connue sous le nom de cataracte : les bons préceptes qu'on y rencontre n'appartiennent point du tout aux praticiens qui les présentent au public ; ils sont dérobés à leurs maîtres, ou puisés dans les ouvrages différens qu'ils ont consultés. Presque toujours les innovations sont mauvaises, ne tendent qu'à rendre la guérison plus lente, même à la rendre impossible, et ne semblent être mises au jour que pour faire parler de soi. Ce reproche est sur-tout applicable aux inventeurs de procédés nouveaux pour pratiquer l'opération de la cataracte.

Si le sac lacrymal est simplement relâché, que le pus

qui sort par les points lacrymaux, ne soit pas fort abondant, trop épais, de mauvaise couleur ni odeur, les meilleurs praticiens conseillent avec raison de s'en tenir à la méthode *d'Anel*. Ils espèrent, avec des injections exercées à l'eau pure d'abord, ensuite avec des injections vulnéraires, détersives et fortifiantes, rétablir le cours interrompu des larmes. Ces injections se font, comme on sait, par les points lacrymaux, avec la seringue employée par le praticien cité (Voyez la forme de cette seringue, *fig. LV, pl. XXIII*). Peu de personnes, tout en rendant justice à *Laforest*, pratiquent ces sortes d'injections par l'orifice inférieur du sac nasal, avec une algalie ou sonde creuse. Ils pensent, et l'expérience le prouve, que l'introduction de cette algalie exige trop d'adresse, et l'on pourrait presque dire de bonheur, pour l'employer sans désorganiser les parties qu'elle doit parcourir, pour rencontrer la véritable route. Ils recommandent, s'il y a une tumeur légère du sac lacrymal, de la comprimer et d'employer à cet effet le doigt, par préférence à aucun bandage compressif. Le doigt du malade est celui qui leur semble devoir remplir parfaitement cet objet, sans négliger de plus les remèdes qui peuvent donner du ressort aux parties relâchées.

On a fréquemment obtenu du succès dans quelques obstructions du réservoir des larmes, en faisant respirer fortement la vapeur des plantes aromatiques, celle des résines odoriférantes, par le moyen d'un entonnoir (Voyez le mot *Fumigation*; voyez aussi la *fig. XXX, pl. XI*, qui représente un fumigatoir). On a eu aussi se louer de l'usage des sternutatoires les plus puissans (Voyez à la fin de cet article). On suppose le canal assez libre, ou du moins légèrement engoué.

Des savans ont assuré avoir dissipé la fistule lacrymale, en soumettant les malades à un traitement suivi, au moyen du fluide électrique administré d'une manière particulière. On tirait alors de la partie affectée des aigrettes électriques, par le secours d'une pointe de bois ou d'un petit excitateur armé d'une boule garnie de flanelle qu'on y a préalablement collée, afin d'avoir plusieurs petites étincelles. Ces expériences mériteraient bien d'être répétées, et ne pourraient que donner plus de jour dans la manière de traiter cette maladie opiniâtre. Consultez sur ce dernier traitement l'ouvrage qui suit : « De l'électricité du corps humain dans l'état de santé et « de maladie, etc., par l'abbé *Bertholon*, Professeur de « physique expérimentale, etc., in-8°., tom. 1, pag. 277, « 1786 ».

§ VI. Le canal nasal reconnu dans un état d'obstruction complète, si l'on juge qu'il y a nécessité d'inciser la tumeur lacrymale, pour pouvoir ensuite vaincre l'obstacle par l'usage des sondes pleines, on pratiquera cette ouverture en forme de croissant, comme le recommande *Jean-Louis Petit* dans son Traité de chirurgie, évitant d'intéresser dans l'incision la commissure des paupières, d'où s'ensuivrait l'éraillement de la paupière inférieure, maladie connue des grecs sous le nom d'Ἐκτρόπιον. La portion concave de la section doit être tournée vers le globe, et celle qui est convexe regarde le nez.

Cette incision, sur laquelle je ne m'appesantis point, parce que tout le monde connaît la méthode de la pratiquer, étant faite, on peut porter dans l'intérieur du conduit des larmes, les sondes pleines et assez fermes pour vaincre les obstacles qu'on rencontre inférieurement, ainsi que les tentes, les bougies, les mèches, etc., chargées de médicamens propres à le déterger et à le rétablir dans son état primitif. Si on craint la cicatrice difforme, qui peut être le résultat d'une plaie faite dans le grand angle, et que l'on ait la facilité et les connaissances nécessaires, alors on essaiera de surmonter les obstacles qui peuvent se rencontrer dans le sac nasal, en employant les sondes de *Laforest*. On observera les précautions que recommande ce praticien dans un mémoire inséré dans le second volume des Mémoires de l'Académie de chirurgie de Paris. Il n'est pas nécessaire de dire que l'obstacle vaincu, on substitue une algalie à la place de la sonde pleine, pour diriger dans le sac lacrymal les injections appropriées.

La méthode de *Méjan*, celle de *Cabanis* même, n'ont point paru d'une exécution facile. On a peine à croire à leur efficacité, pour peu que la maladie soit ancienne.

Le traitement employé dans quelques hôpitaux pour guérir la fistule lacrymale, réunit les méthodes de *Méjan* et de *Jurine*, et semble les perfectionner. Elle consiste à inciser le sac lacrymal, s'il n'est point ulcéré, et ce avec le bistouri cannelé de *Jean-Louis Petit*. La canule de ce bistouri sert à conduire un stylet assez ferme pour déboucher le conduit, et détruire l'obstacle, s'il existe. Le stylet retiré, une canule d'argent à la manière de *Petit*, prend sa place ; cette canule renferme un ressort de montre, d'une ligne et demie de largeur, terminé à un bout par un bouton d'argent, et percé d'un trou à l'autre extrémité. Ce trou admet un fil qui, porté dans le sac, sert à y conduire le séton, lorsque le ressort de montre, au moyen de la canule d'argent, a parcouru le conduit et est sorti par les narines. Le reste du traitement est à l'ordinaire, et tel que je l'indique plus bas.

Quoique cette pratique réussisse assez bien, dit-on, j'incline à donner encore la préférence à celle que je recommande à la fin de cet article; une réussite assez heureuse m'en a démontré l'utilité, sans avoir les inconvéniens, ni exciter les douleurs des autres genres de traitement. Elle tend d'ailleurs à conserver plus sûrement les voies lacrymales dans leur intégrité parfaite, et éviter la plus grande partie des difficultés pour placer le séton.

L'ouverture pratiquée à la manière de *Pouteau* de Lyon, dans la partie interne du sac lacrymal, entre la caroncule lacrymale et la paupière inférieure, paraît être d'une exécution si délicate, et être sujette à de si grands inconvéniens, qu'on n'oserait la recommander, lorsqu'on a des moyens plus doux à conseiller.

L'incision ordonnée par *Antoine Petit*, quoique semblable, ne peut essuyer les mêmes reproches, parce qu'elle est prescrite par l'auteur, dans l'oblitération absolue des points lacrymaux, et qu'alors dans un cas aussi désespéré on n'a rien de mieux à proposer.

Si les os sont altérés, soit l'os unguis, soit l'os maxillaire supérieur, ce qui est à la vérité assez rare, les moyens décrits plus haut pourraient être insuffisans, et alors l'art offre différentes opérations pour arrêter les progrès de la carie.

On juge de l'altération des os par l'ancienneté de la maladie, par l'abondance du pus qui, comme je l'ai déjà dit, est noir et d'une odeur forte et désagréable; par des petites taches noires, dont la peau environnante et les bords de l'ulcère sont parsemés. Dans cette complication de la maladie, par une section faite aux tégumens et au sac lacrymal, s'il n'y a point d'ouverture spontanée, ou même après avoir dilaté celle qui pourrait s'être formée par l'effet de la suppuration, on porte sur l'os carié ou le bouton de feu (Voyez la *fig. XXIII, pl. VIII*) usité par les anciens, et décrit par tous les auteurs, ou bien les caustiques capables de ronger et de détruire ces parties altérées. On peut aussi se servir des différens instrumens proposés par plusieurs auteurs plus modernes, pour enfoncer l'os unguins, tels sont le trocart de *Boudou*, la pince de *Lamorier*, le foret de *Monroo*, etc., ou enfin une sonde ordinaire et mousse. L'ouverture artificielle est tenue béante, soit avec des tentes convenables qu'on supprime après la guérison, soit avec des canules proportionnées à la nouvelle route tracée aux larmes. Ces canules sont fabriquées en or, en argent, en plomb, et après avoir été placées, restent toute la vie, à moins qu'elles ne s'échappent par le nez.

Elles ont différentes formes et longueurs, sont coniques, ou offrent un bourrelet pour les empêcher de se déplacer, tandis que d'autres portent à l'extrémité la plus large un bec ou écusson pour prévenir le même déplacement. On consultera, pour mieux connaître leur forme, plusieurs des ouvrages suivans.

On se sert, pour détruire les excroissances charnues qui naissent quelquefois autour de ce nouveau canal, soit de la pierre infernale, comme du médicament le plus sûr, ou bien du nitre mercuriel, du beurre d'antimoine, etc.; quant au pansement, il doit être très-simple, et tel qu'il est recommandé dans tous les ouvrages des auteurs cités ci-après, qui ont parlé de cette maladie (Voyez au reste la *fig. XXIX, pl. X*).

Plempii, Ophthalmograp.

Boërrhav. De morb. oculor.

Reverhorst. Dissertat. de ægilop. Lugdun. Batavor., 1738.

Amezger. Histor. critic. curation. chirurgicar. quæ ad fistul. lacrymal. fuerunt adhibit, 1772.

Anel, Nouvelle méthode de traiter les fistules lacrymales, Turin, 1713.

Deshayes-Gendron, Article de la fistule lacrymale.

Platner. Dissertat. de fistul. lacrymal.

Guérin, Traité des maladies de l'œil.

Le second volume des Mémoires de l'Académie de chirurgie de Paris.

Saint-Yves, Malad. des yeux.

Heister. Instit. chirurg., artic. de fistul. lacrymal., in-4°.

Jean-Louis Petit, Traité des maladies chirurgicales, article de la fistule lacrymale.

Plenck. Doctrin. de morb. oculor.

Bertrandi, Traité d'opérations chirurgicales.

Fabric. ab Aquapend. Oper. chirurg.

Dionis, Cours d'opérations de chirurgie.

Bell's, System. of Surgery, etc., Edinburgh.

Pott's. Chirurg. Work, etc.

M. *Sabatier,* Son excellent Traité de la médecine opératoire, ouvrage aussi lumineux qu'éloquent, vol. 11.

Anthelme Richerand, chirurgien en chef de l'hôpital Saint-Louis, Nosographie chirurgicale, pag. 274, tom. 1, in-8°., 1805.

De l'histoire que je viens de faire des diverses méthodes employées dans la cure de la fistule lacrymale, peuvent naître plusieurs craintes assez fondées. Souvent, en effet, après la guérison présumée, il reste un larmoiement assez incommode que rien ne peut arrêter. Quelquefois il renaît une tumeur à la place de celle qu'on croyait dissipée. Il n'est même point rare de voir revenir tous les symptômes qui existaient auparavant, et qui avaient paru être entièrement guéris à la suite du traitement le plus méthodique ; aussi plusieurs malades, après un traitement très-long, très-douloureux, se sont-ils trouvés dans un état pire qu'auparavant, sans être en droit de se plaindre avec justice de la personne dans laquelle ils avaient mis toute leur confiance.

J'ajouterai quelques réflexions à ce sujet, c'est que plus d'une fois lorsque l'opération a été entreprise, et qu'elle a réussi, c'est très-fréquemment dans des cas simples dans lesquels je me permets de croire que les remèdes généraux, les fondans, à l'intérieur, les évacuans ; à l'extérieur, les exutoires, les fumigations de différente nature (Voyez le mot *Fumigation*) faites par l'orifice inférieur, soit avec des résines aromatiques, soit avec des vapeurs aqueuses chargées, et tenant en dissolution des substances toniques, même avec l'eau seule très-chaude, et portée à l'intérieur du canal par le même orifice, sans parler d'autres remèdes analogues ; je pense, dis-je, que ces moyens auraient peut-être produit de meilleurs effets, auraient été beaucoup moins dangereux, moins violens, et la guérison moins incertaine, pourvu qu'on eût eu l'attention de ne point oublier de presser le sac lacrymal, et de mettre en usage avec persévérance les injections par les points lacrymaux, avec un fluide convenable.

Très-souvent la nature seule opère la guérison de la fistule lacrymale, sur-tout chez les enfans, lorsqu'elle est le produit de la petite vérole ; je l'ai observé plusieurs fois. La suppuration qui a lieu dans ce cas à l'intérieur du

sac, le détruit peut-être, et trace sans doute une nouvelle route à travers les os du conduit des larmes, ou
bien la pompe lacrymale reprend ses fonctions primitives après la cessation de la suppuration, sans pouvoir
expliquer d'une manière satisfaisante comment cela arrive. Quoi qu'il en soit, la guérison s'ensuit, et c'est ce
qui ne s'observe point aussi souvent après les opérations
faites par les praticiens les plus habiles.

CONCLUSION.

Par tout ce que j'ai dit, on peut aisément juger que
la fistule lacrymale est difficile à guérir radicalement :
qu'une méthode n'est point, dans tous les cas, impérativement bonne, qu'elle ne doit point être exclusivement
mise en usage, mais qu'elle peut, conjointement avec une
autre, concourir à la guérison. Il résulte de ceci qu'on
peut et l'on doit réunir plusieurs parties de diverses méthodes, pour en composer une mixte, applicable à beaucoup d'espèces de fistules lacrymales.

Le traitement dont je me sers est différent, selon l'état
dans lequel se trouve le malade.

Lorsque la fistule lacrymale, ou plutôt l'obstruction
du conduit des larmes n'est point à son dernier degré,
je donne sans contredit la préférence aux injections par
les points lacrymaux. Ces injections sont faites dans les
premiers tems avec l'eau la plus pure, puis avec une liqueur détersive ou tonique, etc., mais incapable d'obstruer le siphon de la seringue par sa viscosité. Ces injections doivent être continuées long-tems, et il n'est
point rare de les voir réussir, là où les opérations échoue-
raient sans doute. Je pense que presque toujours on y
renonce trop tôt, pour recourir aux opérations, que je

rejette assez constamment, à moins qu'il n'y ait une tumeur du sac lacrymal, bien prononcée, ou un ulcère dans le centre de cette même tumeur; dans ces complications même, les injections sont encore plus puissantes, et peuvent se faire par l'ulcération de la paupière et du sac lacrymal.

Si les injections sont reconnues insuffisantes; que la fistule lacrymale ne soit point compliquée de carie, mais que l'obstruction soit complète, alors je me sers de l'ulcère s'il y en a un, ou bien je pratique une petite ouverture dans le sac lacrymal. J'emploie un bistouri quelconque, mais très-étroit; le cystitome de *La Faye* (*Fig. XXVI, pl. XI*) y serait très-propre, il suffirait pour procurer ce passage, et j'avoue que je m'en sers souvent. Une fois ce point obtenu, on introduit ensuite un stylet mince, mais assez fort cependant pour vaincre les obstacles qui peuvent se rencontrer inférieurement (celui de *Méjan*, par exemple, *fig. LIII, pl. XIV*), en évitant autant qu'on pourra de rien forcer, mais tâchant de suivre les tortuosités que présente quelquefois le conduit osseux. Le stylet parvenu au-delà de l'orifice inférieur du sac nasal est retiré, et on lui substitue une corde à boyau de médiocre grosseur; on en fait entrer le plus qu'on peut dans le sac lacrymal, mais une partie est retenue au dehors.

Le malade, en se mouchant fortement, ou en éternuant, amène, un peu plutôt, un peu plus tard, l'extrémité de la corde; cette extrémité est saisie, et sert pour conduire un fil qu'on attache à la partie supérieure de la corde, au moyen d'une aiguille fine. Ce fil est dépendant d'un peloton qu'on cache dans les cheveux. Tous les jours on introduit dans l'intérieur du sac, une mèche de

coton chargée de basilicum ou autre onguent suppuratif.
Cette mèche, plus ou moins grosse, parvient dans le conduit nasal par le moyen du fil qu'on tire de bas en haut :
elle est changée tous les jours, ainsi que la partie du fil
salie par la matière. Lorsqu'on est assuré que le sac est
entièrement débarrassé de toute suppuration, on l'enduit
d'un mélange de basilicum et de sel de tartre ; quelque
tems après, de baume vert de Metz pur, autant qu'il est
nécessaire.

Les injections réitérées par les points lacrymaux ne
doivent point être oubliées lorsque le canal a été convenablement détergé. Ces injections à l'eau claire, ou,
ce qui vaut mieux, avec l'eau de *Barrége*, doivent être
continuées long-tems même après la guérison : l'usage
des sternutatoires n'est point non plus à rejeter, dans
cette même circonstance.

Telle est la méthode qui me réussit, et qui dans plusieurs de ses points n'est point absolument nouvelle ;
car *Krause*, dans ses notes, article de la *Fistule lacrymale*, l'a en partie indiquée. Voyez les Institut. chirurg.
Platner, pag. 524 et 525.

Les difficultés qu'on éprouve pour saisir le stylet de
Méjan, que les palettes de *Cabanis*, le procédé de
Jurine, n'aplanissent qu'en partie, et que le crochet,
la canule d'argent qui renferme le ressort de montre
dont on se sert dans divers hospices, laissent encore
subsister, sont par cette méthode bien plus aisément
vaincues ; le séton est placé d'une manière plus sûre,
avec moins de risque de faire une fausse route, de blesser la membrane pituitaire, sur-tout de faire éprouver
au malade des tentatives fatigantes et douloureuses pour

saisir et amener par la narine, au dehors, les stylets, les sondes, les aiguilles, les fils, etc.

S'il n'existe aucun espoir de rétablir les voies naturelles, et que de plus il y ait carie à l'os unguis, alors il y a nécessité absolue de recourir à d'autres moyens plus efficaces; et dans ce cas, il convient de tracer une route artificielle à travers l'os unguis, à peu près à la manière de *Woolhouse*, en s'efforçant en même tems de détruire les points de carie, soit par le bouton de feu (dont on peut voir la figure dans le Traité des maladies chirurgicales par *Jean-Louis Petit, pl. LXXXVII, fig. I et II,* in-8°. tom. I. Voyez aussi la *fig. XXIII, pl. VIII*), ou mieux avec la pierre infernale. Lorsqu'on parvient à vaincre la répugnance des malades, la méthode que je propose réussit assez bien : à la vérité, on ne doit s'en servir, comme je l'ai dit, que dans le cas d'impossibilité démontrée de déboucher les voies naturelles; ce qui est heureusement fort rare.

Cette pratique proposée diffère de celle employée ordinairement en ce que l'on obtient l'ouverture des tégumens au moyen d'un très-petit morceau de pierre à cautère, placé au milieu d'un petit emplâtre d'onguent de la mère, appliqué à l'endroit correspondant au sac lacrymal. L'escarre faite vingt-quatre heures après, on porte à travers l'issue une sonde pleine pour tenter encore de déboucher le canal nasal. Si l'on en voit l'impossibilité absolue, on enfonce alors l'os unguis ou avec cet instrument, ou avec un petit trocart, qu'on pousse au-delà de la membrane qui tapisse la partie postérieure de cet os. On tient ce nouveau canal ouvert avec une petite bougie pendant quelques jours; puis on y place une petite canule d'or, d'argent ou de plomb

qui est aussi bon, d'une longueur convenable, pour
dépasser la membrane qui pourrait la boucher. Voyez
le mot *Canule.*

Cette canule est coupée en biais, placée obliquement,
mais de façon à appuyer un peu sur le vomer. Ceci
achevé, on cicatrise la plaie extérieure, et l'on conçoit
aisément qu'il convient d'injecter par ce nouveau canal,
pour être assuré qu'il est libre. Les injections par les
points lacrymaux sont également indispensables, afin
de s'assurer qu'ils sont ouverts. Elles sont utiles aussi
pour bien déterger l'intérieur du sac, et mieux chasser
au dehors les matières puriformes qui pourraient encore
s'attacher à ses parois. Cette attention est très-nécessaire dans cette méthode, et ne l'est pas moins dans les
autres. (Voyez la *fig. XXIX, pl. X.*)

Les canules ainsi placées, y restent toujours : quelquefois cependant elles s'échappent, ou en se mouchant
ou spontanément; d'autres fois elles s'insinuent sous les
tégumens, dans le tissu cellulaire d'une partie quelconque de la face, et coulent entre ces deux organes.
A la vérité, le canal artificiel n'en subsiste pas moins
dans son intégrité parfaite, et le larmoiement très-souvent n'a plus lieu. Au reste, il convient, par une incision
faite à la peau, de retirer s'il est possible, et cela se
peut, la canule qui s'est ainsi déplacée. Tout le monde
connaît la figure des différentes canules employées dans
cette maladie. Consultez, au reste, le mot *Canule.*

Le traitement de la fistule lacrymale par la voie des
canules n'a point toujours un succès complet; aussi n'y
a-t-on point recours souvent, et j'avoue que, quoiqu'elle
m'ait réussi, j'emploie plus volontiers, et avec plus
d'avantages, le séton placé au moyen de la corde à

boyau, comme je l'ai dit plus haut. Cette méthode me paraît infiniment préférable, et je ne doute même point qu'elle ne puisse, avec des soins et de la patience, suppléer communément à toutes les autres méthodes, qu'on peut d'ailleurs aussi mettre à contribution dans des cas de nécessité et de complication; mais on doit toujours fonder plutôt son espoir sur le séton placé à l'aide de la corde à boyau, et le considérer comme base de la cure.

Il n'est point hors de propos, je crois, de faire observer ici que tout traitement pourra être insuffisant, si préalablement on n'a détruit la cause présumée qui a pu donner naissance à l'obstruction du sac lacrymal. Lorsqu'on a eu cette attention, on doit tout espérer de la méthode qu'on employera. Plus d'une fois on a été en droit d'accuser de négligence les praticiens qui, sans examen, ont entrepris la cure de cette affection des paupières sans s'être arrêtés à la cause essentielle de cette maladie; aussi le succès n'a-t-il point toujours couronné leurs soins. Je terminerai enfin en disant qu'il n'en est point de la fistule lacrymale comme de la cataracte, dans laquelle les remèdes sont à peu près inutiles pour concourir à la guérison avec les instrumens chirurgicaux, tandis que dans la fistule lacrymale ils font, à mon gré, partie intégrante du traitement, et peuvent souvent empêcher que le sac lacrymal de l'autre œil, resté intact jusqu'alors, ne s'affecte à son tour, comme cela arrive presque toujours, un peu plutôt, un peu plus tard.

FISTULE des paupières.

§ I. Les fistules des paupières sont des ulcères calleux assez profonds, relativement au peu d'étendue et d'épaisseur des paupières ; ils sont aussi sinueux ; l'entrée en est étroite, et le fond large. Ces sortes d'ulcères affectent les bords des paupières dans le cartilage tarse.

§ II. Cette maladie est la suite d'ulcères simples, mal conduits ou rebelles aux remèdes les plus efficaces.

L'orgeolet produit aussi la fistule des paupières, lorsqu'on n'est point parvenu à en empêcher la terminaison par la suppuration.

Il en est de même lorsqu'il y a eu dans ces organes un abcès ou quelques tumeurs scrophuleuses, et qu'il y a eu carie dans les os voisins.

Une ophthalmie vénérienne dont le siége aura existé dans le corps de l'œil, pourra, à cause de la contiguïté des parties, donner lieu à la fistule des paupières.

§ III. Les saignées avec la lancette, avec les sangsues, pourront être de quelque utilité, sans être communément nécessaires.

Les exutoires seront plus utiles ; mais il suffira d'avoir recours à un vésicatoire à l'un des bras, encore mieux à un vésicatoire à la nuque.

Les bains entiers, les demi-bains et les bains de pieds, ne devront point être évités.

Les lavemens simples, émolliens, et quelquefois laxatifs, les boissons délayantes et rafraîchissantes, deviennent indispensables.

Dans quelques cas particuliers, lorsque le principe de cette maladie pourra être rapporté à un vice scrophuleux, on aura recours à des pillules efficaces dans cette circonstance. Voyez le mot *Ophthalmie*.

La fistule suite d'abcès et d'ulcères dégénérés, et dans laquelle se rencontre une altération dans les os, oblige, outre le traitement indiqué ci-dessus, d'avoir recours à quelques manœuvres chirurgicales, telles que les suivantes.

On tâchera de faire pénétrer avec prudence, dans le fond de la fistule, un caustique liquide. Ce caustique sera l'eau mercurielle ou le beurre d'antimoine. On se servira, pour cette opération, d'un très-petit cure-dent, à l'extrémité duquel sera placée l'une ou l'autre espèce de caustique. On pourra encore employer, pour le même usage, tel autre instrument qu'on voudra, au lieu d'une plume ou cure-dent.

La pierre infernale, qu'on aura rendue pointue, serait peut-être ce qu'on pourrait adopter de meilleur, parce qu'on est plus maître de son action.

Quelle que soit l'espèce de caustique employée, on s'efforcera de déterminer une exfoliation, principalement dans les os cariés : sans ce point obtenu, on ne pourra mettre fin à la durée de ces sinus fistuleux, souvent très-incommodes, toujours très-dangereux.

L'action du caustique étant appaisée, l'organe malade sera fomenté et lavé avec un peu d'eau vulnéraire, ou de l'eau simple animée avec quelques gouttes d'une teinture de kinkina.

Un régime doux, humectant et rafraîchissant, sera en général de rigueur.

FISTULE DE LA CORNÉE. Ulcère sinueux, superficiel, long, qui s'étend plus ou moins droit entre les lames de cette tunique, et est produit par une ophthalmie rebelle.

Pour parvenir à guérir cette maladie, il faut toucher de tems en tems ce trou fistuleux avec la pierre infernale, et baigner ensuite l'œil avec une infusion légèrement tonique, telle que celle faite avec des fleurs de

sureau, des roses de Provins, ou autre de ce genre. On
doit continuer ainsi jusqu'à ce que la cornée transparente soit totalement cicatrisée : la pommade que je
conseillerai aux articles suivans, *Ulcère de l'œil, Oph-*
thalmie, Vaisseaux variqueux, peut suppléer très-
souvent à la pierre infernale, et être d'un usage plus
facile; quelquefois même la guérison en est plus certaine; je ferai seulement observer qu'il peut arriver que
le traitement soit plus long.

Quoique cette maladie soit le plus souvent la suite
d'une ophthalmie, je ne crois point cependant que les
médicamens internes soient bien nécessaires : au reste,
ils ne pourront nuire. On peut se contenter des boissons
délayantes et rafraîchissantes, des lavemens et des purgatifs, même de quelques saignées; mais les exutoires
peuvent être ajournés, étant d'un très-faible secours.

FISTULE des conduits lacrymaux. Ces petits canaux s'ulcèrent après avoir été dilatés et enflammés par
les larmes, qui, étant retenues dans le sac lacrymal, se
dénaturent au point d'être capables d'occasionner de
violentes ophthalmies ou inflammations d'yeux, et des
ulcérations dans tout le siphon ou conduit des larmes,
auxquelles participent également ces petits conduits.
Voyez, pour le traitement, le mot *Fistule lacrymale.*

FLAMMES qui apparaissent aux yeux. Voyez le
mot *Etincelles qui apparaissent aux yeux.*

FLUX de larmes. Voy. le mot suivant, *Larmoiement.*

FLUXION, *Fluxio, Defluxio.* Écoulement, suintement ou chute d'humeurs, qui se fait sur une partie
quelconque du corps. Le vulgaire appèle ainsi l'ophthalmie du globe et l'inflammation des paupières, parce
que dans ces maladies il y a presque toujours un écou-

lement d'humeurs ou fluides ou épaisses, quelquefois très-âcres et très-collantes. Voyez les mots *Ophthalmie*, *Inflammation des paupières*, *Ulcère des paupières*, *Chassie*, *Lippitude*.

FOMENTATION, *Fotus, Fomentatio, Fomentum.* Remède au moyen duquel on étuve, on bassine l'œil, soit que ce remède soit fortifiant, répercussif, détersif, ou qu'il soit émollient, etc. suivant l'intention que l'on a.

§ I. Les fomentations, qui sont ordinairement liquides, ne diffèrent du bain oculaire que par la manière de les employer; car les médicamens peuvent être les mêmes.

Dans l'un, on fait usage d'une baignoire de verre, de porcelaine, etc. propre à l'œil; on remplit cette baignoire d'un collyre approprié à l'état de la maladie : dans la fomentation, on trempe des linges fins dans de semblables médicamens, ou une éponge douce, qui servent, l'un ou l'autre, à étuver, à bassiner, et à humecter doucement et chaudement l'œil et les paupières malades.

§ II. Les fomentations sont principalement utiles après l'opération de la cataracte; elles servent à fortifier les paupières, qui ont toujours de la tendance à devenir œdémateuses : on peut aussi, au moyen d'un collyre tonique et délayant, fomenter et nettoyer ces organes, aux bords desquels, et spécialement vers leurs commissures, s'amasse une matière épaisse et collante qui vient à la suite de l'opération, et qui est aussi un peu le résultat de la clôture continuelle de ces mêmes paupières.

Le bain oculaire ne parviendrait pas aisément à débarrasser l'œil de cette humeur gluante qui empâte et colle ensemble les bords des paupières.

Après ces fomentations, il faut quelquefois laisser l'œil humecté, sans l'essuyer : dans d'autres circonstances, il faut, avec un linge fin et sec, débarrasser les paupières de cette humidité ; c'est ce qu'on doit faire lorsqu'on emploie ces moyens après l'opération de la cataracte.

FOMENTER. C'est mettre en usage les fomentations. Voyez ce dernier mot.

FONTE du corps vitré. Voyez le mot *Atrophie du globe.*

FONTICULE. C'est la même chose que cautère. Voyez les mots *Cautère, Exutoire.*

FORET de Monroo. Espèce d'alêne de cordonnier, avec laquelle ce praticien perce l'os unguis altéré, pour former une route nouvelle aux larmes à travers les callosités et les fongosités qui se rencontrent dans le sac nasal lorsque le conduit des larmes est embarrassé et obstrué.

Il n'est point nécessaire, selon cet auteur, de pratiquer une ouverture dans l'os unguis, plus grande que ne le peut faire cet instrument. On connaît tellement ce que c'est qu'une alêne de cordonnier, qu'il est aisé d'avoir une idée claire de ce foret. Voyez, au reste, le mot *Fistule lacrymale.*

FOURMILLIERE. Espèce de verrue ou tumeur des paupières, qui excite des picotemens semblables à ceux que produisent les fourmis. Voyez les mots suivans, *Myrmecia, Tumeur, Verrues des paupières.*

FOYER, *Focus.* Terme d'optique qui désigne le point d'un verre concave, convexe, uni, où les différens rayons de lumière viennent se réunir.

FUMIGATION, Terme employé en médecine et en

chimie. C'est faire recevoir à une partie quelconque du corps la vapeur d'une substance en combustion, celle de l'eau chaude simple, ou lorsqu'on y a fait infuser, bouillir quelques feuilles ou fleurs odorantes.

§ I. On fait aussi usage de ces moyens dans plusieurs maladies d'yeux ; c'est ainsi qu'on l'employe avec succès dans la paralysie du muscle releveur de la paupière, le relâchement de cet organe, dans la goutte sereine ou amaurosis, etc. On recommande à cet effet aux malades de recevoir la vapeur de succin, d'encens, de benjoin ou de quelques autres substances résineuses et odorantes de ce genre. La manière dont on administre cette fumigation est la suivante.

§ II. Réduisez en poudre grossière la substance dont vous voulez faire recevoir la vapeur ; s'il y en a plusieurs, mélangez-les, jetez-en une pincée ou deux sur de la braise allumée ; couvrez ces charbons avec un entonnoir de verre, ou plutôt de fer blanc renversé (auquel dans ce cas on peut donner le nom de *Fumigatoir*) ; exposez l'œil (après avoir eu soin de le fermer), à la distance de deux ou trois pouces du petit orifice de ce fumigatoir ; restez-y exposé le tems qu'on aura déterminé.

Cette fumigation est prescrite le matin en se levant et le soir en se couchant, à moins que la maladie n'exige qu'on l'emploie aussi dans la journée.

On fait recevoir à l'œil malade, par le même procédé, la vapeur de l'eau chaude ; celle des infusions toniques, émollientes ; les décoctions des plantes dont la vertu est la même, excepté qu'étant moins actives et moins piquantes que les résines en combustion, on peut prolonger plus long-tems la fumigation, la réitérer plus

souvent, et en même tems tenir les paupières ouvertes
en en recevant la vapeur.

FUMIGATOIR, Instrument dont on se sert pour
les fumigations sèches; si elles sont humides, voyez la
fig. XXX, pl. XI.

FUMIGER, *Fumigare,* C'est exposer une partie quelconque du corps à la vapeur d'une fumigation aqueuse
ou sèche. Voyez le mot *Fumigation.*

FYCOSIS, Voyez le mot *Dartres des paupières.*

G

GALE DES PAUPIÈRES. Psorophthalmie, du grec Ψῶρα
et Ὀφθαλμία. Voyez le mot *Psorophthalmie;* voyez aussi
les mots suivans : *Tumeur des paupières, Ulcère des
paupières,* toutes maladies dans lesquelles les paupières
sont souvent affectées de gale.

GANGLION CILIAIRE. Voyez le mot *Nerfs de l'œil.*

GANGLION OPHTHALMIQUE, C'est la même chose
que le ganglion semi-lunaire. Voyez le mot *Nerfs de
l'œil.*

GANGLION SEMI-LUNAIRE. Voyez le mot *Nerfs de
l'œil.*

GANGRÈNE DES PAUPIÈRES, *ou Mydesis.*

§ I. Dans la gangrène des paupières, la peau devient
brune, livide, noire; elle est quelquefois chargée de petites ampoules, ou cloches pleines d'une liqueur noire,
roussâtre, etc.

§ II. Cet accident est souvent la suite de l'application
inconsidérée de quelque remède astringent, répercussif
ou caustique, dans l'ophthalmie ou inflammation, ainsi
que dans l'œdème de ces parties. Cette maladie peut aussi

venir spontanément, et être produite par un vice des liqueurs.

§ III. En même tems qu'on employe les remèdes généraux, auxquels on joint à l'intérieur le kinkina en substance, il convient de faire promptement des scarifications ou mouchetures sur la paupière, dans les endroits convenables et les parties les plus déclives, même exciser quelques portions de cet organe qu'on désespérerait de conserver. On fomente ensuite les blessures avec un collyre résolutif (Voyez le mot *Collyre*), ou avec une forte décoction de kinkina dans du vin.

On doit même administrer des lavemens préparés avec cette substance, et sur-tout observer un régime exact. Voyez les mots *Anthrax, Gangrène des paupières*, où le traitement convenable a beaucoup plus d'étendue.

GARDE-VUE, Espèce de machine de taffetas, ou vert, ou noir, qui avançant un peu au-delà des yeux, les garantit du contact trop vif du jour, ou de la lumière factice, etc.

On construit ordinairement cet instrument avec un fil de fer qui fait le tour de la tête, et qui forme une espèce d'avance ou auvent au-delà des yeux. On garnit de taffetas la partie du fil de fer qui présente comme un toit par-delà le front. Au reste, le chapeau rabattu peut très-bien remplir l'office de garde-vue; le taffetas noir est ce qui convient le mieux pour construire ces sortes de garde-vues, qu'on peut encore fabriquer avec un morceau de carton noirci.

GAROU (Bois de), Saint-Bois, Joli bois, en latin *Thymœlea*. On emploie la racine et l'écorce de cet arbrisseau en place de vésicatoire, pour contribuer à la guérison de plusieurs maladies d'yeux.

Quelques personnes font un trou au lobe des oreilles, y mettent un morceau de la racine du bois de garou, et pratiquent ainsi une espèce de séton, dont la suppuration, qui est quelquefois abondante, concourt beaucoup à la guérison de quelques ophthalmies opiniâtres, conjointement avec les autres remèdes propres à la guérison de ces maladies; mais on emploie plus souvent l'écorce de cette racine, que l'on applique derrière les oreilles, sur le bras, etc.; après l'avoir trempée dans le vinaigre, et après avoir frotté quelque tems la partie sur laquelle on doit l'appliquer.

On a soin de renouveler cette racine de tems en tems. J'ai observé souvent que l'écorce du garou excitait une suppuration plus abondante chez quelques personnes, que le vésicatoire ordinaire composé de cantharides, et ne donnait point lieu aux symptômes fâcheux que produit le sel âcre contenu dans ces insectes. En effet, on reconnaît aux accidens désagréables dont plusieurs malades sont tourmentés, que ce sel roule dans la masse du sang lorsqu'on emploie pendant long-tems ces espèces de vésicatoires.

L'onguent que les apothicaires forment avec le garou, remplace l'écorce de thymœléa, même l'onguent composé avec les cantharides, d'une manière avantageuse, sans avoir les inconvéniens de ce dernier onguent.

GLABELLUM, Mot latin qu'on a conservé en français. On a désigné par ce mot l'espace renfermé entre les deux sourcils, au-dessus du nez.

GLANDES ciliaires. Voyez le mot *Glandes de Meibomius.*

GLANDE innominée. C'est le nom que l'on donnait

anciennement à la glande connue aujourd'hui sous celui de glande lacrymale.

GLANDE LACRYMALE. Cette glande est chargée de la secrétion des larmes ; on la nommait anciennement glande innominée, et on ignorait absolument à quel usage elle était destinée. Elle est d'un volume assez considérable et du genre des glandes conglomérées. Sa partie supérieure présente une surface convexe à cause de l'os coronal sous lequel elle est logée. La surface inférieure qui touche l'œil est concave.

La glande lacrymale est placée dans un enfoncement de l'os coronal, proche l'angle externe de l'œil. Elle reçoit ses nerfs du troisième rameau de l'ophthalmique de *Willis* ; ses vaisseaux artériels de l'artère ophthalmique ou de l'artère meningée ; ses veines de la première branche du sinus ophthalmique.

Cette glande verse les larmes qu'elle a séparées du sang, au moyen de plusieurs canaux qui marchent sur le même plan les uns des autres, dessous et à travers la conjonctive. Ces conduits, que *Monroo* le jeune paraît avoir découverts le premier, s'ouvrent vers l'angle externe, à peu près à quelques lignes du tarse de la paupière supérieure. Les larmes que cette glande fournit étant mêlées avec l'humeur onctueuse que séparent les glandes de *Meibomius*, servent à lubrifier l'œil, à rendre les mouvemens de cet organe plus doux, plus assurés, et à entretenir le brillant, et la diaphanéité de la cornée transparente.

Cette glande, ainsi que les autres parties de l'œil, peut être affectée d'inflammation. Alors la plupart des remèdes indiqués pour l'ophthalmie peuvent convenir pour calmer les accidens occasionnés par cette maladie.

La glande lacrymale peut se tuméfier considérablement, et augmenter tellement en volume, que l'on soit
obligé d'en faire l'excision. Cette maladie est annoncée
par quelques auteurs, mais il paraît qu'heureusement elle
est fort rare.

Quelques praticiens conseillent, dans le cas d'impossibilité de rétablir la liberté des points lacrymaux, ou des
voies lacrymales, d'extirper également cet organe glanduleux, quoiqu'il ne soit aucunement malade. Ils espèrent, par cette opération, éviter le flux des larmes,
qui doit avoir lieu dans l'occlusion totale des points lacrymaux, ou dans l'oblitération du siphon lacrymal. Mais
ne peut-on pas dire que le remède serait pire que le mal.
En effet, les larmes que fournit cette glande, mêlées avec
l'humeur des glandes ciliaires, sont, comme on le sait,
très-nécessaires pour entretenir la souplesse, la transparence, etc. des différentes parties qui constituent le
globe : si ce corps glanduleux n'existe plus, cet effet
n'aura plus lieu ; d'ailleurs cette opération peut entraîner
des suites assez fâcheuses, et on ne doit la conseiller que
dans le cas cité plus haut, où elle est indispensable pour
garantir de l'aveuglement, et sauver peut-être l'existence
du malade.

D'après ces considérations, nous croyons donc qu'il
vaut mieux laisser subsister ce larmoiement (qui chez
quelques personnes n'est pas fort abondant), lorsqu'on
ne peut réintégrer les points lacrymaux dans leur état
primitif, ou tenter un nouveau moyen pour rétablir le
cours des larmes, par exemple l'opération proposée par
le célèbre *Antoine Petit*, médecin de la Faculté de Paris.
Voyez une thèse aux écoles de médecine de Paris, soutenue en 1779, *An impeditis lacrymar. viis,* etc.

OUVRAGES A CONSULTER.

Winslow, Traité d'Anatomie, in-4°.
Plempii, Ophthalmographia, in-folio.
Haller. Prim. lin. physiol.
Zinn. Descript. anat. ocul. hum., in-4°.
M. Sabatier, Traité d'Anat., in-4°.
Heister (Traité d'anatom. d'), par Senac, in-8°.
Lieutaud (Anatom. de), in-8°.
Palfin (Traité d'anatom. par) comm. par *Petit*.
William Portefield, A treatise on the eye, the manner and phœnomena of vision; Edimburgh, in-8°.
Joseph Warner, A description of the human eye and its adjacent parts etc., in-8°., London.
Deshayes-Gendron, Malad. des yeux, in-12.

GLANDES DE MEIBOMIUS. Les glandes qui portent le nom de *Meibomius*, auquel on en attribue la découverte, ont été aussi appelées glandes ciliaires; elles sont placées dans l'épaisseur des cartilages tarses des paupières, ont à peu près l'étendue d'un grain de pavot, et sont du genre des glandes sébacées.

Ces organes sont en assez grand nombre, plus considérables à la paupière supérieure qu'à l'inférieure, et quelquefois placés trois ou quatre de suite, sur une même ligne : ces glandes se terminent par de petits canaux qui, sans doute, communiquent les uns avec les autres; ces petits canaux excréteurs s'appèlent points ou trous ciliaires, et forment quelquefois une ou deux rangées sur le bord des paupières.

A travers les ouvertures de ces petits corps suinte une humeur sébacée douce, grasse, onctueuse, et assez liquide après qu'elle a été séparée de la masse du sang par le moyen des glandes de Meibomius.

Cette humeur douce lubrifie le bord des paupières, et l'œil lui-même ; elle diminue le frottement qu'occasionne le mouvement continuel de ces organes. Cette humeur peut aussi, en quelque sorte, arrêter le flux des larmes sur les joues.

Lorsque ces petites glandes sont malades, comme cela arrive dans quelques espèces d'ophthalmies, ou dans quelques autres maladies de l'œil, cette humeur s'épaissit, devient visqueuse, gluante, âcre, et forme ce qu'on appèle chassie : cet accident cesse lorsque les maladies qui l'occasionnent sont guéries.

Ces organes sont affectés des maladies suivantes :

Chassie,

Ulcère. Voyez ces mots.

Ouvrages à consulter sur la structure de ces parties.

Casser. de Vasis palpebrar. novis, 1666.

Meibom. de palpebrar. Vasis novis, Helmstad. 1666.

Winslow, Traité d'anat. de la tête. in-4°.

Zinn. Descrip. anatom. ocul. human. Gotting. in-4°.

Deshayes-Gendron, Malad. des yeux, in-12.

Sabatier (M.), Traité d'anatomie, in-8°.

James. Diction. univers. med. in-folio.

GLAUCOME, *Glaucedo, Glaucoma*, en grec Γλαυκωμα. Maladie dans laquelle le crystallin, selon quelques auteurs, ou l'humeur vitrée, selon d'autres, prennent une couleur d'eau de mer.

§ I. Le glaucome est, disent la plus grande partie des auteurs modernes qui en ont parlé dans des traités particuliers ou généraux, une maladie dans laquelle l'humeur vitrée est affectée d'opacités. Cette affection a été, comme il vient d'être dit, nommée glaucome.

L'opacité que paraît présenter cette humeur, offre, à ce qu'ils assurent, une couleur d'un vert très-clair.

Quelques médecins plus anciens, et en plus grand nombre, ont cru que la couleur contre nature, qu'on aperçoit chez ces malades, était produite par une altération particulière de la lentille crystalline; et alors ils ne paraissaient faire que très-peu de difference entre cette maladie et la cataracte, excepté qu'ils pronostiquaient que l'opération ne rendrait point la vue.

Si l'on considère que ce que l'on appèle véritablement un glaucome, donne lieu à des symptômes qui sont fort différens de ceux qu'on observe chez les malades attaqués de cataracte simple, on ne pourra être du sentiment de ces anciens praticiens.

§ II. Ce qu'on nomme glaucome me semble être une véritable maladie du nerf optique, laquelle altération se communique à la rétine, qui en est l'expansion. Cette tunique paraît d'une couleur fort différente de celle qu'elle a dans son état naturel : cette couleur s'aperçoit à travers tous les corps transparens qui constituent l'œil ; elle est telle que l'ont annoncée les anciens, et permet de voir jusqu'au fond de l'organe. Le crystallin et l'humeur vitrée sont à peu près dans leur état ordinaire. La pupille est immobile et dilatée ; elle laisse voir la couleur blanche et verdâtre de la rétine, qui paraît alors comme éclairer la cavité interne du globe.

La sclérotique est parsemée de vaisseaux variqueux, et, dans quelques circonstances, affectée d'ophthalmies fréquentes. Le globe éprouve des douleurs lancinantes et violentes, qui reviennent périodiquement.

L'espèce d'opacité qui a fait donner le nom de glau-

come à cette maladie, ne peut provenir du crystallin ;
on voit aussi très-facilement, lorsqu'on veut y faire
attention, qu'elle n'est point davantage occasionnée par
la perte de transparence de l'humeur vitrée : et c'est
pour cette raison que l'abaissement ou l'extraction de
la lentille crystalline ne rendent point la vue au malade,
lorsqu'on opère dans cette situation de l'organe ; le
crystallin extrait conserve même sa diaphanéité naturelle, et alors la couleur de vert de mer existe tout
comme avant sa sortie de l'œil.

Cette maladie ne diffère donc que très-peu de la
goutte sereine : dans celle-ci seulement, la rétine est
paralysée sans avoir éprouvé de changement dans sa
couleur, tandis que dans le glaucome elle éprouve ce
dernier symptôme. Voilà ce qu'une pratique constante
et les dissections m'ont appris.

Il peut également se joindre à la goutte sereine une
opacité dans le crystallin, et alors se former une cataracte de mauvaise espèce : ce sera une complication de
maladies, et nullement une maladie distincte. En interrogeant les malades, on apprend que la vue s'est affaiblie graduellement, que la cécité a été parfaite avant
qu'on ait pu distinguer à l'examen aucune opacité dans
la lentille crystalline, et telle qu'on l'observe lorsque la
cataracte se forme. La cataracte n'est donc point, dans
ce cas, la maladie essentielle ; mais elle est une maladie
secondaire.

§ III. Les commencemens du glaucome sont absolument, ou à peu de différence près, les mêmes que
ceux de la goutte sereine ; mais ils ne sont pas accompagnés de douleurs de tête aussi violentes, même dans
le fond de l'orbite ; ces douleurs, à la vérité, reviennent

plus souvent. Le traitement, par conséquent, sera celui indiqué à l'article où il est question de cette affection du nerf optique. Voyez à ce sujet le mot *Goutte sereine.*

Je dois cependant dire que, dans la maladie que je viens de décrire, les saignées à différentes époques sont bien plus utiles que dans la goutte sereine essentielle. En effet, l'expérience prouve que, dans le glaucome, tous les vaisseaux du globe, soit internes, soit externes, sont ou variqueux, ou au moins dans un état de turgescence bien marqué. Lorsqu'on extrait le crystallin que l'on croyait opaque, et qui l'est très-peu et très-rarement, il survient une hémorrhagie plus ou moins forte, quoique sans danger pour le malade, mais qui ne laisse point que de l'effrayer. Les ophthalmies sont périodiques et très-violentes lorsque le glaucome est à son dernier degré. Cette inflammation du globe précède souvent cette affection, fait prendre le change sur l'existence de cette dernière maladie, et laisse dans la sécurité les personnes qui imaginent n'avoir à redouter qu'une ophthalmie simple.

Je crois inutile de faire observer que, lorsque le glaucome est reconnu d'une manière distincte pour être à peu près complet, les remèdes sont employés avec peu d'avantage, et ne peuvent qu'altérer la constitution du malade par leur usage long-tems continué; on conçoit aisément aussi qu'aucune opération ne peut être pratiquée avec succès.

OUVRAGES A CONSULTER.

Ambroise Paré (les OEuvres d'), in-folio.
Plempii, Ophthalmogr. in-folio.
Boerrhav. de Morb. oculorum.

Guillemeau, Maladies de l'œil, in-12.

Antoine Maître-Jean, Malad. de l'œil, in-12.

Brisseau, Traité de la cataracte et du glaucome, in-12.

Saint-Yves, Malad. des yeux, in-12.

Heister. de cataract. glaucomate, amaurosi Tractatio, etc.

Plenck. Doctrin. de morb. oculorum, in-8°.

Pinson, Observations sur la cataracte et le glaucome.

Deshayes-Gendron, Malad. des yeux, in-12.

Guérin, Malad. des yeux, in-12.

GOUTTE sereine; *Gutta serena*, en latin, *Amaurosis* du grec Ἀμαυρωσις, AMAUROSE, en français.

La goutte sereine est une maladie, qui, lorsqu'elle est à son dernier période, prive les personnes qui en sont affectées totalement, de la faculté de voir aucun objet, même de discerner le jour d'avec les ténèbres. L'œil malade paraît aux yeux des gens peu éclairés, dans son état naturel; il est exempt de taches, d'ophthalmies, etc., il présente un aspect très-brillant, et son volume est celui d'un organe sain. Les malades marchent avec assurance, et peuvent fixer le soleil impunément, sans en être blessés; ce qu'on ne peut dans toute autre situasion.

§ I. Cette maladie est une des plus dangereuses de toutes celles qui attaquent l'organe visuel : la cure complète en est très - difficile et exige beaucoup de connaissance et d'attention de la part de celui qui la traite. Lorsqu'on la combat dans son principe, on peut encore en arrêter les progrès, même rappeler la vue perdue; mais plus tard on est rarement aussi heureux; les malades sont donc bien intéressés à ne point temporiser, et les médecins qu'ils consultent, doivent leur donner l'éveil sur les dangers dont ils sont menacés.

§ II. La goutte sereine est imparfaite ou complète, elle affecte un œil ou les deux organes. Cette maladie est spontanée ou accidentelle, compliquée de cataracte, de staphylome, d'albugo, d'ophthalmie, etc.; elle vient brusquement, autrement elle fait des progrès lents, et c'est la plus fréquente espèce de goutte sereine, sans en être la moins dangereuse pour la vision. Elle est périodique ou continuelle.

§ III. Un examen superficiel, présente peu d'altération dans le globe, comme je l'ai dit plus haut; mais avec attention, on découvre que la pupille parfaitement noire, est plus ou moins dilatée, mais quelquefois aussi très-resserrée, ou dans l'état d'une pupille appartenant à un œil sain. Le plus souvent les mouvemens de cette ouverture sont plus ou moins ralentis ou nuls; quelquefois, mais plus rarement, ces mouvemens existent même à un degré très-marqué, parce que les nerfs ciliaires ne sont point malades, ce qu'il est bon de savoir. La forme de cette prunelle est dérangée, tantôt elle est ovale, d'autres fois triangulaire; elle est encore déprimée dans la partie inférieure ou de côté. On apprend des malades qu'ils éprouvent une faiblesse de vue plus ou moins grande, sans que l'objet qui les prive d'une portion de vue ait aucune forme qu'on puisse décrire. Ils annoncent des erreurs de vue, ils aperçoivent des feux, des cercles lumineux, des étincelles; la vue devient double, nébuleuse; on ressent une sécheresse dans le globe, qui, avec le tems, devient squirreux dans de certaines circonstances, et est alors couvert de varices. Quelques malades sont tourmentés par une irritation semblable à celle que produit un corps étranger introduit sous les paupières: ils croient voir des points noirs, des mouches, des ré-

seaux, des gazes, des serpentaux et des gouttes d'huile
semblent descendre devant les yeux : les battemens des
artères sont considérables dans le fond de l'orbite, les
vertiges et les bourdonnemens dans les oreilles sont très-
incommodes. Les douleurs de tête sont la plupart du
tems très-violentes et ne cessent qu'après la perte totale
de la vue : elles se font ressentir au front, dans le fond
de l'orbite, aux tempes et principalement à l'occiput,
encore dans l'un et l'autre os maxillaire, c'est alors la
goutte sereine essentielle. Il n'est point rare cependant
que cette affection de la rétine survienne sans douleurs.
Quelques malades sont affectés de convulsions, de délire
ou éprouvent un affaissement et une perte de mémoire.

§ IV. La goutte sereine diffère du glaucome en ce que
dans cette dernière maladie la pupille est toujours dilatée et immobile, ce qui n'arrive point constamment
dans la première affection. On aperçoit à travers cette
ouverture une couleur de vert de mer, ce qui n'a point
lieu dans l'amaurose, quoique le siége de la maladie soit
également dans la rétine, qui alors a changé de couleur
(Voyez le mot *Glaucome*).

L'amaurose diffère peu de la cataracte dans le commencement, sur-tout quand l'amaurose est de nature à
faire des progrès lents, insensibles et sans être accompagnés de symptômes fâcheux, tels que douleurs ou
autres, mentionnés dans le paragraphe troisième. Alors
dans les commencemens, les malades aperçoivent des
points noirs, des barres, des réseaux, des mouches,
des araignées et autres spectres : bientôt après les douleurs de tête, les étourdissemens, les bourdonnemens
dans les oreilles, sur-tout les altérations dans les mouvemens et la forme de la pupille, sans changemens de

couleurs dans les corps transparens, nonobstant la baisse
progressive de la faculté de voir, distinguent assez la
goutte sereine de la cataracte, dans la formation de laquelle rien de semblable n'est observé. Il est essentiel
d'être instruit, cependant, qu'il arrive dans de certaines
circonstánces, que la pupille conserve ses mouvemens
de dilatations et de constrictions à un degré assez marqué pour induire en erreur. Au reste, on peut à ce sujet
consulter le mot *Cataracte.*

Les malades affectés de goutte sereine imparfaite,
distinguent, en général, mieux les objets visibles à un
jour vif, qu'ils recherchent assez communément de préférence à un jour faible. On observe le contraire dans
les personnes attaquées de cataracte, qui choisissent
l'ombre, y sont plus à l'aise, et peuvent quelquefois
lire dans une demi - obscurité qui n'ébranlerait point
suffisamment la rétine des autres malades, pour permettre la perception des corps à un degré convenable.
Lorsqu'on connaît l'une et l'autre maladie, le fait s'ex-
plique de lui-même.

§ V. Les causes de la goutte sereine sont internes
ou externes.

Au nombre des causes internes sont comptés les
fièvres de différentes espèces, les ophthalmies internes,
les apoplexies, les migraines, les hydrocéphales, le
scorbut, les maladies vénériennes et autres analogues,
les métastases, les suppressions de règles, de transpiration insensible, de sueurs et autres évacuations périodiques; la présence des vers, les dartres répercutées, etc.;
les passions de l'ame, le chagrin, la colère.

Les causes externes sont l'ophthalmie, les coups, les
tumeurs, les excroissances charnues, les plaies diverses,

sur-tout celles du front et des sourcils, etc. ; l'odontal-
gie, l'otalgie même, le travail excessif, soit manuel,
soit dans le cabinet; les excès à table ou avec les femmes, sur-tout la masturbation ; les veilles, les différens
poisons, au nombre desquels on peut compter les remèdes internes ou locaux employés inconsidérément ;
l'éclat du soleil et des corps éclatans, des couleurs vives,
telles que la neige, le sable blanc, et l'usage abusif des
microscopes, des lunettes.

§ VI. Le jugement à porter sur la goutte sereine est
en général fâcheux, sur-tout dans la goutte sereine
spontanée, et dont la cause est inconnue. Cette maladie
est presque toujours sans ressource lorsqu'elle survient
tout à coup; il y a plus d'espoir lorsque les symptômes
sont lents à paraître, et donnent par conséquent le
tems d'avoir recours aux moyens curatifs.

Lorsque l'amaurose est imparfaite, on peut espérer
d'en arrêter les progrès, et conserver encore ce qui reste
de vue.

Si cette maladie est produite par une violence externe, on a la presque certitude qu'elle se bornera à
l'œil frappé, et que celui qui n'a pas été blessé n'éprou-
vera aucune lésion de vue ; mais on n'a point le même
espoir si la cause de la goutte sereine est interne : il est
rare qu'elle ne se transmette d'un organe à l'autre ; c'est
ce qui arrive également dans la formation de la cataracte
et de presque toutes les maladies d'yeux, même dans
les affections des paupières. On doit donc blâmer les
praticiens lorsqu'ils laissent les malades dans la sécurité
quand il n'y a qu'un œil malade, comme si l'œil sain ne
courait aucun risque.

Les cercles lumineux, les vues d'étincelles, les points

noirs, les mouches et autres spectres, quoique désagréables, ne sont point les symptômes les plus dangereux. Il n'en est point de même des douleurs de tête de
toutes espèces, des vertiges, bourdonnemens dans les
oreilles, convulsions; ils doivent donner les plus grandes
craintes. Le danger est un peu moins imminent, s'il n'y
a qu'une difformité légère dans la figure de la pupille,
et si les mouvemens de cette ouverture, quoique faibles,
existent encore.

La formation de la cataracte après l'invasion de l'a-
maurose ne peut rendre le pronostic plus consolant; la
guérison de la première maladie par la voie d'une opération ne changera rien quant à l'existence de la dernière, à moins d'accidens extraordinaires survenus à la
suite de cette opération. J'ai rapporté une observation
dans mon Traité de la Cataracte publié en 1786, qui
pourrait encore donner quelques lueurs d'espérance
dans pareille situation.

La goutte sereine produite par des fièvres, des ophthalmies, apoplexies, des maladies vénériennes, scorbutiques, scrophuleuses, suppressions d'évacuations
quelconques, est plus facile à combattre, et donne plus
d'espoir de recouvrer les portions de vue perdue, lorsque les causes présumées cèdent aux remèdes curatifs.

§ VII. Les remèdes auxquels les praticiens les plus
instruits ont recours dans la goutte sereine, sont externes
et internes.

Outre les moyens externes indispensables dans toute
espèce de goutte sereine, on ne peut se dispenser de
prescrire les remèdes internes capables de dissiper la
maladie essentielle, dont l'affection de l'organe immédiat de la vue est une suite. Ainsi, il faut indiquer en

quelque sorte tous les médicamens affectés au traitement de ces maladies ; savoir : aux fièvres, les fébrifuges ; aux maladies vénériennes, les antivénériens ; au scorbut, aux scrophules, etc., les antiscorbutiques, les antiscrophuleux, etc., ainsi de suite pour les autres causes que l'on soupçonne ou dont on a une connaissance exacte.

Lorsque les choses ne sont point telles, comme cela arrive le plus souvent ; que la goutte sereine spontanée commence, et a même fait déjà quelques progrès ; que la cause interne, par conséquent, en est inconnue ; qu'elle a échappé à l'examen le plus rigoureux, et que cependant on est dans la nécessité de la combattre par tous les remèdes que la médecine oculaire peut offrir, on met en action les moyens suivans, avec des modifications dépendantes de l'âge, du sexe de la personne qu'on traite, et de la gravité des symptômes.

Les moyens externes sont :

Les saignées, qu'on pratique avec succès à l'artère temporale, avec la lancette, lorsqu'on peut surmonter la timidité des malades. Dans la goutte sereine, le docteur *Butter*, célèbre médecin écossais, a employé avec avantage cette évacuation sanguine ; il a même décrit sa méthode dans un Traité publié à Londres en 1783, ayant pour titre : « *An improved Method of the ope-* » *ning the temporal artery,* etc. in-8°. » Il m'a confirmé verbalement à Londres, l'efficacité de cette saignée : j'ai répété cette expérience lorsque j'ai pu l'obtenir des malades et des personnes chargées de pratiquer cette opération, et le plus souvent j'ai eu à m'en applaudir.

Ce n'est point inutilement qu'on ouvre les veines jugulaires, celles du pied au défaut de l'artère temporale, plus rarement celles du bras.

On est forcé·quelquefois de tirer du sang avec les
sang-sues, qu'on place aux vaisseaux hémorrhoïdaux,
à la vulve, selon les indications, mais plus fréquemment
aux tempes et aux paupières inférieures de l'œil malade,
très-près des bords ou tarses; ce qui rend l'évacuation
de sang plus abondante. J'ai souvent obtenu de grands
succès de l'application profonde des sang-sues dans l'intérieur des narines.

Il n'est point inutile de faire observer qu'il est quelquefois survenu tout à coup une goutte sereine après
une saignée, et que cette goutte sereine a été dissipée
par une nouvelle saignée.

L'émétique est indiqué peu après la saignée, et sera
choisi parmi ceux qui sont les plus actifs, et donné à
une dose assez forte.

On a fait la même observation sur l'effet de l'émétique que sur celui de la saignée, relativement à une
goutte sereine survenue fortuitement.

Parmi les moyens les plus efficaces, dont on peut
même rarement se passer, tiennent le premier rang, les
sétons passés à travers la nuque dans une direction
oblique, pour donner plus d'étendue à la plaie et provoquer une suppuration plus abondante.

Après le séton vient le moxa, qu'on peut placer sur
la portion de tégumens formant anse, et sous laquelle
passait la bandelette de linge pendant la durée du séton.
La suppuration produite par le moxa ainsi appliqué est
en général très-abondante, et sur-tout très-salutaire :
elle remplace avantageusement les autres exutoires.

Au défaut du moxa, on a pour ressource les ventouses
sèches et scarifiées, auxquelles on a recours avant d'ouvrir le séton, et encore mieux immédiatement après la

cessation de la suppuration de ce dernier. Les ventouses ne sont point à négliger, et sont, je ne sais pourquoi, assez rarement employées.

Les vésicatoires sont plus souvent mis en usage, et, quoique bons, ne peuvent être comparés, sous aucun rapport, au séton, au moxa et aux ventouses. Il faudra cependant conseiller les premiers lorsque les malades auront une répugnance invincible pour les derniers, sans oublier le remède à employer dans le cas où le sel âcre des cantharides, qui entre dans la composition des vésicatoires, produirait quelque accident. (Voyez le mot *Vésicatoire.*) Les vésicatoires se placent à la nuque, sur la suture coronale, la suture sagittale, derrière les oreilles, et sur les bras, quelquefois, mais à tort, sur les tempes.

Le cautère est très-souvent utile vers le déclin de la maladie, sur-tout pour en consolider la guérison, mais nullement pour la commencer. Son action est trop lente, et les symptômes le plus souvent ne permettent point de temporiser. Au reste, les cautères ne sont point à dédaigner : on les ouvre à l'un des bras, et on les tient ouverts à l'aide de pois d'iris, quelquefois de pois d'i-voire d'un fort calibre.

L'usage de l'électricité et du galvanisme a été proposé dans le traitement de cette affection d'yeux. J'ai plus d'une fois eu recours au premier de ces moyens ; mais je n'ai pas été assez heureux, malgré tous les soins donnés, pour obtenir des succès capables de m'engager à y revenir de nouveau. Quant au galvanisme, je le croirais encore moins efficace, à en juger d'abord par les relations publiées par les savans qui ont observé ses effets, ensuite par sa manière d'agir, qui a beaucoup d'analogie avec celle du fluide électrique. Au reste, si l'on emploie ou l'un ou l'autre, on le fera avec circonspection et sous la direction d'une personne très-prudente, sur-tout si c'est le galvanisme auquel on donne la préférence.

Les collyres sous forme fluide n'ont point une grande efficacité dans cette affection de la rétine, lorsqu'elle est portée à un certain degré ; mais ils peuvent faire quelque bien : je crois en conséquence qu'on peut et qu'on doit même en permettre l'usage, pourvu qu'ils ne soient point destructeurs, irritans, capables d'enflammer les parties sur lesquelles on est forcé de les appliquer, et qui ne sont pas elles-mêmes malades. On les choisira par préférence dans la classe des toniques ou fortifians. Voyez le mot *Collyre*.

Les sternutatoires sont assez généralement salutaires dans cette maladie ; ils dégagent le cerveau, vident les sinus frontaux, ordinairement engorgés, en irritant la membrane pituitaire, en provoquant l'éternuement, et par suite une évacuation d'humeurs. L'usage du suc de bette ou poirée est un sternutatoire très-simple et souvent très-énergique. (Voyez le mot *Sternutatoire*.) On en peut dire autant des poudres céphaliques, ainsi que des substances qui provoquent la salivation lorsqu'on les mâche le matin.

Les lavemens à l'eau simple, et composés avec des remèdes purgatifs, dans quelque cas stimulans, à l'aide du vin émétique trouble, de la décoction de feuilles de tabac, de la pulpe de coloquinte dans des accidens pressans, sont des remèdes externes qu'on ne peut se dispenser de conseiller.

Les frictions exercées le long de la colonne épinière,

et sur la tête après l'avoir rasée, même sur le front, à l'endroit où s'épanouit le nerf frontal, sur les sourcils et les paupières fermées, et ce avec une flanelle chauffée et bien imprégnée de la vapeur de quelques substances aromatiques, ont été reconnues bonnes par des praticiens instruits et attentifs. On ne doit point les mépriser, mais les prescrire au contraire plusieurs fois le jour.

Quoiqu'on ne puisse que difficilement faire parvenir les médicamens locaux jusqu'au siége même de la maladie, il serait injuste cependant de les proscrire impérativement, et ils m'ont quelquefois aidé chez bien des malades. Au nombre de ces médicamens locaux seront comptées les fumigations oculaires faites plusieurs fois le jour : elles s'obtiennent en jetant sur de la braise allumée quelques pincées de poudre composée avec les substances suivantes; savoir : le succin, l'encens mâle, le labdanum, le bdellium, le benjoin, le mastich, le styrax calamite, la myrrhe, le sang-dragon, le camphre, etc, les feuilles de romarin, l'écorce de grenade, les cloux de girofle, le tout concassé. La vapeur, reçue sous un entonnoir, est dirigée sur l'organe malade et fermé, à l'aide du petit orifice de cet instrument. On laisse l'œil bien s'imprégner de la fumée, pendant quelques minutes. Voyez, pour plus de détails, le mot *Fumigation.*

Ce remède externe est celui de tous auquel j'attacherais le plus d'importance, si dans cette maladie il fallait en mettre une bien grande à l'usage des médicamens auxquels on a recours extérieurement : tout ce qu'on peut ajouter, c'est qu'ils ne sauraient nuire lorsqu'on les choisit avec discernement, et qu'ils font quelquefois du bien. Au nombre de ces médicamens externes contre lesquels il faut être en garde le plus souvent, doivent être rangés l'alkali volatil, l'esprit volatil de corne de cerf, de vipère, etc., le baume de Fioraventi, etc. : ils sont plutôt incendiaires que fortifians.

Enfin les douches, comme moyens externes, pourront, dans des cas particuliers, rétablir la vision conjointement avec les autres remèdes : elles seront faites avec l'eau simple ou avec quelques eaux minérales toniques, tenant en dissolution des substances actives; la distance ou la hauteur de cette chute d'eau sur l'œil, qu'on fermera à cet effet, sera déterminée par la personne chargée du traitement, et calculée sur la sensibilité du malade. On l'exercera à l'aide d'un instrument approprié à la délicatesse de l'organe, par exemple, avec un entonnoir dont l'orifice sera très-étroit, et laissera le fluide couler goutte à goutte.

On doit se ressouvenir que dans tous les traitemens qu'on aura à ordonner, les bains entiers, les demi-bains, même les bains de pieds, ne doivent point être perdus de vue. L'eau qui servira aux bains sera simple, et quelquefois composée.

Quelques praticiens n'ont point craint de conseiller l'extirpation d'un œil attaqué de goutte sereine, et ont, disent-ils, fait cette opération avec avantage. Leur espoir est de préserver l'œil sain de semblable maladie; mais ce remède paraîtra violent à beaucoup de personnes, et vraisemblablement ne persuadera point les gens instruits que cette extirpation puisse remplir l'intention que l'on doit se proposer; ils penseront avec raison qu'il y a presque toujours une disposition interne, que ce moyen externe ne peut éluder, pour ainsi dire, et que la guérison de la goutte sereine peut seule s'obtenir par une combinaison méthodique des remèdes internes, et de ceux qu'on prescrit à l'extérieur.

Sans revenir sur ce que j'ai dit, relativement aux remèdes internes, soit sudorifiques, mercuriaux, vermifuges, emménagogues, anti-spasmodiques, anti-scorbutiques, anti-scrophuleux, fébrifuges, anti-phlogistiques, anti-dartreux, psoriques, etc., seuls capables de dissiper les maladies dont la goutte sereine est la suite, et se dissipe avec elles, je ferai mention de ceux auxquels on peut et doit donner quelque confiance, comme consacrés dans cette affection spontanée; de ce nombre sont les émétiques, qui doivent précéder les apéritifs, les incisifs particuliers au traitement de cette maladie. Ces évacuans doivent être considérés comme des auxiliaires, mais nullement comme des remèdes curatifs, à moins de causes extraordinaires et rares, comme lorsque la goutte sereine est accidentelle ou périodique. Ces émétiques, qu'on ne doit administrer qu'après avoir vidé les vaisseaux par une ou deux saignées, sont le tartre stibié ou l'ipécacuanha; il est très rare qu'on soit dans la nécessité d'employer des vomitifs plus violens.

Les purgatifs sont, ainsi que les émétiques, des remèdes auxiliaires dans l'amaurose, qui a lieu spontanément, et sont ordonnés à des époques déterminées. On les choisit dans la classe des purgatifs fondans, lorsqu'il y a indication, et alors les pillules de *Belloste* sont convenables; d'autres fois les purgatifs sont moins actifs, et laissent, après leur action, le système digestif dans un état de relâchement presque toujours favorable dans le plus grand nombre des affections d'yeux, telles sont les eaux minérales de *Sedlitz* principalement, ou d'autres eaux analogues.

De tous les médicamens internes, ceux dont les médecins les plus éclairés tirent le plus de secours, sont les apéritifs et les incisifs, parmi lesquels la prééminence doit être accordée aux cloportes, soit en poudre, soit sous forme de pillules, et donnés à forte dose graduellement.

Ce médicament a plus d'énergie si on lui associe des substances qui agissent à peu près dans le même sens, tels sont les feuilles d'euphraise, l'extrait de ciguë, les fleurs d'arnica, même quelques-uns des remèdes mentionnés ci-dessus, mais dont l'action alors est subordonnée aux cloportes et à l'euphraise. Dans plusieurs circonstances enfin, on doit faire prendre ces mêmes remèdes dans des eaux minérales, dont la vertu aura de l'analogie avec eux. Ces eaux sont celles de Bourbonne, de Bourbon l'Archambault, de Balaruc; quelquefois aussi celles de Plombières, de Cauterest, de Cranssac, de Passy, selon quelques indications.

On est souvent obligé de joindre aux apéritifs ou incisifs sus-dénommés, des médicamens toniques qu'on administre alors avec eux dans ces eaux thermales, lesquelles servent en même tems de véhicule; ces médicamens sont le kinkina, la cascarille, le cachou; etc.; quelquefois encore on ajoute la racine de valériane sauvage, le gui de chêne, la racine de pivoine, et pour quelques espèces de tempéramens, le musc à très-petite dose, comme anti-spasmodique.

Pendant tout le traitement, on insistera sur l'observation du régime le plus exact sous tous les rapports; ainsi le malade choisira en général par préférence un air sec mais tempéré, et évitera l'humidité. Il fera un exercice modéré assez continuel, autant qu'il pourra, à l'ombre, et par précaution pour garantir les yeux du contact du soleil, des couleurs vives et des corps brillans il les prémunira contre leur vive action, en portant habituellement un garde-vue d'une étoffe noire, comme plus convenable.

Quant aux boissons et aux alimens, ils seront pris dans la classe de ceux qui ne peuvent produire d'effervescence dans les humeurs. Les boissons échauffantes et épaississantes seront bannies comme nuisibles; les alimens indigestes et incrassans seront impitoyablement exclus. On ne fera point de grace non plus aux sauces et aux épices. Toute lecture, écriture, tout ouvrage appliquant et continuel sera sévèrement défendu, sur-tout le soir; on ne sera point davantage indulgent pour tout ce qui pourra agiter désagréablement les passions de l'ame; la gaîté et la dissipation raisonnable seront, au contraire, recommandées.

OUVRAGES A CONSULTER SUR CETTE MALADIE :

Ambroise Paré (les OEuvres d'), in-folio.
Plemp. Ophtalmogr. in-folio.
Morgagni. De sedib. et causis morbor., in-4°.
Boërrhav. De morb. oculor., in-12 ; Paris.
Heister. Dissertat. de amauros. salivation. curat., etc.
Wolfii, Dissertat. de amauros. imperfect. traject., 1709.
Stoerck. Tractat. de cicut.
Lieutaud. Synop. univers. prax. medic. in-4°., Paris.
Platner. De vulner. supercil.
Warner. On the hyman eye, etc., in-8°. London.
Rowley. Treat. on the diseas. of eyes, etc.
Sauvages. Nosol. method. in-4°.

Dissertat. phantasmat. ante oculos volitant. affect. oculor. singul., *H. F. Delios.*

Dissertat. de macul. punctul. scintill., etc., visui observat. Francofurt., 1747. *Bergen.*

Dissertat. de mydrias. *D. Burchart Mauchart.*

— de amauros., etc. *Major.*

— de amauros. *J. B. G. Oehme.*

— de amauros. *D. Noot Nagel.*

— de amauros. *J. Franco.*

— de gutta serena. *G. Wedelius.*

— de gutta serena. *A. Daniel Lehenhere,* 1716. August. Vindelic.

GRAIN D'ORGE. On appelle ainsi une tumeur des paupières : c'est la même chose qu'orgueilleux ou orgeolet. Voyez ces mots.

GRAISSE DE L'OEIL, *Adeps*, *Arvina*, *Pinguedo oculi.* La graisse qui environne extérieurement l'œil, est ainsi que celle contenue dans la membrane cellulaire ou tissu cellulaire, qu'on trouve dans toute l'étendue du corps humain une humeur ou suc huileux, onctueux, qui a quelquefois assez de consistance. Cette fermeté est due à la petitesse des cellules de la membrane qui la renferme à l'intérieur de l'orbite. Elle occupe les interstices que laissent les muscles de l'œil et le fond de la cavité orbitaire, ce qui favorise les divers mouvemens que cet organe opère alors assez mollement, parce que cette matière huileuse le garantit du contact des parties dures et osseuses qui l'entourent, et qu'elle est d'ailleurs assez abondante dans toute l'étendue de l'orbite.

Lorsque ce suc oléagineux éprouve une dégénérescence et perte considérable, l'œil devient cave, les paupières s'affaissent beaucoup, et on éprouve une sécheresse, une tension dans l'œil. Les différens mouvemens que le globe est souvent forcé de faire, sont alors fort gênés. Consultez à ce sujet la maladie suivante :

Atrophie des graisses de l'œil.

GRANDO, Mot latin qui signifie grêle. Cette humeur des paupières est plus connue sous le nom de grêle. Voyez ce mot.

GRATELLE DES PAUPIÈRES. Voyez le mot *Gale des paupières.*

GRAVELLE DES PAUPIÈRES, *Calculus palpebrarum, Porosis, lithiasis,* en grec Λίθος.

§ I. La gravelle des paupières est une tumeur dure, pétrifiée, inégale, blanche et calleuse, peu différente de la grêle, même de l'orgeolet, dont la gravelle paraît être la suite.

§ II. Cette tumeur des paupières survient après des ophthalmies séreuses et scrophuleuses. Elle a lieu encore après la terminaison de différentes fièvres, etc. Il se forme une congestion de la lymphe nourricière, qui se dessèche, s'endurcit, et se convertit en petites pierres, ou espèce de sable. Ces petites pierres ou sables sont renfermées dans quelque petite glande du bord des paupières, ou dans quelque vaisseau lymphatique de ces organes, qui alors leur fournit un petit sac ou kiste. Ce kiste a fait appeler ces tumeurs enkistées.

§ III. Cette concrétion pierreuse se rencontre, ou à l'intérieur, ou à l'extérieur, et quelquefois dans le milieu d'une des paupières. Dans toutes ces circonstances, il n'y a qu'une opération semblable à celle employée dans la maladie connue sous le nom de grêle des paupières, qui puisse dissiper cette tuméfaction. Consultez à ce sujet le

mot grêle des paupières, dont cette maladie-ci ne diffère
que par un degré de dureté plus considérable que présente la gravelle des paupières. L'opération qui est décrite dans cet article, est celle qui convient dans ce
cas-ci.

GRÊLE des paupières, *Grando*, en grec, Χαλάζιον,
tumeur ronde, transparente, indolente, sans couleur,
mobile, et qui vient au bord des paupières, elle est formée par une lymphe concrète, durcie entre les membranes de ces organes.

§ I. La grêle est plus gênante que dangereuse, et ne
peut se guérir qu'en en faisant l'extraction; car la suppuration ni la résolution ne la font point disparaître. Pour
pratiquer cette opération, il faut, lorsque l'élévation est
plus en dehors qu'en dedans, faire en dehors l'incision
de la peau de la paupière qui recouvre la tumeur, et le
contraire si elle est à la superficie interne des paupières.
Si la grêle se rencontre dans la paupière supérieure, et
qu'il faille faire l'incision à l'intérieur, on la pratiquera
perpendiculairement pour ménager les fibres du muscle
releveur de cet organe; si c'est à la paupière inférieure,
on incisera selon la direction des fibres du muscle orbiculaire. Dans l'une et l'autre circonstance, on tâchera de
saisir les paupières par leur extrémité, de façon à pouvoir les renverser, et voir à découvert l'excroissance qu'il
s'agit d'extraire.

Lorsque l'incision est achevée d'une manière convenable, et que la grêle est à découvert, on la fait aisément
sortir avec un instrument quelconque, par exemple la
curette. L'instrument qu'on emploie pour pratiquer cette
incision n'est pas fort essentiel à indiquer; on peut se

servir d'un petit bistouri ou d'une lancette, au choix de la personne chargée de l'opération.

Il est important de détruire le kiste ou le sac dans lequel cette concrétion est quelquefois renfermée; si on peut en faire l'excision en entier, cela vaut beaucoup mieux, sans quoi on le consommera au moyen d'un caustique convenable; par exemple, avec une pierre infernale un peu pointue, avec laquelle on touche cette enveloppe.

J'ajouterai que les instrumens sont infiniment préférables aux caustiques, pour mettre à découvert cette tumeur, et qu'on doit employer les premiers comme plus avantageux que les autres, quelles que soient les craintes des malades; je crois également nécessaire de prévenir que les purgatifs, avant de mettre cette opération en usage, sont parfaitement inutiles, car elle ne peut avoir aucune suite funeste.

Ouvrages a consulter.

Plemp. Ophthalmograph. in-folio.
Ambroise Paré (les œuvres d'), in-folio, 1614.
Fabric. ab Aquapend. Opéra. chirur., in-folio.
Platner. Institut. chirurg. in-8°.
Guillemeau, Malad. de l'œil, in-12.
Antoin. Maître-Jean, Malad. de l'œil, in-12.
Dionis, Traité d'opération de chirurg. au jardin du Roi, in-8°.
Saint-Yves, Malad. des yeux, in-12.
Deshayes-Gendron, Malad. d'yeux, in-12.
Guérin, Malad. des yeux, in-12.
Plenck. Doctrin. de morb. oculor. in-8°.

GROS œil. C'est la même chose qu'œil de bœuf, que le mot exophthalmie. Voyez ces mots.

H

HAMEÇON, plat et recourbé pour soulever la paupière supérieure. Cet instrument est formé d'argent ou d'or, il est composé d'une lame de neuf ou dix lignes de large, de trois ou quatre pouces de longueur et d'une demi-ligne d'épaisseur. Cette lame est quelquefois fixée dans un manche, et telle est la figure qu'en donne *Heister*; mais il vaut mieux qu'elle ne le soit pas, parce qu'elle aura alors deux extrémités ou deux côtés propres à soulever toutes sortes de paupières qui ne sont pas toujours semblables, tel est celui représenté par la figure *XXXII,* planche *X.*

L'extrémité de cet hameçon ou crochet plat, est un peu contournée pour se placer facilement sous le tarse de la paupière, et entraîner celle-ci en soulevant l'instrument. Cette extrémité est très-mousse et fort unie, pour ne point blesser le tissu fort délicat et très-sensible des tégumens. La courbure de cette extrémité ne doit point excéder une ligne et demie ou deux lignes, au plus, en étendue ; il doit y en avoir aussi une petite ou espèce d'arc sur le dos de la courbure qui est destinée à saisir le tarse de la paupière ; cette espèce de croissant ou de légère dépression regarde le globe, lorsque la paupière est saisie et élevée, et empêche que l'œil ne soit froissé dans les différens mouvemens convulsifs qu'il éprouve quelquefois, quand même il toucherait à cet instrument ; l'extrémité de cet hameçon, ainsi construit s'accommode mieux à la convéxité du globe qui correspond à sa concavité, de même que la courbure, en forme d'arc, que présentent les paupières, à leurs bords, s'ajuste très-bien à la convexité de la courbure de l'extrémité de cet hameçon ou crochet plat, (Voyez la *figure XXXIII, planche X,* qui est celui que je choisirais de préférence).

On se sert de cet instrument pour écarter la paupière supérieure de l'inférieure, et découvrir ainsi l'œil, lorsqu'on veut y pratiquer quelques opérations, et entre autre dans celle de la cataracte, lorsque les yeux du malade sont petits, peu fendus, enfoncés dans la cavité orbitaire, et qu'il y a crainte que la paupière supérieure n'échappe au doigt index de l'aide, ou que le doigt ne gêne l'opérateur et ne lui cache une partie de l'organe.

Lorsqu'on veut se servir de ce moyen, l'aide prend l'instrument avec le pouce, l'index et le doigt du milieu, et après l'avoir placé sous le tarse, et ainsi saisi la paupière avec la courbure de l'hameçon, il la soulève, l'applique contre l'orbite, et la maintient ainsi fixée contre les bords de cette cavité, en tenant l'instrument toujours dans la même situation, sans cependant rien forcer.

Il faut, autant qu'il est possible, éviter d'en venir à cette extrémité, qui heureusement est assez rarement nécessaire : car cette manœuvre ne laisse pas que de fatiguer beaucoup l'organe sur lequel on opère. Voyez les *Institutiones chirurgicæ* d'*Heister*. J'ajouterai que le doigt index et mince d'un aide intelligent, peut toujours facilement remplacer ces sortes de moyens auxiliaires, souvent très-dangereux pour les malades, et fort gênans pour l'opérateur.

HELCOMA. Voyez le mot *Ulcère*.

HELOS. Voyez le mot *Clou*, espèce de staphylome. Voyez aussi ce dernier mot.

HÉMÉRALOPIE ou DIFFICULTÉ DE VOIR LA NUIT. *Hemeralopia*, en grec Η῾μεραλωπια. Maladie dont certaines personnes sont attaquées, et qui les rend incapables de rien distinguer, ou presque rien, lorsque la nuit survient, de sorte qu'ils ne peuvent faire usage de leurs yeux, que pendant le jour : la nyctalopie est une maladie opposée à celle dont il est question ici.

§ I. Sans m'arrêter ni m'appesantir sur la définition de la nyctalopie et de l'héméralopie qui a varié chez les auteurs, je dirai que dans cette dernière maladie, les personnes qui en sont affectées ont d'ailleurs les yeux très-clairs, très-beaux, sans qu'aucun signe de maladie dénote celle qui les frappe de cet aveuglement de nuit, et leurs plaintes seules à ce sujet, peuvent donner quelque connaissance de leur état. On observe cependant que leurs pupilles sont naturellement plus resserrées que dans l'état ordinaire, et jouissent d'ailleurs de peu de mobilité symptôme qui s'offre assez fréquemment chez les personnes agées, qui souvent distinguent mieux le jour, et point aussi bien la nuit; il paraît que leurs nerfs optiques, et ceux qui se distribuent à l'iris, ne sont affectés que très-peu par une vive lumière, et encore moins lorsqu'elle est faible : il résulte que la pupille n'a point son diamètre convenable lorsque le soir vient. Il arrive de cette forme vicieuse de la pupille qu'il ne vient point suffisamment de rayons lumineux sur la rétine, et que cette membrane (à cause du peu de sensibilité du nerf optique dont elle est l'expansion), n'en est que peu ou point ébranlée.

Cet état d'aveuglement peut être guéri par la secousse

violente que produisent quelques maladies aiguës, qui étant terminées, ont rétabli, dans leur état de santé primitive, les organes viciés.

§ II. Les remèdes que l'on emploie pour la guérison de cette maladie, sont d'abord les saignées, suivant le plus ou moins de plénitude; on les pratique aux pieds, aux bras, à la veine jugulaire, même avec le secours des ventouses scarifiées; le lendemain de la saignée (qui se fait dans des cas pressans à l'artère temporale), on donne aux malades une dose de tartre stibié, capable de procurer des secousses assez vives au moyen des vomissemens; on réitère cet émétique de tems en tems, et dans des momens convenables; on prescrit journellement des boissons délayantes le matin, et sur le soir une tisane légèrement sudorifique, composée de racine de squine, de sassafras, de salseparcille, de bardane, de feuilles de scabieuse, véronique, de fleurs de sureau, coquelicot, etc.

On administre aussi de tems en tems, comme purgatif, les pillules de *Belloste*. On joint à ces remèdes quelques moyens externes, tels sont les vésicatoires à la nuque, le séton appliqué au même endroit, le cautère au bras, les lavemens purgatifs, les bains et demi-bains. C'est avec le même succès qu'on fait usage, pour l'œil, des remèdes suivans : tels sont la vapeur d'un café fort, et nouvellement fait; celle de quelques résines en combustion, par exemple, le succin ou karabé, le mastich, l'encens, le benjoin, le styrax calamite, etc., qu'on emploie après les avoir réduites en poudre grossière et mélangées à doses égales.

On a aussi éprouvé de bons effets de la mastication de la pyrèthre ou de l'angélique de Bohëme, le matin à jeun, de l'usage de la bette ou poirée dont on inspire le suc également le matin, après en avoir exprimé fortement quelques feuilles dans le creux de la main. La poudre sternutatoire, dont on peut voir la recette ci-dessous, employée en guise de tabac, peut être également fort utile :

Prenez, *d'iris de Florence, un gros.*
    — *d'euphorbe, quatre grains.*
    — *vitriol de zinc, quatre grains.*
    —*feuilles de bétoine, deux scrupules,*
    — *d'hellebore blanc, dix grains.*

On peut ajouter, si on veut rendre le remède plus actif, deux grains de poudre de cantharides, mais on doit le faire avec beaucoup de circonspection.

Les collyres quelconques font peu d'effet dans cette maladie, souvent même ils peuvent exciter des inflammations, s'ils sont actifs; ce que ne peuvent exciter les remèdes locaux que je viens de prescrire.

Le régime de vie ordinaire sera doux, humectant. Le malade fera usage d'alimens de facile digestion, et qui ne puissent contribuer à l'épaississement des humeurs. Les boissons ne doivent point être spiritueuses, ni les alimens trop échauffans. L'exercice d'ailleurs sera continuel, mais modéré, et dans des lieux exempts d'humidité.

L'endroit choisi comme habitation méritera la plus grande attention. Les marécages, l'air chargé de brouillards et de vapeurs aqueuses, seront scrupuleusement rejetés comme pouvant donner naissance à cette maladie : des observations ont prouvé l'utilité de ce conseil.

Tous les remèdes dont je viens de faire mention, et ceux dont je n'ai pas parlé parce que je ne les crois point plus efficaces, ne parviennent point toujours à à combattre avec succès cette maladie, qui est souvent à très-difficile à guérir, parce qu'on en connaît rarement à la cause, et qu'elle peut être dépendante d'un vice d'organisation primitive.

On ne peut alors avec justice s'en prendre à la personne chargée du traitement, qui ne peut qu'indiquer les moyens connus : on ne doit, dans cette circonstance, ainsi que dans la médecine en général, accuser que l'art de guérir, dont les connaissances sont fort éloignées d'avoir le degré de perfection qu'on pourrait exiger. Au total, beaucoup des moyens mis en usage dans la goutte sereine peuvent convenir dans la maladie dont je viens de faire mention.

Ouvrages a consulter.

Plempii, Ophthalmogr. in-folio.

Ambroise Paré (les OEuvres d'), in-folio.

Boerrhav. de Morbis oculor. in-12.

Guillemeau, Traité des malad. de l'œil, in-12.

Deshayes-Gendron, Malad. des yeux, in-12.

Antoine Maître-Jean, Malad. des yeux, in-12.

Guérin, Malad. des yeux, in-12. Lyon.

Plenck. Doctrin. de morb. oculor, in-8º.

HÉMÉRALOPE. On appèle ainsi les personnes qui sont affectées d'héméralopie, et qui voient mieux le jour que la nuit. Voyez le mot *Héméralopie*.

HÉMIOPSIE, ou moitié de vue. Voyez le mot *Vue qui n'existe qu'à moitié*.

HIPPUS. Mot latin qu'on a conservé en français, et qui signifie le mouvement continuel du globe, tel qu'on l'observe chez les enfans aveugles de naissance.

Cette maladie est incurable chez ces individus ; mais lorsqu'elle survient pendant quelque autre affection de l'œil, elle se dissipe avec elle. Voyez le mot *Convulsion.*

La pupille est aussi attaquée de ce mouvement convulsif, et alors elle se dilate et se resserre subitement sans intervalle. Voyez aussi le mot *Souris.*

HUMBLE. C'est le nom qu'on a donné au muscle abaisseur de l'œil. Voyez les mots suivans, *Muscles abaisseurs de l'œil, Muscles de l'œil.*

HUMEUR aqueuse. Ce fluide, très-transparent, fort limpide, est assez semblable à de l'eau fort claire. Cette liqueur remplit l'intervalle que l'on rencontre entre la cornée et la face antérieure de la lentille crystalline. L'iris partage cet espace en deux, et forme une espèce de cloison ; ces deux espaces s'appèlent chambres (voyez ces derniers mots) ; ces deux chambres communiquent l'une avec l'autre par l'ouverture percée dans l'iris, laquelle porte le nom de pupille ou prunelle. Voyez l'un et l'autre de ces mots.

L'humeur aqueuse n'est pas également transparente et claire dans les différens états de la vie. Dans le fœtus, elle est rouge, ainsi que dans les enfans nouveaux nés : à la vérité, dans la suite, elle acquiert une transparence et une diaphanéité semblable à celle qui existe dans l'état le plus commun de la vie. Dans quelques maladies de l'œil, elle cesse d'être claire ; mais c'est un accident, et nullement son état ordinaire. C'est ce qui arrive dans l'ictère, l'hypopion, et après des épanchemens de sang dans l'intérieur de l'œil, à la suite de coups.

La consistance de cette humeur est à peu près celle de l'humeur vitrée ; elle a une sorte de viscosité assez semblable à celle de l'eau dans laquelle se trouverait dissoute de la gomme en petite quantité.

On présume avec assez de vraisemblance que les vaisseaux de la face antérieure de l'iris produisent continuellement ce fluide : il y a apparence que des vaisseaux veineux repompent l'humeur aqueuse superflue, et qu'elle s'échappe continuellement par les pores de la cornée, si on en juge par la facilité que les humeurs hétérogènes très-fluides, et mêlées en très-petite quantité à l'humeur aqueuse, ont quelquefois à se dissiper.

Ce fluide, lorsqu'il s'écoule par une blessure faite ou spontanément ou par accident dans la cornée, se répare facilement : l'opération de la cataracte a mis ce fait hors de doute. Les anciens avaient cru que l'humeur aqueuse étant écoulée, ne pouvait se reproduire, et ils regardaient sa perte comme devant nécessairement produire l'aveuglement.

L'humeur aqueuse est contenue dans une capsule propre, et qui paraît être la lame la plus interne de la cornée. Cette capsule devient fort apparente dans la maladie qu'on nomme staphylome. (Voyez les mots *Capsule de l'humeur aqueuse* et *Staphylome.*) Ce fluide est nécessaire pour que les différentes réfractions des rayons de lumière puissent avoir lieu ; et cette humeur passe de la chambre postérieure dans la chambre antérieure, lorsque celle-ci devient flasque à la suite d'une blessure, d'une incision dans la cornée : elle rend, par ce moyen, à cette membrane flétrie par l'écoulement de cette humeur aqueuse, la convexité et le brillant nécessaire pour que la vision puisse avoir lieu d'une manière distincte.

Maladies dont ce fluide est affecté.

Hydrophthalmie,
Hypopion,
Effusion de sang dans les chambres de l'œil,
Effusion de lait sous la cornée,
Trouble de l'humeur aqueuse,
Ecoulement de l'humeur aqueuse.

OUVRAGES A CONSULTER.

Plempii, Ophthalmograph.
Howii, Tract. de circul. humor. mot. in ocul. in-8°.
Haller. Physiolog. prim. lin.
Morgagni. Epist. 17, sect. 18, 19.
Nuck. Tractat. de ductib. oculor. aquos. seu Sialographia et Adenographia curiosa.
Ruysch. Epist. 13, thes. 2.
Chrouet. Dissertat. de trib. oculor. humorib.
Winslow, Traité d'anatom. in-4°.
Heister. Compend. anatom. in-8°.
Sabatier (M.), Traité d'anatomie, in-8°. Tom. I.
Zinn. Descript. anatom. ocul. human. in-4°.
Petit, Mémoir. de l'académie des sciences de Paris, in-4°. 1723, 1728.
Senac, Anatom. d'Heister, in-8°.
Lieutaud, Essays anatomiques.
Saint-Yves, Maladies d'yeux, in-12.

HUMEUR CRYSTALLINE. C'est le nom qu'on a donné assez improprement à la lentille crystalline. Voyez le mot *Crystallin.*

HUMEUR DE MORGAGNI. Le fluide auquel on a donné le nom d'humeur de *Morgagni,* se rencontre dans la propre capsule de la lentille crystalline. Cette humeur, démontrée par *Stenon*, trouvée par *Morgagni* (duquel elle porte le nom) dans plusieurs individus, enfin exactement décrite par *Antoine Petit*, est un fluide aqueux très-transparent, un peu visqueux, en très-petite quantité, mais cependant assez facile à démontrer : il est d'ailleurs assez étonnant que plusieurs anatomistes, entre autres le celèbre *Percival Pott*, aient paru douter de son existence. Voyez à ce sujet l'article *Cataracte*.

L'humeur de *Morgagni* est en plus grande quantité vers la partie antérieure de la lentille crystalline, que vers sa partie postérieure, de façon cependant à ce que ce corps lenticulaire en soit environné, et comme nageant dans ce fluide.

La capsule crystalline, qui contient l'humeur de *Morgagni,* s'affaisse et s'applique sur le crystallin lorsque ce fluide s'évacue par la blessure de cette tunique crystalline : c'est l'évacuation de cette humeur par la la voie de la transudation, qui rend l'extraction de quelques crystallins opaques assez difficile à pratiquer; dans cette circonstance, la capsule antérieure est coriace, ou du moins très-difficile à entamer, d'ailleurs intimement collée à cette lentille. La sortie de ce corps nécessite des pressions assez fortes pour le dégager de cette enveloppe (qui, dans ce cas, se déchire) : ces complications donnent alors lieu à une perte de l'humeur vitrée, si on ne prend les plus grandes précautions.

L'humeur de *Morgagni,* à ce que pensent quelques savans, est destinée à servir de nourriture au crystallin, à le lubrifier, ainsi que sa capsule; et, selon quelques auteurs, elle est le réservoir qui sert à la régénération

» de l'humeur aqueuse : ce dernier sentiment, pour le
» dire en passant, ne peut souffrir aucune démonstration.

L'humeur de *Morgagni* est probablement produite
et fournie par la transudation des vaisseaux de la capsule crystalline; et si celle-ci, par une cause quelconque,
a ses pores bouchés, ce fluide, n'étant point renouvelé,
perd sa transparence, et constitue une espèce particulière de cataracte, dont j'ai parlé à l'article *Cataracte*.

Dans cette circonstance, le crystallin n'est pas toujours affecté de cette opacité, si le mal est récent : cette
lentille peut, à la vérité, perdre sa transparence peu
de tems après.

Cette humeur peut aussi, en se dénaturant, augmenter de volume, et conjointement avec la dissolution
d'une partie du crystallin, qui est comme purulent,
former une espèce de cataracte qu'on nomme hydatide.
Voyez le mot *Cataracte*.

OUVRAGES A CONSULTER.

Stenon. Myolog. spec. pag. 105.

Morgagni. adversar. anatom. VI, animadver. LXXI,
epistol. XVII, § XXXII.

Haller. prim. lin. Physiol. § DX.

Petit, Mémoir. de l'académie des sciences de Paris,
in-4°. Paris, 1730.

James. Dictionn. med. in-folio.

Sabatier (M.), Traité d'anatom. in-8°.

Zinn. Descript. anatom. ocul. human. in-4°.

HUMEUR VITRÉE, *Humor vitreus, Corpus vitreum.*
L'humeur vitrée est une humeur transparente, gélatineuse, dont la consistance approche beaucoup du blanc
d'œuf ou du verre fondu, et qui occupe la portion la

plus considérable de la cavité de l'œil. Cette humeur est très-limpide, et très-liquide lorsqu'elle est hors de sa tunique : elle remplit presque en entier l'espace qui répond à l'étendue de la rétine, et qui est compris entre l'insertion du nerf optique dans l'œil, et la lentille crystalline.

Le corps vitré est renfermé dans une membrane extrêmement fine, et très-transparente. Cette membrane, qu'on appèle hyaloïde ou tunique de l'humeur vitrée, est composée, à ce qu'on prétend, de deux feuillets, dont l'interne entre dans le corps vitré, y forme une quantité considérable de cellules, tandis que l'autre feuillet recouvre simplement cette humeur.

Les cellules que forme la membrane hyaloïde communiquent toutes les unes avec les autres, et sont plus petites à la partie antérieure de ce corps, plus larges postérieurement et vers la circonférence de cette humeur. Leur figure est cunéiforme; elle présente la partie la plus large postérieurement. Le crystallin est recouvert par cette membrane, qui lui fournit par conséquent son enveloppe naturelle.

Cependant, dans quelque altération observée assez fréquemment dans cette lentille, on croirait que sa capsule est un corps particulier : l'extraction du crystallin lorsqu'il est opaque, qu'on l'a trouvé fondu et renfermé dans sa tunique propre, pourrait en effet faire naître quelques doutes sur l'assertion avancée plus haut; car, en examinant la cataracte qu'on a extraite, on voit une boule blanche, lisse, sans aucune ride ni aucune marque qui donne des indices qu'elle ait été adhérente à aucune partie quelconque. Lorsqu'on fait sortir cette espèce de boule, à laquelle on peut donner le nom d'hydatide, on a toutes les peines du monde à empêcher l'humeur vitrée de la suivre et de s'échapper avec elle : à la vérité, cela peut dépendre de la désorganisation des parties, et en conséquence empêcher de juger sainement de leur conformation primitive, l'état de maladie dénaturant tous les organes.

Sur l'humeur vitrée paraissent des sillons produits par les procès ciliaires, qui y laissent des marques noires lorsqu'en disséquant un œil on découvre cette humeur. Le corps vitré reçoit ses vaisseaux, selon quelques anatomistes, ou des vaisseaux de la partie interne de la choroïde, des vaisseaux de la rétine, ou bien de l'artère, que quelques-uns ont vu se porter à la lentille crystalline. C'est en soumettant l'œil à la congélation qu'on peut bien observer la texture intérieure de l'humeur vitrée : cette humeur sert, conjointement avec le crystallin, l'humeur aqueuse, la cornée transparente, etc., à briser les rayons de lumière plus ou moins, et à les rassembler de façon à ce qu'ils représentent d'une manière distincte, sur la rétine ou organe de la vue, l'objet à considérer.

Cette humeur peut s'écouler en grande quantité, sans que la vue soit toujours perdue ; c'est ce qu'une pratique journalière a démontré : et, en effet, cet accident a lieu assez souvent dans l'opération de la cataracte, sans aucun inconvénient ; ce qui pourrait faire croire que dans de certaines circonstances elle se régénère.

Les maladies particulières dont cette humeur est affectée, et les accidens qu'elle peut éprouver, sont :

Dissolution (la), qui n'empêche pas toujours la vue ;

Glaucome (le), dans laquelle maladie on prétend

que l'humeur vitrée perd sa transparence ; ce dont on doute ;

Effusion (l') *de ce corps et son accroissement ou extension outre mesure*, comme dans l'*hydrophthalmie.*

Consultez les ouvrages suivans :

Celsus, de Medicinâ, lib. VII, cap. VII, in-12.

Galenus. de Usu part. lib. X, cap. I, in-folio.

Riolan. Anthropol. lib. IV, cap. IV, pag. 416, in-4°.

Vesal. corpor. human. Fabric. in-folio.

Plempii, Ophthalmograph. in-folio.

Brigg. Ophthalmograph.

Winslow, Anatomie, in-4°.

Ruysh. Epistol. XIII.

Haller. Descript. arteriar. oculi.

Morgagni. Epist. anatom. XVII, sect. XXVII, in-4°.

Sabatier (M.), Traité d'anatomie, in-8°.

Hovii, Tract. de circular. humor. motu in ocul. in-8°.

Zinn. Descript. anatom. ocul. human. in-4°.

Petit (M.), Mémoir. sur les yeux gelés, dans les Mémoires de l'académie des sciences de Paris, 1723.

Camper. de quibusdam oculi Partib.

Demours (M.), Histoire de l'académie des sciences de Paris, 1742.

Deshayes-Gendron, Maladies des yeux, in-12.

Antoine Maître-Jean, Maladies des yeux, in-12.

Saint-Yves, Maladies des yeux, in-12.

HYALOIDE (MEMBRANE). Ce nom a été donné à la membrane ou tunique du corps vitré. Voyez le mot *Tunique du corps vitré.*

HYDATIDE DES PAUPIÈRES OU LOUPE GRAISSEUSE DES PAUPIÈRES, *Hydatis palpebrarum.* Tumeur vésiculaire et graisseuse de la paupière, qui renferme de l'eau, et plus souvent une matière graisseuse, qui fait alors appeler cette tumeur lipome : ces deux espèces de tumeurs viennent aux bords des paupières ; elles sont blanches, sans douleur, et ne doivent faire craindre aucun danger.

§ I. Les médicamens qu'on emploie dans les commencemens de cette maladie, pour empêcher son accroissement, sont inutiles et fatigans ; tels sont les saignées, les purgatifs, les douches, les fomentations résolutives, etc., et on est forcé d'employer une opération pour dissiper cette espèce de loupe : elle consiste à inciser la peau qui la recouvre, et, en la poussant, à tâcher de la faire saillir ; alors, avec le même instrument qui aura fait la première section, soit bistouri, soit lancette, on dissèque cette masse graisseuse après l'avoir saisie avec une érigne, ou plutôt avec une pince. Le pansement ne diffère plus, après cette opération, d'une plaie simple.

§ II. Si cette tumeur ne consiste que dans une petite collection d'eau ou lymphe claire, il suffit de toucher légèrement ces vésicules avec la pointe de la pierre infernale ; puis, lorsque l'action cautérisante de ce médicament sera appaisée, on baignera l'œil à l'aide d'une infusion légère de fleurs de sureau, ou même simplement de l'eau fraîche.

On recommandera au malade quelques boissons délayantes et légèrement rafraîchissantes. On conçoit que si cette application n'a pas produit l'effet qu'on a desiré, il faut toucher de nouveau ces espèces de gonflemens au moyen du même caustique, qui réussit le plus souvent mieux que tous les autres, parce qu'on est toujours plus maître de son action : cependant, si on ne pouvait par son moyen, parvenir jusqu'au fond pour consommer entièrement le sac ou kiste, on emploierait l'eau mercurielle ou le beurre d'antimoine, dont on dirigera une goutte au fond du sac, au moyen d'un cure-dent ou autre instrument semblable. On baigne l'œil, après chaque application, avec une infusion légère de fleurs de sureau ; et lorsque le kiste est détruit, on panse la plaie comme une plaie ordinaire.

HYDATIDE DE LA CAPSULE DU CRYSTALLIN. Cette maladie est produite par la dissolution de ce corps lenticulaire dans son enveloppe : dans ce cas, il a la forme d'une petite boule lisse et ronde. (Voyez à ce sujet le mot *Cataracte.*) C'est aussi ce que plusieurs auteurs ont appelé assez improprement protubérance du crystallin.

HYDROPHTHALMIE, *Hydrophthalmia.* C'est le nom qu'on a donné à l'hydropisie de l'œil, occasionnée par une surabondance de l'humeur vitrée, quelquefois, et plus fréquemment, par l'humeur aqueuse. Voyez le mot *Hydropisie de l'œil,* qui est la même chose.

HYDROPISIE DES PAUPIÈRES. Maladie fort rare, et qui affecte ces organes de la manière dont les autres parties du corps sont affectées dans l'hydropisie ordinaire.

§ I. Les paupières sont, dans ce cas, tuméfiées par une eau jaunâtre, âcre, qui incommode beaucoup ces parties par son poids, et les tiraille extrêmement.

Cette espèce d'hydropisie attaque les paupières ordinairement lorsque l'abdomen est tuméfié par l'hydropisie qu'on nomme ascite, et il paraît que ce n'est que par une surabondance d'eau qui, ne trouvant plus de place dans le bas-ventre ni dans les parties inférieures,

se dirige vers les paupières, et les fait participer également à cette collection d'eau.

Saint-Yves rapporte l'exemple d'un malade qui, ayant une ascite, fut en même tems attaqué d'hydropisie à la paupière supérieure d'un de ses yeux : il le guérit en y faisant une incision au moyen d'un bistouri, et en donnant, par cette ouverture, une issue facile à l'eau jaunâtre qui était contenue dans cette tumeur.

§ II. Je crois que dans pareille circonstance il serait très-utile de faire, après une semblable opération, usage d'un collyre composé de six onces d'eau de plantain, ou d'eau commune si on veut, dans lesquelles on ferait dissoudre un demi-gros de pierre divine ou ophthalmique ; avec lequel collyre, les parties divisées et celles environnantes seraient fomentées fréquemment pendant les premiers jours.

Je ferai observer, relativement à l'opération, qu'on doit pratiquer l'incision selon la direction des plis de la paupière, et que les remèdes internes capables d'empêcher la régénération de l'ascite (quand même l'hydropisie des paupières aurait eu lieu sans avoir été précédée de celle du bas-ventre ou d'aucune autre partie du corps), le seront aussi de s'opposer au retour de cette tumeur aqueuse des paupières.

HYDROPISIE du sac lacrymal. Gonflement du sac lacrymal, rempli de larmes ou de matière puriforme. Cette tumeur purulente étant pressée par le doigt, dégorge les fluides que ce sac contient, d'abord par les points lacrymaux, et quelquefois par l'orifice inférieur du conduit des larmes, lorsqu'il est un peu libre. Voyez le mot *Fistule lacrymale*.

HYDROPISIE, *Hydrophthalmia*, du grec Υ'δωρ et Ο'φθαλμος.

§ I. Cette maladie se connaît à l'accroissement successif du globe, dont toutes les tuniques se distendent outre mesure, et produisent une espèce de hernie ou staphylome. Elle diffère de l'exophthalmie en ce que, dans cette dernière affection, le globe paraît plus gros, quoiqu'il ne le soit pas. En effet, l'œil est seulement déplacé de son orbite par une cause quelconque, mais les membranes ni les humeurs ne sont point viciées. Dans l'hydrophthalmie au contraire, la capacité de cet organe est extrêmement augmentée par le volume de quelque fluide contenu dans son intérieur.

Dans l'hydropisie, la cornée est plus élevée que dans l'état naturel, la situation de l'iris plus profonde, la pupille peu mobile, et quelquefois plus étroite, quelquefois aussi plus large que de coutume. Les malades se plaignent, dans le commencement, d'une diminution et plus tard de la perte totale de la vue. Les douleurs sont vives, tensives et obtuses vers le fond du globe, et vers le côté de la tête qui correspond à l'œil malade. On éprouve encore une stupeur et une emphysème dans la moitié du visage, une insomnie, des douleurs de dents, un larmoiement involontaire, et un renversement de la paupière inférieure, accompagnée de chassie.

Le globe augmente tellement de volume lorsque le mal est à son dernier degré, qu'il s'ensuit une tuméfaction; l'œil sort de l'orbite au point de ne pouvoir plus être recouvert par les paupières. A cette époque, la fièvre et l'insomnie sont quelquefois continuelles.

§ II. Les causes de l'hydropisie de l'œil sont les mêmes que celles des hydropisies en général. L'humeur aqueuse et l'humeur vitrée acquièrent, ou l'une ou l'autre, un tel volume, que les membranes se dilatent au point de se déchirer, pour ainsi dire, et de laisser évacuer tous les corps transparens qu'elles retiennent. Lorsque l'humeur aqueuse est la cause de l'hydropisie, l'iris est fort concave; au contraire, cette tunique étant poussée en avant par la grande extension du corps vitré, paraît comme convexe.

§ III. Cette maladie est difficile à guérir, même lorsqu'on la traite dans son commencement. Si elle a pris un peu d'accroissement, elle laisse peu d'espoir de rétablir la vue, à cause de la désorganisation des tuniques et des humeurs de l'œil. On doit donc s'occuper des moyens curatifs au premier indice de son existence, mais malheureusement on ne la découvre, et les malades ne consultent pour l'ordinaire que lorsque le mal a déjà fait des progrès sensibles, et que la guérison en est à peu près impossible.

§ IV. Les évacuations de sang de différentes manières sont en usage; ainsi, quelques praticiens font ouvrir l'artère temporale, les veines jugulaires, celles du pied, du bras, etc. Ils prescrivent encore l'application des sangsues aux tempes, aux paupières, et recommandent de réitérer ces saignées selon la nécessité. Cette méthode aurait peut-être des inconvéniens dans l'hydropisie du bas-ventre, mais dans l'hydrophthalmie elle est salutaire.

On emploie généralement les exutoires de toute espèce, savoir, les sétons à la nuque, les vésicatoires et les ventouses sèches ou scarifiées, un moxa qu'on brûle sur la même place; un cautère au bras remplace l'écoulement du pus, lorsqu'on ne peut plus attendre de suppuration des autres exutoires.

A l'intérieur doivent être administrés les apéritifs, les incisifs, etc.; ils sont consacrés dans cette maladie, et on les donne sous forme sèche et convenable, auxquels se rattachent parfaitement les boissons sudorifiques composées d'antimoine cru, de buis rapé, de squine, d'écorce de gayac, etc.; le mercure, dans la classe des fondans et incisifs, est celui de tous dont on obtient le plus d'effet, lorsqu'il est employé à une dose calculée. Il en est de même pour les cloportes et l'euphraise, qui font le plus grand bien dans cette espèce d'hydropisie. Consultez au reste le mot *Goutte sereine,*

Les purgatifs doivent naturellement faire partie du traitement, et on les choisit parmi les plus actifs, tels sont les drastiques, comme la gomme gutte, la coloquinte, etc., sous forme de bols, et donnés avec prudence.

Quoiqu'on ne puisse point espérer beaucoup d'avantage des applications locales sous forme de topiques, ils peuvent et doivent cependant être recommandés; par exemple, les fomentations faites avec de bon vin rouge tiède, seul, ou dans lequel on aura fait infuser des substances toniques, et qu'on peut animer avec l'esprit-de-vin camphré ou autre de ce genre; les collyres discussifs et résolutifs qui remplacent dans quelques cas, comme bains oculaires ces fomentations, ne sont point entièrement inutiles, et ne sauraient être indifférens, sur-tout ne devant point nuire.

Les fumigations avec des médicamens aromatiques, ont un effet salutaire constaté par une pratique raisonnée. Elles se prescrivent au moyen d'un entonnoir renversé (Voyez le mot *Fumigation*). La fumée produite par cette opération acquiert plus d'activité si le malade lui associe une friction douce et en plusieurs sens, faite avec une flanelle qu'on dirige sur le front, les tempes, les sourcils et les paupières.

§ V. Lorsque les médicamens sont reconnus inefficaces, la médecine opératoire propose différens moyens. On ouvre la cornée avec un instrument quelconque; par exemple, celui avec lequel on incise cette tunique, dans l'opération de la cataracte. Il sert à donner issue à l'humeur surabondante, cause du volume extraordinaire que prend le globe dans cette maladie.

Si l'on diffère quelque tems à employer cette section, elle deviendra inutile plus tard, parce que les différens organes internes n'étant plus dans leur état naturel, leur inaptitude à remplir leur fonction accoutumée causerait la cécité, dans le cas même où l'on serait parvenu à ramener le globe à son diamètre ordinaire. Pour retirer quelque fruit de cette opération, il faut donc la pratiquer dans le commencement de la maladie, ce qu'on est rarement à portée de faire, et joindre à cette espèce de ponction les remèdes internes dont j'ai parlé dans le chapitre dernier.

Cette incision faite, il convient de contenir les parties incisées avec un bandage simple et des compresses trempées dans un collyre résolutif que l'on fait tiédir à cet effet; il serait très-nuisible, pour éviter de nouveau la proéminence du globe, d'employer la lame de plomb concave que *Nuck*, dans son Traité de *Duct. oculor. aquos*, pag. 120, a recommandée, pour retenir l'œil dans sa cavité. Cet instrument, malgré l'autorité de ce savant, me paraît d'un usage fort dangereux, et même inutile.

Antoine Maître-Jean propose cette incision dans la sclérotique près de l'iris, dans l'angle externe.

Bidloo veut qu'elle soit faite dans la région inférieure de la cornée, mais ainsi que *Maître-Jean*, avec un bistouri ordinaire.

Woolhouse et *Tourbervil* pratiquaient cette ouverture avec un trocart contenu dans une canule; ce trocart, en tout semblable à celui en usage dans l'opération de la paracenthèse, mais approprié à la petitesse et la délitesse de l'organe. Voyez la *fig. XXXIV , pl. X.*

Si aucuns des moyens ci-dessus mentionnés ne parvenaient à réduire l'œil, que les douleurs fussent violentes et continuelles, sans laisser au malade aucun repos; que la vue fût irrévocablement perdue, il faudrait, sans temporiser, le déterminer à subir l'opération qui consisterait à extirper l'œil en partie, et donner lieu par cette excision à l'évacuation complète des corps transparens contenus dans le globe. La cessation de toute douleur serait la suite nécessaire de ce remède, violent à la vérité, mais efficace; le malade serait délivré d'une difformité très-hideuse et toujours très-désagréable; dans la suite, après la fonte du globe, on placerait un œil artificiel qu'on s'étudierait à rendre en tout semblable à l'œil sain, et qui jouirait alors comme lui de tous mouvemens. Voyez les mots *Exophthalmie, Buphthalmie, Extension du corps vitré.*

Je ferai une dernière observation relative à plusieurs malades affectés d'hydropisie, et auxquels j'ai donné des soins, c'est que l'issue en a été constamment funeste, par la résistance opposée par eux à la seule voie qui leur était ouverte, et qui pouvait les délivrer des douleurs atroces qui compromettaient même leur existence : cette voie est l'extirpation d'une partie du globe. Chez plusieurs d'entre eux, après des angoisses affreuses, le globe et la conjonctive se tuméfiaient extraordinairement, la cornée s'empâtait, toutes les membranes se déchiraient, après avoir été macérées, et les différentes humeurs s'évacuaient les unes après les autres, même plusieurs portions de la rétine et de la choroïde. Cette terminaison funeste de la maladie devait cependant être considérée comme un bienfait de la nature, car l'organe tendant à l'induration pouvait devenir cancéreux (comme on en a fait la funeste expérience). Enfin, après un traitement assez long, il restait encore la ressource de placer un œil d'émail qui corrigeait la difformité résultante de la destruction du globe, alors renfoncé dans la cavité orbitaire. Les douleurs que l'extirpation d'une partie du globe aurait occasionnées, peuvent être regardées comme nulles, si on les compare à celles que les malades doivent éprouver dans cette dernière circonstance.

OUVRAGES A CONSULTER.

Boërhav. De morbis oculor., in-12 ; Paris.

Burchard. David Mauchart. Dissertat. de hydrophth. Tubing, 1774.

Platner. Instit. chirurg., in-8º. ; édit. *Reuss.*

Donald Monroo, Essay on the dropsy, etc.; Edimburgh.

Cartheuser. Dissertat. de hydrophth. Francof. ad Viadrum.

Antoine Maître-Jean, Malad. des yeux, in-12.

Deshayes-Gendron, Malad. des yeux, in-12.

Saint-Yves, Maladies des yeux, in-12. Paris.

Plenck. Doctrin. de morb. oculor. in-12; Vindobon.

Bell's, System. of Surgery, etc. in-8º. Edimburgh.

Louis, Mém. de l'acad. de chirurg. de Paris, in-4º.

HYDROPISIE du crystallin. Voyez les mots *Hydatide du crystallin* et *Cataracte*.

HYGROBLÉPHARIQUE. Voyez le mot *Hygrophthalmique*, qui est la même chose.

HYGROPHTHALMIQUE, Nom qu'on a donné aux conduits des glandes de *Meibomius*. Voyez l'article *Glandes de Meibomius*.

HYPOCHYSIS. Voyez le mot *Cataracte* qui est la même chose.

HYPOEMA. Voyez le mot *Effusion de sang dans l'œil*.

HYPOGALA. Effusion de lait dans les chambres de l'œil.

Cette maladie est extrèmement rare : elle n'a lieu que chez les femmes en couche, et se dissipe le plus souvent sans remèdes ; il est prudent cependant d'employer les substances fondantes et les purgatifs, quelquefois les exutoires : à l'extérieur les fomentations toniques et les collyres résolutifs.

HYPOPHASIE ou HYPOPHASE. *Hypophasia, Hypophasis*. Espèce de clignotement. Les personnes qui sont sujettes à cette espèce de *tic*, ferment presque entièrement les paupières, de sorte que très-peu de rayons lumineux parviennent au fond de l'œil. Beaucoup d'individus, sans s'en apercevoir, employent ce moyen pour distinguer plus aisément les objets trop éloignés et ne laisser entrer que la quantité de rayons lumineux nécessaire pour produire une vision plus distincte.

Ce rapprochement des paupières modère également la vivacité des rayons de lumière, aussi observe-t-on, que les personnes dont les bords des paupières sont affectés d'ulcère à la suite de la petite vérole, et chez lesquelles les cils manquent par cette raison, celles dont les poils, ainsi que les sourcils sont blonds, sont les plus affectées de cette espèce de mouvement involontaire. Voyez les mots suivans, *Clignotement*, *Pupille*.

HYPOPYON, est une collection de matière puriforme dans les chambres de l'œil ou entre les lames de la cornée.

Les grecs l'ont nommé Ὑπόπυον, les latins *Hypopyum*, lorsque le pus est dans la chambre antérieure ; empyésis, lorsque l'embarras est dans les deux chambres ; unguis, lorsque le bas de la cornée ressemble au blanc de la racine de l'ongle, en grec Ὄνυξ, et alors la matière est ordinairement entre les lames de la cornée.

§ I. Le pus est d'abord blanc, dans la suite il devient jaune. Il s'amasse communément dans la partie inférieure de la cornée, forme un croissant dont les cornes sont tournées en haut, et augmente de jour en jour en étendue et en épaisseur, en montant jusqu'à la hauteur de la pupille, pour passer souvent dans la chambre postérieure, entre l'iris et le crystallin. (Voyez les mots *Unguis*, *Onyx*, *Empyésis*).

La collection de matière subsiste souvent en même quantité, plusieurs jours, et même plusieurs semaines de suite. La pupille a de la peine à exercer ses mouvemens ordinaires de dilatation et de resserrement; presque toujours elle se resserre de plus en plus. La lumière est à charge, la vue difficile, obscurcie, nébuleuse, et telle que le malade a de la peine à discerner le jour des ténèbres. La cornée présente quelquefois une saillie en dehors assez remarquable ; les douleurs sont pulsatives et pongitives, tant dans l'œil que dans la tête du côté affecté, ainsi que dans l'occiput. Il survient encore des

nausées, une fièvre symptômatique, même des convulsions, etc.; la vie des malades peut, dans de certaines
circonstances, courir des risques. On doit cependant
convenir que ces derniers symptômes sont assez rares
lorsque le traitement est dirigé par un homme instruit.

Plus le pus est abondant, de couleur jaune, plus on
doit craindre qu'il ne corrode la cornée, l'iris même;
qu'il ne donne lieu à la sortie de cette dernière tunique
(Voyez le mot *Staphylome*); ce pus produit une fistule, fait changer l'iris de couleur et affaiblit la vue en
laissant à la cornée des taches plus ou moins épaisses
et difformes, sur-tout si l'abcès s'est ouvert spontanément; pour l'ordinaire la rupture de la cornée a lieu
dans un endroit peu favorable pour la vue, ce qui n'arrive point lorsqu'on donne issue à la matière avec l'instrument tranchant, comme je le dirai plus bas. En
effet on choisit la partie la plus déclive de la cornée et
la plus éloignée de la pupille.

Les symptômes qui accompagnent l'hypopyon étant
dissipés, la cornée reste obscurcie par une large tache
produite par la matière desséchée, et qui subsiste toute
la vie. La vue alors est nulle. Voyez le mot *Albugo*.

§ II. L'hypopion n'est presque jamais une maladie
essentielle, mais il est un symptôme de l'ophthalmie,
et une de ses terminaisons fatales.

Toutes les affections internes peuvent lui donner naissance, principalement les maladies vénériennes et sur-
tout la petite vérole, qui amène une ophthalmie dont
la crise prompte est l'hypopyon.

Les violences externes, les piquures, les incisions
dans la cornée, les corps étrangers l'occasionnent souvent, s'ils ont des aspérités. L'usage inconsidéré des corps

gras pendant une inflammation, détermine également cet abcès.

§ III. Cette maladie étant le dernier degré de l'oph-thalmie, n'offre guères d'espoir de recouvrer la vue, et ce qui arrive de moins fâcheux, c'est l'obscurcisse-ment total de la cornée, et l'impossibilité aux rayons de lumière de pénétrer au fond de l'œil.

Lorsque la suppuration n'est point trop ancienne, que les douleurs n'ont point encore été portées au dernier degré de violence, ou que la cornée s'est ulcérée dans son diamètre inférieur, la vue peut encore renaître, pour ainsi dire, après la guérison. Le pus se vide par cet ulcère, à mesure qu'il vient, et donne le tems de mettre en usage les médicamens, même les opérations s'il en est qui soient indiquées.

Si la membrane s'est ouverte dans son centre, on pourra éviter par des soins bien dirigés l'atrophie du globe, mais la vision ne peut être attendue, à cause de la cicatrice, obstruant la pupille dans la suite.

§ IV. Pendant qu'on s'occupe du principe de l'oph-thalmie, dont l'hypopyon est la terminaison, on doit avoir recours aux moyens particulièrement consacrés dans le traitement de cette espèce d'abcès.

Les saignées sont en quelque sorte prodiguées. On les pratique aux veines jugulaires, au bras, au pied, même à l'artère temporale, dans des cas pressans. On tire aussi du sang avec des sang-sues au fondement, aux tempes et aux paupières.

Les exutoires sont encore très-importans dans le trai-tement de cette maladie. On les établit à la nuque, en plaçant un séton, en appliquant un vésicatoire ordinaire, auxquels succèdent les ventouses simples et scarifiées,

et dans quelques situations urgentes, en excitant avec
le moxa une irritation , laquelle finit par déterminer
une suppuration aux tempes ou derrière les oreilles.

Les bains de pieds réitérés sont nécessaires, ainsi que
les lavemens simples et composés, même avec les substances les plus irritantes, telles que le vin émétique trouble, la coloquinte, etc.

Les purgatifs sont indiqués vers la fin de la maladie,
mais s'ils sont doux, ils peuvent être donnés avec circonspection pendant sa durée. Les émétiques seront
proscrits, comme pouvant rendre le mal plus grave,
puisqu'il est arrivé que dans quelques ophthalmies, ce
médicament a déterminé, presque sur le champ, un
hypopyon, qui sans doute n'aurait point eu lieu sans cela.

Le régime sera exact et sévère, mais rafraîchissant.
Les topiques ou applications locales sont nuisibles ou au
moins inutiles pour peu que l'abcès soit parvenu à un
certain degré. Quand on les ordonne, ce doit être lorsque le pus est en petite quantité, qu'il reste l'espoir d'obtenir encore la résolution, alors les fomentations et
les collyres seront composés avec des substances résolutives et toniques, évitant de laisser l'organe couvert
au-delà du tems nécessaire à l'action de ces médicamens.

Lorsqu'il est démontré que la suppuration ne peut
être arrêtée et que la résorbtion de la matière est attendue inutilement, on doit avoir recours à des mesures
plus efficaces. Sans nous arrêter aux scarifications proposées par *Woolhouse*, conseillées aussi par quelques
praticiens plus modernes, qui ont voulu qu'elles se fis-
sent vers la partie interne des paupières, je me contenterai, de recommander avant toute opération, les frictions fortes aux extrémités, de s'étudier à rétablir les

règles et les hémorroïdes , si elles sont supprimées ; ensuite de se résoudre à l'incision , dont il sera question
dans le chapitre suivant.

§ V. Si l'hypopyon a lieu malgré tous les médicamens
et le traitement le mieux dirigé, si les douleurs sont
violentes, on ne doit point admettre de délais, et il convient de pratiquer une incision fort large dans la cornée, le plus près qu'il se pourra de la sclérotique. Non
seulement cette incision calmera les douleurs atroces
éprouvées par le malade , et lui procurera du repos quelques heures après que la cornée aura été ouverte ; mais
elle peut même faire luire pour lui une espérance nouvelle de rétablir les fonctions suspendues de l'œil.

L'organe débarrassé de la matière épaisse et acre qui
remplissait les chambres de l'œil et empâtait la cornée,
devient apte alors à recevoir les rayons lumineux qui
doivent, en passant à travers cette membrane, être transmis jusqu'à la rétine. J'ai pratiqué nombre de fois cette
opération lorsque l'hypopyon était survenu à la suite
d'ophthalmies mal conduites ou après des coups violens,
et cette opération a presque toujours eu un succès plus
ou moins complet. Les douleurs les plus vives en sont
tout à coup appaisées , et c'est déjà un grand point
d'obtenu.

Le plus souvent, une seule incision suffit pour évacuer sans retour la matière puriforme ; néanmoins, dans
quelques espèces d'hypopyons , on est obligé , pour
achever la guérison, d'y avoir recours deux ou trois
fois, à des intervalles plus ou moins courts. C'est le seul
espoir qui reste au malade pour éviter l'atrophie du
globe, ou au moins la cécité : à la vérité, ce dernier
cas est rare , parce que s'il se fait une nouvelle collec-

tion de matière, elle n'est jamais abondante; et alors la résorbtion est bien plus possible que la première fois, ou on ne doit presque point l'attendre.

J'emploie, pour cette opération, l'instrument destiné à l'extraction de la cataracte. Cet instrument est un bistouri droit, tranchant seulement d'un côté, et ressemblant à une lancette, quoique plus long et moins large. (Voyez la *pl. IV, fig. XIII.*) J'ai dit que l'incision devait être large : en effet, quoique plusieurs auteurs prétendent que cela n'est pas nécessaire, je suis persuadé du contraire, parce que le pus a plus de facilité à s'évacuer, et que d'ailleurs il est essentiel que l'humeur aqueuse trouve elle-même plus de liberté à sortir et à entraîner avec elle cette matière nuisible, au moins pendant les premières heures qui suivent l'opération.

On est quelquefois obligé de soulever les lèvres de l'incision pour rouvrir la plaie au moyen d'une curette, lorsqu'elles sont agglutinées, et que le pus reparaît quelques heures après l'ouverture de la cornée.

Il est essentiel de ne point attendre, comme on fait pour les abcès des autres parties du corps, l'entière formation du pus, à cause des ravages qu'il exercerait à l'intérieur de l'œil.

Cette opération achevée, l'organe restera libre, sans compresse ni bandage ; mais il convient de le garantir du grand jour par un garde-vue d'une couleur sombre.

Lorsque l'hypopyon survient après l'opération de la cataracte, aucuns des moyens dont je viens de parler ne sont utiles, et l'on est forcé de tout attendre des seuls efforts de la nature.

Quelques personnes ont proposé les injections pour

délayer et faire écouler cette matière visqueuse et tenace à travers l'ouverture de la cornée incisée ou déchirée spontanément, et qui en est ordinairement empâtée ; mais ces injections ne peuvent qu'être nuisibles, et ne sont point raisonnées.

Les secousses de tête dont parle *Galien*, liv. XIX, *de method. medend.*, et qu'employait *Justus* ; les vapeurs de plantes et substances dont l'action tonique et résolutive est active ; les cataplasmes, les compresses, ne sont pas plus salutaires.

L'opération que je viens de décrire est seule avantageuse, lorsque la collection de pus est épaisse, et que les douleurs sont vives : l'instrument pour la pratiquer, et dont j'ai fait mention, est incontestablement préférable à celui de *Meekren*, à l'aiguille de *Daviel*, aux ciseaux, aux tubes, aux stylets, etc., indiqués par *Galien*, *Ambroise Paré*, *Lazare Rivierre*, *Nuck*, *Bidloo*, *Maître-Jean*, *Saint-Yves*, *Heister*.

Les spéculums, les crochets, ne sont point nécessaires pour faciliter cette opération, qui s'effectuera bien sans ces secours irritans.

Les taches plus ou moins grandes, résultantes du séjour de la matière dans l'intérieur et de son adhésion à la cornée, restent long-tems, et quelquefois toujours, après la guérison de cet abcès : elles diminuent cependant, dans certains cas, par le frottement continuel des paupières, par l'évaporation de l'humeur aqueuse, sans cesse renouvelée à travers les pores de cette tunique, et qui ne laisse point que d'entraîner avec elle un peu de cette substance blanchâtre. Les lotions oculaires avec l'eau de mer peuvent concourir, avec la nature, à la disparition d'une partie de ces opacités : d'autres fois, et c'est le plus souvent, ces taies, sur-tout si elles ont de l'analogie avec le *leucoma* ou *albugo*, résistent à tous les remèdes, ne se dissipent que très-peu, et gênent beaucoup, arrêtent même tout-à-fait l'introduction des rayons de lumière, sur-tout si l'obstacle existe en face de la pupille.

OUVRAGES A CONSULTER.

Plempii, Ophthalmogr. in-folio.

Ambroise Paré (les OEuvres d'), in-folio.

Fabric. ab Aquapenden. Oper. chirur. in-folio.

Boerhav. de Morb. oculor. in-12.

Mauchart. Dissertat. de hypop. Tubing. 1742.

Platner. Instit. chirur. in-8°.

Heister. Instit. chirur. in-4°.

Guillemeau, Malad. de l'œil, in-12. Paris.

Saint-Yves, Malad. des yeux, in-12. Paris.

Deshayes-Gendron, Malad. des yeux, in-12.

Antoine Maître-Jean, Malad. de l'œil, in-12.

Guérin, Malad. des yeux, in-12.

Dionis, Cours d'opérations de chirurgie au jardin du roi, in-8°.

Bell's, System of Surgery, etc. in-8°. Edimburg.

HYPOSPATHISME, *Hypospathismus*. Espèce de saignée ou scarification, à laquelle on avait recours anciennement pour guérir les inflammations opiniâtres des yeux.

Elle se pratiquait ainsi : On coupait en long la peau du front jusqu'au péricrâne ; puis, au moyen d'une sonde passée au-dessous, on conduisait sur son sillon un bistouri, avec lequel on coupait les vaisseaux et les chairs qu'on avait soulevées avec la sonde. Il n'est pas

besoin de dire **sans** doute que cette cruelle et inutile opération est tombée à juste titre dans l'oubli le plus profond.

HYPOSPHAGMA ou OEIL POCHÉ. Consultez ce dernier mot, qui est la même chose.

I

IMAGINATION ou MOUCHE VOLTIGEANTE, SERPEN-
TAUX, ARAIGNÉES, POINTS NOIRS, RÉSEAUX, etc. Symp-
tômes qui se présentent dans plusieurs maladies d'yeux.
Voy. les mots suivans, *Vue de mouches*, *Myodésopsie*,
Mouches, *Cataracte*, *Goutte sereine*.

IMMOBILITÉ DE L'OEIL.

§ I. L'immobilité de l'œil peut dépendre de quelque
blessure, de quelques fièvres ou affections spasmodi-
ques, et cesser avec ces maladies ; mais si ce défaut de
mouvement subsiste après leur terminaison, les nerfs
qui se distribuent aux muscles qui meuvent le globe en
tous sens, devront être affectés de paralysie : dans cette
dernière circonstance, il est fort rare que la vision ne
soit totalement perdue, parce que la paralysie aura
également attaqué l'organe de la vision.

§ II. Dans le premier cas, les boissons adoucissantes,
délayantes, les remèdes antispasmodiques, les bains,
les demi-bains, et les collyres légèrement toniques, seront très-nécessaires.

Si l'immobilité de l'œil dépend de la paralysie des muscles des paupières, il faudra avoir recours aux remèdes
prescrits aux articles *Paralysie des muscles des paupières*, *Blessures des muscles des paupières*. Voyez aussi
le mot *Goutte sereine*.

Dans la dernière supposition, il reste peu d'espoir et
rien de bien salutaire à prescrire.

IMMOBILITÉ de la pupille, *Immobilitas pupillæ*. Cessation des mouvemens de dilatation et de resserrement de la pupille ou prunelle.

§ I. Cette maladie est occasionnée par la paralysie des nerfs qui se distribuent à l'iris. L'immobilité de la pupille est ordinairement un signe de goutte sereine : cependant cette cessation de mouvement de la part de la pupille peut exister sans que l'œil soit affecté de goutte sereine ou amaurosis, puisqu'elle est assez fréquemment observée dans le mydriasis, pendant la durée duquel la vision n'est pas toujours fort altérée. Le même fait se remarque chez des personnes dont la vue est très-bonne, et très-souvent après l'opération de la cataracte, la plus heureuse.

L'immobilité de la pupille se rencontre aussi quelquefois chez des malades, quoique la vision soit nulle. Ce symptôme paraît dépendre de ce que le nerf optique est affecté de paralysie, et que les nerfs ciliaires qui se rendent à la tunique iris sont dans leur état naturel ; et *vice versâ*, si la vision est parfaite, quoique la pupille n'ait aucun mouvement. Consultez à ce sujet les mots suivans, *Cataracte*, où il est question de cette immobilité de la pupille ou prunelle ; *Goutte sereine ou amaurosis*, *Phthisie de la pupille*.

§ III. S'il y a lésion de vue, et qu'en même tems cette inertie de la pupille se présente, on ne saurait avoir trop tôt recours aux médicamens les plus énergiques, et ce seront ceux capables de faire disparaître toute crainte de goutte sereine. Cette immobilité est alors un des symptômes de cette maladie dangereuse. On consultera à ce sujet le mot *Goutte sereine*.

Si la vue n'est que peu ou point altérée, malgré

l'inaction de la pupille, on se contentera, comme article de sécurité, d'avoir recours aux bains entiers, aux demi-bains et aux bains de pieds. Le malade usera de lavemens simples, émolliens et purgatifs; les boissons seront délayantes et rafraîchissantes ; on leur joindra, à des époques éloignées, des purgatifs avec les eaux de Sedlitz, dont on prendra dans la matinée trois ou quatre verres.

A l'extérieur, les fumigations oculaires indiquées aux articles *Goutte sereine* et *Fumigation* pourront être employées avec succès, ainsi que les frictions sur le front, les sourcils, les tempes et les paupières, au moyen d'une flanelle.

Le régime de vie ordinaire est principalement recommandé ; car cette immobilité de la pupille n'étant point son état naturel, doit, nonobstant la vue subsistante, quoique un peu altérée, laisser toujours quelques craintes. Ainsi, le choix des alimens et boissons ne sera point indifférent. Les farineux, les viandes enfumées, les pâtisseries, les crudités, les liqueurs échauffantes, la lecture, l'écriture assidue, sur-tout le soir, le contact du feu, du soleil, des corps polis et brillans, celui des couleurs vives et éclatantes, devront être évités avec le plus grand soin.

L'exercice modéré et continuel dans des lieux bien ombragés, sera toujours le plus salutaire, en évitant cependant l'humidité.

INCIDENCE (POINT D'). Terme d'optique qui dénote le point où l'on suppose qu'un ou plusieurs rayons de lumière, partant d'un objet visible quelconque, tombent soit sur une substance polie, sur un verre, un miroir, ou dans le fond de l'œil.

INCIDENT, signifie le rayon qui parvient sur une surface quelconque, très-unie et fort polie, capable de le réfléchir ou repousser.

INCURABLE, qu'on ne peut guérir. Maladie pour laquelle il n'est aucun remède vraiment utile : tels sont la paralysie complète du nerf optique ou goutte sereine, le leucome ou albugo, qui occupe toute la cornée transparente ; les cicatrices épaisses, qui obstruent totalement la pupille ; les staphylomes énormes de la cornée, l'atrophie totale du globe, la perte de substance de la paupière supérieure, l'hydrophthalmie ancienne, les ulcères des bords des paupières, suites de la petite-vérole, etc.

INÉGALITÉ DES PAUPIÈRES. Voyez le mot *Aspérité des paupières* et le mot *Trachoma*.

INFLAMMATION DE L'OEIL. C'est ce qu'on appèle, en termes de l'art, ophthalmie. Voyez ce dernier mot.

INFLAMMATION DES PAUPIÈRES, Βλεφαροφθαλμία en grec.

§ I. L'inflammation des paupières est, comme l'ophthalmie, accompagnée de tension, d'irritation, de gonflement, de rougeur, plus rarement de larmoiement, quoique dans un degré bien moindre.

Dans quelques inflammations de la paupière, les symptômes énoncés se supportent très-difficilement par les malades qui sont en outre tourmentés d'un clignement perpétuel. On croirait que dans quelques circonstances ces organes sont d'une sensibilité encore plus exquise que le globe lui-même.

§ II. Lorsque la partie des paupières garnie de poils ou cils est dans un état inflammatoire, cette maladie est appelée par les Grecs Ε'χῖνόφθαλμία, échinophthalmie. Voy.

le mot *Ulcère des paupières,* avec lesquels cette affection a plus de rapport.

Les paupières sont encore attaquées d'une espèce d'inflammation séreuse très-difficile à combattre efficacement, à laquelle participe, quoique légèrement, la conjonctive du globe. La matière qui recouvre le bord des tégumens, et qui s'étend souvent beaucoup au-dehors, est fort âcre. Elle irrite et excorie le bord interne et externe de ces organes; la conjonctive a une teinte légère de rouge, et est quelquefois fort tuméfiée, ou affectée de petites pustules. Cette inflammation donne souvent naissance à la difformité connue sous le nom d'ectropion, lorsque le gonflement est porté à un certain degré.

La peau des paupières présente quelquefois à la vue, de la rougeur, de la dureté, de la sécheresse, de la bouffissure, de l'âpreté au toucher, et un aspect érysipélateux; la démangeaison est grande et insupportable. Les vieillards sont sujets à cette inflammation, qui amène le renversement de la paupière. Cette affection est une variété du *trachoma.* Voy. le mot *Aspérités des paupières.*

§ III. Les causes des inflammations sanguines étant les mêmes que celles qui produisent les ophthalmies ou inflammations du globe, je ne les répéterai point ici.

Celles de la seconde espèce sont dépendantes du vice scrophuleux chez les enfans, de l'affection laiteuse chez les personnes du sexe, et des maladies vénériennes, scorbutiques, dartreuses, etc., en général.

La troisième espèce d'inflammation est produite plus particulièrement par les dartres, qui disparaissent alors pendant sa durée, et la font cesser lorsqu'elles reviennent à leur ancien asile. Le travail forcé, ainsi que la vie trop sédentaire, disposent beaucoup à cette maladie, ainsi que les alimens âcres et de mauvaise qualité. Voyez les mots *Aspérités, Trachoma.*

§ IV. L'inflammation simple se traite comme l'oph-thalmie, et les mêmes moyens curatifs lui convenant, je me crois dispensé de les rappeler avec autant de soin et d'exactitude; il suffira de les indiquer sommairement.

Les saignées sont convenables, quoiqu'en moindre quantité que dans l'inflammation de l'œil; elles se pratiquent à l'artère temporale. Le docteur *Butter*, célèbre médecin écossais, assure en avoir obtenu le plus grand effet (Voyez son traité anglais, « An improved method of « opening the temporal artery, etc., in-8°.; London « 1783, pag. 102 »). Elles se font encore aux veines jugulaires, aux pieds, aux bras, avec la lancette; au fondement, aux paupières, aux tempes, etc., avec les sangsues.

Les évacuations sanguines, les exutoires et autres remèdes pénibles à employer, souffrent plus aisément des délais dans l'inflammation des paupières, que dans celle du globe, parce que la suppuration, toujours funeste pour la vision dans l'ophthalmie, n'entraîne point la même crainte dans l'autre affection, dans laquelle la suppuration est quelquefois même favorable.

Les vésicatoires, les sétons, les cautères, peuvent être utiles, mais ne sont point indispensables, la maladie permettant de temporiser.

Les purgatifs doux conviennent de tems en tems, ainsi que les boissons rafraîchissantes, telles que l'orangeade, la limonade, l'orgeat, l'eau de groseille, etc.

Les lavemens sont plus importans.

Les bains entiers, les demi-bains, les bains de pieds,

ne le sont pas moins. Le régime le plus exact sera observé.

Les topiques ou collyres seront composés de remèdes
simples et légèrement toniques, avec lesquels on se contentera de fomenter les paupières, sans les laisser couvertes au-delà du tems nécessaire pour les bien fomenter,
mais ayant soin de les garantir du grand jour par un
garde-vue.

Quand on s'aperçoit que la résolution a lieu, et non
auparavant, on peut augmenter l'énergie des collyres,
en rendant les infusions dont on se sert un peu plus actives; par exemple, en ajoutant à un verre d'infusion de
roses de Provins, cinq ou six grains de vitriol de Zinc,
ou autant de tuthie préparée.

Ces espèces d'inflammations peuvent, sans danger,
se terminer par la suppuration; cette suppuration même
met fin plus promptement à cette maladie, et l'on peut
à cet effet la favoriser ou la provoquer par le moyen des
substances émollientes.

La seconde espèce d'inflammation est ordinairement
de longue durée, difficile à combattre, et sujette à se reproduire après avoir été dissipée.

Les saignées n'y sont point fort utiles. Celles au moyen
des sang-sues aux tempes peuvent seules être permises.

Les sétons, les vésicatoires, les ventouses simples et
scarifiées, le moxa, et enfin les cautères, sont des remèdes
dont on ne peut se passer.

Les boissons sudorifiques, quelquefois dépuratives ou
autres, capables de détruire les causes de cette maladie,
tendront également à empêcher le retour de l'humeur
morbifique. Les boissons rafraîchissantes et délayantes
sont communément efficaces.

Les malades doivent baigner souvent les yeux à demi-fermés, la tête étant baissée, dans une infusion légère faite avec les fleurs de sureau, les roses de Provins, dans de bon vin blanc tiède. Quelques jours après on substituera à ce collyre une liqueur légèrement détersive, composée avec les ingrédiens suivans, savoir : deux scrupules de vitriol de zinc, autant d'iris de Florence, dans une demi-livre d'eau de roses, et autant d'eau de plantain. On peut aussi employer une infusion légère d'une cuillerée à café de mélasse dans un verre d'eau tiède.

Il faut être, en général, attentif sur l'usage des collyres un peu actifs : ils sont sur-tout dangereux lorsqu'on les emploie trop tôt; assez souvent ils rendent la maladie incurable, en disposant ces organes à être affectés de gangrène. Il est de même essentiel de ne point laisser les yeux couverts, crainte que cette humeur âcre venant à séjourner, faute de pouvoir s'évaporer à l'air, n'excorie davantage le tissu fin et délicat des paupières, et ne produise des ulcérations à la conjonctive, et sur-tout aux bords de ces organes.

La dernière espèce d'inflammation n'est pas moins désagréable à traiter, et même plus rebelle aux remèdes les mieux indiqués. On doit sur-tout s'attacher à rappeler les dartres aux places qu'elles occupaient primitivement.

Les saignées, soit avec la lancette, soit avec les sangsues, sont en général inutiles, sans être pour cela nuisibles.

Les sétons, les vésicatoires, les ventouses, le moxa, quoique plus indiqués, peuvent néanmoins être évités, mais il n'en sera pas de même d'un cautère, auquel le malade doit se soumettre.

On doit beaucoup insister sur les bains entiers, les demi-bains, même les bains de pieds.

De même sur les lavemens émolliens, et de tems en tems laxatifs; les boissons seront, en général, adoucissantes et rafraîchissantes; mais on fera, en particulier, usage des eaux minérales dépuratives, telles que celles de Spa, d'Youset, de Bourbonne, de Saint-Amand et de Selz.

Les purgatifs, dans cette occasion, comme dans les autres, seront administrés à des époques convenables, et on y fera entrer quelques-unes des préparations mercurielles purgatives.

Le malade devra éviter le travail immodéré, ainsi que la vie sédentaire, mais un exercice modéré lui conviendra parfaitement.

Les collyres, ou autres applications locales, seront en tout semblables à ceux recommandés dans l'espèce d'inflammation accompagnée de sérosités. On ne répétera point ici qu'il convient d'éviter de même les compresses, les bandages, mais de ne point oublier un garde-vue capable de modérer la vive action du soleil.

Les malades doivent observer un régime rafraîchissant, et capable de tempérer l'acrimonie des humeurs, et devront bannir les alimens âcres, incrassans, ainsi que les boissons échauffantes.

Je terminerai en recommandant les frictions sèches sur tout le corps, faites avec une brosse ou une flanelle. Voyez le mot *Aspérités des paupières*, pour plus de détail.

OUVRAGES A CONSULTER.

Boërhav. De morb. oculor., in-12. Paris.

Guillemeau, Trait. des malad. des yeux, in-12. Paris.

Antoin. Maître-Jean, Malad. des yeux, in-12.
Saint-Yves, Malad. des yeux, in-12. Paris.
Deshayes-Gendron, Malad. des yeux, in-12. Paris.
Plenck. Doctrin. de morb. oculor, in-8°. Vindob.

INSTABILITÉ DE L'OEIL. Voyez le mot *Souris*.

INSTRUMENT. Les instrumens sont des agens auxiliaires dont la chirurgie oculaire ne peut que rarement
se passer, non plus que la chirurgie ordinaire, et sans
lesquels on serait souvent dans l'impossibilité de rien
faire d'utile pour les malades. La main seule du médecin
oculiste, quoiqu'elle puisse beaucoup, serait insuffisante
pour terminer nombre de maladies chirurgicales oculaires; il lui faut un aide, et cet aide, ce sont les instrumens.

Les uns sont fabriqués en acier le plus fin et le mieux
trempé, tels que les différens bistouris, les ciseaux
droits et courbes, les aiguilles courbes et droites, les
érignes, les hameçons plats et autres, les trocarts, les
crochets, etc.

D'autres sont construits en or, en argent, en plomb,
en cuivre; tels sont les différentes canules, les curettes,
les seringues, encore les aiguilles de différentes figures
pour pratiquer l'opération de la cataracte, les pinces,
les fumigatoirs, etc.

Il en est de formés avec le verre, la corne, et avec
d'autres substances moins consistantes encore; ce sont
les yeux artificiels, les besicles, les lunettes, les cordes
à boyau, etc.

Avec le secours des instrumens, on pratique les diverses opérations nécessaires et capables de rendre la
vue aux malades qui l'ont perdue.

Parmi les différens instrumens employés dans les

maladies d'yeux, il s'en trouve de communs avec des arts fort différens de la chirurgie des yeux, mais qui sont également utiles à cette dernière. Leur structure est à la vérité plus délicate, et comme elle doit l'être pour un organe tel que l'œil. Ces instrumens sont les ciseaux, les aiguilles, les pinces, etc.

Quelques autres sont particuliers à cette branche de la médecine opérante, et ce sont les bistouris divers, les érignes, le kistitome, les sondes de plusieurs espèces, les algalies, les canules, les ophthalmostats, les curettes, les crochets, les trocarts, les baignoires oculaires, les yeux artificiels, etc.

Les instrumens offrent des secours sur lesquels on peut plus raisonnablement compter que sur les médicamens, dans cette partie de l'art de guérir. Le bon effet que peuvent faire une infinité de substances qu'on applique ou qu'on prescrit pour les yeux, n'est point toujours aussi bien prouvé que celui que procurent en général les instrumens sagemens conduits.

Leur action est à peu près sûre entre des mains habiles, qui peuvent les diriger à volonté vers la partie lésée, et extraire, ou du moins éloigner fréquemment la cause de la maladie dont les yeux sont affectés. Il n'en est point de même des remèdes dans les mains les plus exercées. Ils ne peuvent, le plus souvent, être portés ou appliqués avantageusement sur le mal; on est forcé de les laisser agir à leur manière, quelquefois tout opposée à l'intention qui les a fait ordonner.

Si leur usage est très-important dans le traitement des maladies oculaires, il faut convenir aussi que leur nombre est, en général, trop multiplié. Ce luxe

chirurgical est très-nuisible, et ne peut qu'induire en
erreur. En effet, les personnes qui commencent l'étude
de cette partie de l'art de guérir, adoptent aussitôt les
instrumens nouvellement inventés ; et si elles y réflé-
chissaient davantage, elles sauraient que les non-succès
qu'elles éprouvent dépendent beaucoup plus de leur
adresse que des agens qu'elles employaient auparavant,
et qui valaient mieux que les nouveaux, avec lesquels
elle réussiront encore moins.

Tel praticien se sert avec succès, dans diverses opérations, d'un instrument très-ordinaire et médiocrement
bon, tandis qu'un autre opère toujours mal avec les
meilleurs. On doit, au reste, de la reconnaissance au
zèle des différentes personnes qui cherchent à rendre
un art quelconque d'une pratique plus facile, et qui
s'efforcent d'aplanir les difficultés, si telle est leur intention ; mais elles sont blâmables, si elles ont dessein
ou de multiplier les êtres sans nécessité, ou uniquement
d'annoncer au public qu'elles exercent l'art de guérir.

Le nombre des moyens employés avec avantage dans
les opérations des yeux, n'est point considérable : on
en trouvera ici la nomenclature suivant les maladies
qui les requièrent. On pourra consulter chacun d'eux
séparément, si l'on veut les mieux connaître. Je ne décrirai ni même nommerai point en détail tous ceux qui,
sans être les plus utiles, sont cependant indiqués par
différens auteurs.

Au total, je ne m'appesantirai point sur leur description particulière ; je dirai mon sentiment sur leur bonté
ou sur leur inutilité, et en nommant chaque maladie
dans laquelle il y a une opération à faire, j'indiquerai
les instrumens qui peuvent la pratiquer ; après quoi on

aura recours à l'article où chacun d'eux est décrit séparément.

*Instrumens pour opérer par abaissement ou par ex-
traction dans la maladie connue sous le nom de
cataracte.*

Aiguilles rondes, plates, mousses, tranchantes, pointues, droites, crochues et ayant la forme d'un trocart;
bistouris droits, courbes, convexes; *cératotome, canule,
ciseaux, crochet* en forme d'hameçon pointu, *crochet*
ou *hameçon* plat pour soulever la paupière supérieure;
curette, espèce de cuiller; *cystitome* de *la Faye; filet*
pour extraire le crystallin opaque; *garde-vue* pour
garantir du grand jour; *lunettes* pour lire; *moule de
plâtre; ophthalmostat*, instrument pour fixer l'œil; *pince*
pour extraire la capsule crystalline opaque; *poinçon*
d'*Heister*, de *Meeckrenius; trocart* pour évacuer le pus;
tube pour le même objet.

Instrumens employés dans la fistule lacrymale.

Algalies ou *sondes* creuses, qu'on introduit dans le
sac lacrymal par l'orifice inférieur; *bandage lacrymal*
pour comprimer la tumeur lacrymale; ce bandage, imaginé par *Fabrice d'Aquapendente*, est nommé *crinal;
bistouri* droit, tranchant d'un côté, avec deux rainures,
ou courbe, pour enfoncer l'os unguis; *bougies* chargées
de médicamens indiqués dans la fistule lacrymale; *bourdonnets* pour tenir l'incision ouverte après l'opération
pratiquée; *cautère* potentiel ou actuel; *canules* d'or,
d'argent ou de plomb, flexibles ou solides, selon les
méthodes de *Woolhouse, Pallucci*, etc., creuses ou
pleines; *cordes à boyau* pour passer un séton; *foret* de

Monroo; lancette de *Pouteau; palettes* de *Cabanis; pinces* de *Lamorier; porte-sonde; ressort d'horloger,* terminé par une olive d'argent, pour passer un séton à travers le sac lacrymal; *scalpel* en forme de cylindre; *seringue* d'argent pour injecter; *séton; sondes* creuses, pleines, droites, courbées, flexibles, crochues, pointues, mousses, à aiguilles; *stylet* simple, percé d'un trou pour conduire un séton; *tentes* de plomb, charpie, et de linge; *trocart* ou *poinçon* de *Boudou.*

Instrumens employés dans le chémosis.

Bistouri, ciseaux.

Instrumens pour le cancer de l'œil.

Bistouri, cératotome, cuiller de *Bartisch, ciseaux* courbes et droits, *scalpel* courbe, *soie* plate et rouge.

Instrumens en usage dans l'anchyloblépharon, ou union des paupières contre nature.

Bistouri, ciseaux courbes, scalpel, sonde canelée.

Instrumens pour l'anchilops.

Bistouri droit, bourdonnet.

Instrumens pour l'encanthis.

Aiguille, bistouri, ciseaux, pince.

Instrumens pour extraire les corps étrangers introduits sous les paupières et dans le globe.

Aiguille, aimant, curette, bistouri, anneau, cire à cacheter, pince, succin ou *karabé.*

Instrumens pour l'albugo ou leucoma.

Bistouri, blépharoxyster, ciseaux, épis de seigle, xyster, scarificateur, lime douce, pince.

Instrumens qui sont de quelque secours dans la goutte
sereine.

Baignoire de verre, de faïence ou porcelaine ; *enton-*
noir, fumigatoir.

Instrumens pour opérer la grêle des paupières.

Bistouri, curette, pierre infernale.

Instrumens en usage pour exciser la peau des paupières
dans la paralysie de ces organes.

Aiguilles, bistouri, pince de *Bell ; presse de Bartisch,*
corrigée par *Verduc* et *Raw, fil* pour les sutures, *taf-*
fetas d'Angleterre.

Instrumens nécessaires pour l'exophthalmie.

Aiguille, bistouri, ciseaux courbes de Louis, *Cuiller*
tranchante de Bartisch, scalpel courbe.

Instrumens indispensables pour corriger la difformité
dans l'atrophie du globe.

Yeux artificiels.

Instrumens pour guérir les staphylomes.

Aiguilles courbes, pointues, tranchantes ; *ciseaux,*
emboitement, espèce de capsule d'or ou d'argent ; *soie*
plate et rouge.

Instrumens propres à remédier à l'occlusion de la pu-
pille, en construisant une pupille artificielle.

Aiguilles de Cheselden, bistouri, *ciseaux* courbes et
droits, *pinces.*

*Instrumens recommandés dans le traitement de l'oph-
thalmie.*

Aiguilles courbes, *bistouri, ciseaux* courbes et droits,
érigne, ophthalmoxyster.

Instrumens propres à opérer dans l'onglet *ou* ptérigion.

Aiguilles de toutes sortes de formes, *bistouri, ciseaux*
courbes et droits, *érigne* ou espèce de *crochet* en forme
de *hameçon, pince, soie* plate et rouge.

Instrumens pour l'orgeolet.

Aiguille, bistouri.

Instrumens en usage pour le strabisme.

Besicles, ruban de soie noire et large, *lunettes* de foyer
égal.

Instrument pour opérer dans le trichiasis.

Bistouri, aiguilles, instrument de *Bartisch* ou *cuiller,
pince, soie* plate et rouge.

*Instrumens recommandés dans la maladie connue sous
le nom d'hydrophthalmie.*

Bistouri, trocart avec sa canule.

Instrument pour scarifier l'œil et les paupières.

Voyez les mots *Scarification, Xyster, Blépharoxyster,
Ophthalmoxyster.*

IRIS, *Uvea, Iris.* L'iris est une membrane que l'on
aperçoit au travers de la cornée, et qui est composée
d'un cercle de couleurs assez variées. Ces couleurs sont
tantôt noires, tantôt bleues, tantôt brunes et tantôt
vertes, etc., selon les différens individus chez lesquels

on observe cette tunique. Elle porte le nom d'iris à cause de la ressemblance qu'on lui a trouvée avec l'arc-en-ciel, qui est composé de diverses couleurs.

Cette membrane est percée d'un trou rond qu'on appelle prunelle, ou pupille. Les anatomistes ont varié sur son origine; les uns la font venir de la choroïde, d'autres prétendent, avec plus de raison, qu'elle est une membrane particulière, et seulement contiguë à l'autre tunique. Elle tient par son grand bord au ligament ciliaire, dont elle peut être détachée dans quelques circonstances rares. Elle est plate dans l'état le plus ordinaire et le plus fréquent, excepté dans le cas de maladie, où elle devient quelquefois convexe; c'est ce qu'on observe dans l'espèce d'altération de la lentille crystalline, dans sa capsule, et qui fait nommer le crystallin, ainsi dénaturé, *cataracte*, ayant la forme d'une hydatide. Voyez l'article *cataracte*.

L'iris est formée d'un grand nombre de fibres vasculaires et de nerfs; sa surface antérieure est couverte de vaisseaux qui sont, les artères ciliaires, longues et antérieures, etc. Ces artères forment des cercles au grand bord de l'iris, de là elles se rendent vers la pupille, se bifurquent, forment des angles et différentes autres circonvolutions; elles se joignent de tems en tems, et produisent par ces différens contours, conjointement avec les nerfs ciliaires, cette variété de couleurs qu'on remarque dans cette membrane.

L'iris produit une cloison qui sépare l'espace dans lequel est contenue l'humeur aqueuse, et qui constitue par ce moyen les chambres antérieures et postérieures de l'œil. Cette tunique est opaque dans toute son étendue, et les rayons de lumière ne pourraient pénétrer jusqu'au fond de l'œil, si elle n'était percée d'un trou dont j'ai parlé plus haut. Sa face antérieure est recouverte par une membrane mince qui, partant de la portion la plus convexe de la cornée, suivant la forme de cette dernière tunique, vient jusqu'au bord de la pupille, la recouvre, et peut-être revêt la partie postérieure de l'iris, en s'étendant jusqu'à la capsule du crystallin, c'est la membrane qu'on nomme capsule de l'humeur aqueuse. Voyez le mot *Capsule de cette humeur à la pupille.*

La partie postérieure de l'iris est enduite d'une matière noire ou espèce de méconium ; la partie antérieure représente une multitude de rayons formés par les vaisseaux qui constituent cette membrane, mais elle n'est point enduite de la même matière noirâtre.

L'iris est-elle douée de fibres musculaires, pour exercer les différens mouvemens de dilatation et de resserrement qu'éprouve la pupille exposée au grand jour, ou à l'obscurité ? C'est le sentiment de plusieurs anatomistes qui, apercevant dans la partie postérieure de l'iris, l'extrémité des procès ciliaires qui y restent quelquefois adhérens, lorsqu'on détache cette membrane, ont cru que c'étaient de véritables fibres musculaires ; mais aujourd'hui presque tous les savans conviennent que cette membrane n'a point de fibres musculaires, et que les différens mouvemens qu'elle exerce s'opèrent au moyen de fibres vasculaires et nerveuses qui forment sa contexture.

On ne voit, en effet, que cet organe, entièrement formé de vaisseaux, et ne contenant pas de muscles, exercer manifestement des mouvemens. L'iris reçoit ses vaisseaux des artères ciliaires longues, des veines ciliaires antérieures et longues : les nerfs viennent des nerfs ciliaires. Voyez les mots *Artère ophthalmique, Veines de l'œil, Nerfs de l'œil.*

Les maladies dont cette membrane est affectée sont :

Sa sortie à travers une ouverture faite à la cornée, ou naturellement, ou à la suite de blessures. Cette hernie s'appelle *Staphylome.*

Son inflammation. Voyez le mot *Ophthalmie.*

Son *décollement* ou sa séparation des membranes qui lui sont contiguës, ce qui représente une espèce de pupille contre nature.

Ses *blessures.*

Ses *adhérences,* ou avec la cornée ou la capsule crystalline, maladie nommée *Synechia.*

Consultez, sur la structure de cette tunique, les ouvrages suivans :

L'anatom. de *Winslow,* in-4°.

Verle. Descript. anatom. ocul. artificial. in-8°.

Briggs. Ophthalmog., in-12.

Plempii. Ophthalmograp., in-folio.

Haller. Descrip. art. ocul.

Heister. Dissertat. de choroid.

Ruysch. Thesaur. anatom., in-4°.

Dissertat. de visu a *Mœhring,* in-4°.

Anthropol. *Riolan.* Lib. IV, cap. 4, etc., in-4°.

Vesal. Corpor. hum. fabr., in-folio.

Antoine Maître-Jean, Maladies d'yeux, in-12.

Deshayes-Gendron, Malad. des yeux. in-12.

Portefield. A treatise on the eye and, etc., in-8°.

Smith, Traité d'optique, in-4°.

James. Diction. de médecine, in-folio.

Sam. Thom. Soemmering. Icon. ocul. hum. tab. V, in-folio. Francof ad Mænum, 1804.

IRRÉGULARITÉ DE LA PUPILLE, *Pupillæ difformitas.* Forme contre nature, que contracte ou prend la pupille après un coup porté sur le globe par un instrument tranchant ou contondant.

§ I. L'opération de la cataracte cause quelquefois la même irrégularité de la pupille : tantôt elle est ovale, fort dilatée par en bas, quelquefois elle est triangulaire.

Cette difformité, lorsqu'elle est la suite de cette opération, ne doit point inquiéter puisqu'elle ne dérange point la perception des objets, et qu'elle n'est que désagréable à voir. On ne peut rester dans la sécurité lorsqu'elle dépend d'une blessure ou d'un coup frappé sur le globe, parce qu'il est assez rare, dans ces circonstances, que les parties internes de l'œil (soit membranes, soit humeurs), n'aient éprouvé quelques dérangemens notables.

Ce changement dans la figure de la pupille, lorsqu'il existe, sans cause apparente, mérite beaucoup d'attention, puisqu'il est l'avant coureur d'une goutte sereine ou de quelque affection de ce genre.

Dans le *Mydriasis* la pupille est fort dilatée, et par conséquent irrégulière, puisque ce n'est pas son état ordinaire : il en est de même pour la maladie opposée, qui est le resserrement considérable de cette ouverture, maladie qu'on a appelée phthisie de la pupille.

§ II. Dans toutes ces circonstances l'irrégularité de la pupille ne peut être corrigée. Voyez à ce sujet les mots suivans, *Cataracte, Mydriase, Phthisie de la pupille.* Voyez aussi les mots *Héméralopie, Nyctalopie, Goutte sereine,* maladies dans lesquelles la pupille n'a pas son diamètre ordinaire : également le mot *Ophthalmie.*

J

JOUR. On appelle ainsi la lumière éclatante de toutes

parts, pendant que le soleil est élevé sur notre horizon.

Le jour vif blesse la rétine lorsqu'elle est fort sensible, que la pupille est naturellement, ou par accident trop dilatée (Voyez à ce sujet le mot *Sensibilité de la retine*).

Le jour ou la lumière incommode également lorsque les yeux ont essuyé quelques blessures ou quelques opérations.

Si l'on est affecté de quelques maladies, par exemple d'ophthalmies, s'il est entré un corps étranger dans les yeux, etc (Voyez les mots suivans, *Ophthalmie, Corps étrangers, Cataracte*), le jour même le plus faible ne peut se supporter, et alors frappe les malades, comme fait la foudre.

Les personnes souvent exposées à un jour vif peuvent contracter des maladies d'yeux fort dangereuses, pour lesquelles les remèdes sont souvent fort peu utiles; les ménagemens et les précautions seules y apportent quelques soulagemens. Voyez à ce sujet le mot *Précautions pour conserver la vue*.

K

KÉRATOME. Espèce de bistouri inventé pour opérer la cataracte par extraction, et inciser à cet effet la cornée au moyen d'une lame en forme de faulx. Cette lame, très-courte, est mise en action par une roue, à laquelle on la fixe avec une vis. Voyez à la fin des mots *Ophtalmostat* et *Cystitome*.

KYSTITOME. Instrument assez semblable au pharingotome, mais beaucoup plus petit : il a été inventé par *Lafaye*.

Ce praticien s'en servait pour inciser la capsule crystalline, au moyen de la lancette cachée dans sa gaine d'or ou d'argent, qu'on fait sortir à volonté. Le kystitome soulève (en même tems qu'il incise la capsule du crystallin) la partie de la cornée qu'on est obligé de couper préalablement dans l'opération de la cataracte par extraction.

L'incision de la membrane qui contient en place la cataracte, est toujours trop petite, la lancette, à cause de son peu de largeur, ne pouvant faire une ouverture suffisamment grande. Voyez le mot *Cystitome*, où il est question de cet instrument beaucoup plus au long, ainsi que de celui que je lui substitue avec avantage.

Le Cystitome ou kystitome peut être utile cependant pour ouvrir le sac lacrymal, lorsqu'on a l'intention de traiter l'obstruction lacrymale par la voie du séton. Voy. la *fig. XXVI, planche XI.*

L

LAC LACRYMAL. C'est le nom que *Jean-Louis Petit* a donné à l'espace formé par la réunion des deux paupières, et qu'on connaît sous le nom de grand angle. Il a comparé cet espace à un petit lac, où les larmes vont se rendre avant d'être pompées par les points lacrymaux, pour être transmises ensuite dans le sac lacrymal.

LACRYMAL. Il se dit des parties qui ont rapport aux larmes, comme conduit lacrymal, os lacrymal, fistule lacrymale, sac lacrymal, caroncule lacrymale, glande lacrymale.

LACRYMAL (Os), Nom que l'on donne aussi à l'os unguis, à cause qu'il renferme presqu'entièrement le siphon lacrymal. Voyez les mots *Orbite, Os unguis*, *Fistule lacrymale.*

LAGOPHTHALMIE, ou œil de lièvre, Maladie dans laquelle l'œil n'est point recouvert, à cause du rétrécissement de la paupière supérieure. Voyez le mot *Renversement des paupières.*

LANCETTE, *Phlebotomum*. Instrument très-souvent employé en chirurgie; on s'en sert pour ouvrir les veines, les artères, les abcès, et faire des scarifications. Il est si connu qu'il est inutile d'en donner aucune description. On le met fort rarement en usage dans les maladies d'yeux; le bistouri ordinaire pouvant beaucoup mieux le remplacer. M. *Pouteau* de Lyon l'a employé cependant pour inciser la conjonctive et le sac lacrymal vers l'intérieur des paupières, dans la maladie nommée fistule lacrymale. Voyez ce dernier article.

LARMES, *Lacrymæ*. Liqueur excrémentielle, séreuse, transparente, et légèrement visqueuse, qui découle de la glande lacrymale ou innominée, par des canaux que l'on aperçoit à la surface interne des paupières; de là elle est versée sur la convexité du globe, pour le lubrifier; elle est après cela portée vers le grand angle de l'œil, le long d'un canal formé par le bord interne des tarses, lorsque les deux paupières sont réunies, et pompée par les points lacrymaux, pour se rendre dans le sac nasal.

Cette humeur est très-fluide dans l'état naturel, mais un peu plus dense que l'eau; elle a un degré de salure assez marqué, elle ne se coagule point lorsqu'elle éprouve l'action du feu, mais elle devient concrète lorsqu'on l'expose à la congélation.

Dans quelques inflammations du globe ou des paupières, après quelques opérations pratiquées sur ces organes, et qui ont été suivies d'accidens fàcheux, les larmes acquièrent une âcreté, ou même des qualités corrosives qui excorient les paupières, les joues, et toutes les parties sur lesquelles elles tombent. On a beau faire, dans cet état de choses, pour corriger leur causticité, rien ne peut changer, tant que l'accident, qui en est cause, subsistera.

L'usage des larmes est, comme il a été dit, de lubrifier le globe, de conserver la transparence de la cornée, de défendre l'œil des corps étrangers, en les entraînant vers le grand angle, en les enveloppant, et même en les dissolvant, lorsqu'ils peuvent l'être. Cette humeur peut également, jusqu'à un certain point, garantir l'œil de la trop grande action de la fumée, ou de quelqu'autre fluide âcre, capable de l'irriter violemment.　　　·

Les larmes peuvent se dénaturer, devenir épaisses, et fluer en trop grande quantité, pour être pompées totalement par les points lacrymaux (Voyez les mots *Points lacrymaux*, *Sac lacrymal*). C'est ce qui a encore lieu dans l'ophthalmie du globe et des paupières, après l'introduction des corps étrangers dans l'œil.

Elle peut aussi être dirigée hors de ses canaux naturels, lorsqu'ils sont bouchés (Voyez le mot *Fistule lacrymale*); le fluide lacrymal peut au contraire être en trop petite quantité, et causer une sécheresse d'yeux (Voyez à ce sujet les mots *Scheroma*, *Sécheresse d'yeux*). Consultez les mots suivans: *Ophthalmie*, *Larmoiement*, *Cataracte* vers la fin.

LARMOIEMENT, *Epiphora*, *Lacrymatio*, en grec Επίφερα.

§ I. Le larmoiement, appelé aussi épiphora, ou œil larmoyant, est une maladie dans laquelle les larmes, venant en trop grande abondance, ou étant détournées de leur route naturelle, coulent sur les joues, et produisent souvent de la douleur et une excoriation à la peau, sur laquelle elles se répandent, à cause de leur grande âcreté. Dans ces circonstances ce flux de larmes dépend d'une faiblesse de l'organe, et principalement de la glande lacrymale.

Il n'est point question ici du larmoiement dépendant de l'obstruction du conduit des larmes.

§ II. On doit, outre les purgatifs de tems en tems (en choisissant par préférence les eaux de Sedlitz), prescrire au malade une infusion de kinkina et de valériane sauvage dans de bon vin rouge, administrée à dose convenable, ou lui faire prendre en nature ces mêmes substances. On recommandera un régime exact; l'application du Saint-Bois ou bois de garou, ou d'un vésicatoire, soit au col ou derrière les oreilles, pourra devenir indispensable. Les yeux affectés seront fomentés avec une infusion tonique composée de sauge, menthe, fenouil, auxquels on ajoutera un peu d'esprit-de-vin camphré.

A ces remèdes généraux se joint un médicament externe, souvent utile, qui consiste à user soir et matin de la vapeur aromatique produite par la combustion de quelques résines. Voyez les mots *Fumigation, Goutte sereine.*

§ III. Le larmoiement peut avoir lieu sans que le sac ni les points lacrymaux soient intéressés en aucune manière; d'abord l'anchilops (Voyez ce mot), ou tumeur du grand angle peut, par la compression qu'il exerce sur le sac lacrymal, ou par l'irritation qu'il fait éprouver à l'œil, être cause du larmoiement.

L'expansion de cette portion de la conjonctive située dans le grand angle, et qu'on nomme valvule semi-lu-

naire, est capable aussi, par son accroissement extraordinaire, de boucher en partie les points lacrymaux, et de
forcer les larmes à couler sur les joues. Cette excroissance,
en irritant l'organe, détermine de même un larmoiement
ou épiphora assez incommode. J'ai observé nombre
d'exemples de cette infirmité chez des malades qui
étaient affectés de cette tumeur qu'on nomme enchantis,
laquelle avait excité un larmoiement fort gênant. Voyez
le mot *Enchantis*.

Le larmoiement se montre également chez les malades
qui sont tourmentés par des inflammations vives, soit
que celles-ci arrivent spontanément, ou à la suite de
quelque opération pratiquée sur l'œil, soit que des corps
étrangers et irritans se soient introduits dans l'œil, le fatiguent et le blessent; mais dans tous ces cas, ainsi que
dans plusieurs autres que je ne rapporterai point ici, le
siphon lacrymal n'est aucunement intéressé, et l'épiphora
ne doit être considéré que comme symptôme d'une maladie ou d'un accident quelconque. Voyez les mots *Ophthalmie, Corps étranger*, etc.

A la vérité, dans l'affection qu'on appelle fistule lacrymale, il y a un écoulement de larmes, parce que
celles-ci ne pouvant traverser leur canal ordinaire, qui
est alors bouché, sont obligées de couler au-dehors;
mais dans ce cas elles ne sont point abondantes, et très-
souvent même elles ne coulent que lorsqu'on presse le
sac vicié. Les larmes qui sortent sont mêlées de pus, et
ne présentent ordinairement que l'aspect d'une matière
puriforme. Voyez le mot *Fistule lacrymale*.

Au reste, dans tous les cas, cet accident ne demande
point de remèdes particuliers, et la maladie dont le
larmoiement ou épiphora est un symptôme, étant

guérie, cet accident dépendant d'elle cessera de lui-même.

LARMOIEMENT sanguin, *Lacrymatio sanguinea.* Maladie prodigieusement rare, et qui n'a été, dit-on, observée que chez quelques femmes, dont l'écoulement périodique avait lieu par l'extrémité des artères de l'œil, et nullement par les voies ordinaires; dans ces circonstances, les boissons délayantes et rafraîchissantes, les saignées du pied, les médicamens internes qui provoquent le flux menstruel, les bains et demi-bains, ainsi que les collyres résolutifs, peuvent seuls rétablir les organes dans leur état naturel.

LENTILLE crystalline (Voyez *Crystallin*).

LENTILLE. Espèce de verre dont les deux côtés ne sont pas plans, c'est-à-dire dont l'un est plan et l'autre convexe, quelquefois tous les deux convexes, ou l'un concave et l'autre convexe, ou tous les deux concaves, etc. Ces sortes de verres sont utiles à diverses personnes selon le degré de vue de celles qui s'en servent, qu'elles soient myopes, presbytes, ou que cette vue soit naturelle, ou bien qu'on ait subi une opération, comme cela arrive dans la maladie qu'on nomme cataracte. On dit aussi lentille crystalline, au lieu de crystallin.

LÉTHARGIE du globe de l'oeil (Voyez les mots *Immobilité de l'œil,* Tetanus oculi, *Contraction de l'œil*).

LEUCOME, *Leucoma,* Albugo, en grec Λεύκωμα. Tache blanche de la cornée. Cette opacité couvre partiellement ou totalement cette tunique, elle est produite en partie par des cicatrices, et en partie par une humeur lymphatique arrêtée entre les lames de cette membrane; c'est la même chose à peu près qu'albugo (Voyez ce mot), les médicamens internes ne sont d'aucune utilité dans cette maladie; les opérations sont sur-tout nuisibles, et de tous les remèdes externes, les seules lotions d'eau de mer m'ont paru rendre à la longue cette tache moins considérable. On peut également baigner l'œil dans cette eau de mer, puisée à une lieue des côtes, et employer pour cet effet une baignoire de verre, de fayence ou de métal. Voyez la *figure II, planche I.*

Cependant si des vaisseaux variqueux de la conjonctive entretiennent ce nuage, on doit employer l'opération indiquée à l'article *Varices* (Voyez ce dernier mot).

L'opération de la pupille artificielle pourra être également conseillée, si le leucoma n'occupe pas toute la cornée, et laisse apercevoir une partie de l'iris (Voyez à ce sujet le mot *Albugo*), le leucoma se dissipe plus difficilement que l'albugo.

Un praticien a proposé *sérieusement* un moyen fort *ingénieux*, et sur-tout de très-*facile exécution* pour rétablir les fonctions altérées de l'organe, dans des cas semblables à celui que je viens de décrire. Les différens procédés qu'il met en action, sont *soigneusement décrits* dans un ouvrage in-8º. imprimé en 1789, avec *approbation de l'académie des sciences de Montpellier.* Voyez le tome I du Précis ou cours d'opération sur la chirurgie des yeux, démonstration 3e., pag. 94, 95 et suivantes, par M. *Pellier,* etc.

L'auteur recommande de percer de part en part avec une lancette, la cornée affectée de leucome, de terminer inférieurement la section de cette membrane, de saisir ensuite, avec une pince, le lambeau encore adhérent supérieurement à la sclérotique, et d'en faire l'incision intégrale avec le même instrument ou à l'aide des ciseaux courbes.

Cette opération étant achevée, M. *Pellier* veut que l'on fabrique une cornée avec un *verre très-clair*, ou bien avec une *corne*, une *écaille très-transparente* (1), en tout semblable à celle retranchée. Il prescrit de l'*enchasser dans un cercle d'argent*, puis de l'ajuster et de la fixer artistement à la sclérotique au moyen *de points de sutures* en nombres suffisans.

Cet oculiste ne se dissimule point les objections qu'on peut lui faire relativement à l'exsudation de l'humeur aqueuse à travers les pores de la cornée naturelle, que la cornée artificielle doit interrompre, mais fort de ses principes, il répond à tout et applanit victorieusement toutes les difficultés qu'on peut lui opposer. Le lecteur en consultant l'ouvrage même, appréciera sans doute tout le *mérite* de cette nouvelle et *importante* méthode, il admirera indubitablement l'avantage qu'on en peut obtenir dans une maladie des plus difficiles à combattre, et qui offre en général peu d'espoir de guérison.

LIGAMENT CILIAIRE. Cercle ciliaire, ou plexus ciliaire, comme plusieurs l'ont appelé, en latin, *ligamentum ciliare.*

Cet anneau ligamenteux est placé dans la cavité de l'œil, à une ligne de la cornée, attaché assez fortement à la choroïde et à la sclérotique, au point que la première ne peut être séparée de l'autre sans être dilacérée.

Cette espèce de ligament est formé par une substance molle, tenue, blanche, et comme celluleuse ; elle est

---

(1) Probablement M. *Pellier* connaît des substances de ce genre, plus perméables à la lumière que celles qu'on emploie dans les arts, et qui n'offrent en général qu'un jour terne et semblable au papier huilé.

toujours remplie de sérosité. Dans l'homme elle est large d'une ligne à peu près ; dans les animaux , elle a deux et quelquefois trois lignes de largeur ; elle reçoit les nerfs et les artères ciliaires antérieures et longues , dont les rameaux vont de là à l'iris.

Le ligament ciliaire est poreux dans l'œil de bœuf ; il ne paraît pas que dans l'homme ce soit de même , au moins les dissections ne l'ont point démontré jusqu'ici.

Dans l'œil de bœuf, en ouvrant avec attention le ligament ciliaire , on découvre un canal continu , à travers lequel passent les fluides qu'on y injecte , tels que l'eau, le mercure , etc. Les parois internes de ce canal sont lisses , unies et égales. Ce conduit formé dans la propre substance du ligament ciliaire , est uni cependant à la membrane sclérotique au moyen d'un tissu cellulaire , et peut en être détaché. Voyez sur cet objet une lettre de l'abbé *Fontana* à M. *Murray* , professeur d'anatomie à Upsal , tom. 2 , pag. 267, in-4°. Traité des Poisons , etc. à Florence , 1781 , fig. 8 , 9 , 10, etc.

L'usage de ce canal n'est point connu. Mes recherches sur ce conduit ligamenteux n'ont point été heureuses , car je n'ai pu le découvrir même dans l'œil de bœuf, au moins d'une manière assez exacte , et encore bien moins dans celui de l'homme ; peut-être dois-je en accuser mon adresse.

LIGAMENS DES PAUPIÈRES. Productions membraneuses qui naissent dans tout le contour de l'orbite , et qui vont se rendre au bord inférieur de la paupière supérieure , et au bord supérieur de la paupière inférieure. Ils viennent, selon *Winslow* , du périoste qui revêt l'orbite ; ils sont percés de plusieurs trous pour le passage des artères , veines et nerfs de l'œil , et dégénèrent en tissu cellulaire. Quoique quelques anatomistes les nient, on peut cependant, je crois, les admettre.

LIPPITUDE, en latin *Lippitudo.* On donne le nom de lippitude à un écoulement d'humeur, âcre, épaisse et collante, qui agglutine les paupières par leurs bords.

§ I. Cette humeur qui est fournie par les petites glandes qu'on remarque à l'extrémité de ces organes, est utile pour lubrifier l'œil, et faciliter les mouvemens continuels que le globe exerce. Mais si les glandes qui la séparent du sang sont affectées de maladies, alors cette humeur se dénaturera, et deviendra nuisible au lieu d'être bienfaisante comme elle doit l'être dans son état habituel. Dans ces circonstances, la lippitude ou chassie n'est que symptomatique.

Cette matière ou chassie est, dans quelques cas, si épaisse, qu'on ne peut la detacher qu'avec beaucoup de tems et de précautions ; elle forme une croûte dure, volumineuse, qu'on ne détache point sans enlever une partie du tarse auquel elle adhère. Voyez les mots suivans : *Chassie, Inflammation des paupières, Ulcère des paupières, Ophthalmie.*

Quelquefois la lippitude existe sans cause interne ou externe. Il y a des saisons où la lippitude est comme épidémique ; les paupières, l'œil lui-même, dans ces circonstances, sont dans leur état naturel, et cette maladie paraît dépendre d'une grande agitation du sang.

§ II. La lippitude existe rarement par elle-même, mais est toujours un symptôme d'une autre affection ; ainsi il y a lippitude dans l'ophthalmie, l'inflammation des paupières, dans la fistule lacrymale. Les ulcères des bords des paupières sont, de toutes les maladies de ces organes, celles qui produisent le plus de chassie. Le caractère vicieux des humeurs du malade donne également lieu à la lippitude.

§ III. Cette maladie n'est point dangereuse, mais elle résiste souvent avec la plus grande opiniâtreté à tous les remèdes les mieux indiqués : ceux qui m'ont le mieux réussi sont les suivans :

Les saignées sont assez inutiles, au moins celles faites avec la lancette. Les sang-sues aux tempes et aux paupières sont, dans quelques cas, salutaires.

En général les exutoires sont nécessaires ; tel est le vésicatoire appliqué à la nuque , et dont on provoque la suppuration par tous les moyens connus. Malgré toutes ces précautions, l'écoulement de matière ne cesse point tout-à-fait, et la maladie, quoique moindre, n'est point encore terminée ; elle pourrait se reproduire comme auparavant, si l'on ne remplaçait cet exutoire par un séton au même endroit, et d'autres fois par l'application de l'écorce du thymælea ou saint-bois , à l'un des bras.

Le malade fait usage des bains entiers , des demi-bains et des bains de pieds , mais alternativement ; il prend un lavement émollient à la sortie de chacun de ces bains : ce lavement sera rendu purgatif quelquefois avec suffisante quantité de vin émétique trouble.

Après l'évacuation du lavement, on lui fait boire quelques verres de petit-lait , qu'on émétise de tems en tems.

On doit purger à distance convenable , et employer par préférence les eaux de Sedlitz.

Dans l'après-dîné , après la digestion faite , on boit quelques verres d'une tisane faite avec des racines de fraisier , dans laquelle on ajoute du nitre.

Le régime doit être rafraîchissant et exact.

C'est ici un des cas où les collyres légèrement détersifs sont convenables, et même préférables aux médicamens toniques, quoique les derniers soient encore bons. Le collyre suivant réussit assez bien.

Prenez, *d'eau de fenouil, quatre onces,*
    — *de tuthie préparée, deux scrupules,*
    — *de pierre divine, un scrupule.*

Mêlez.

On doit agiter le collyre toutes les fois qu'on s'en servira, afin que la portion pulvérulente des médicamens se trouve dans la portion de liquide qu'on emploie. Les paupières sont fomentées avec ce collyre, mais rien ne doit pénétrer à l'intérieur.

LISEUR. Nom que porte aussi le muscle adducteur de l'œil. (Voyez le mot *Muscles de l'œil.*

LITHIASIE. Tumeur des paupières ; c'est la même chose que gravelle des paupières. (Voy. ce dernier mot.)

LORIOT. Le peuple donne ce nom à une tumeur inflammatoire qui croît à l'extrémité de l'une ou l'autre des paupières , et que les médecins connaissent sous celui d'orgeolet. (Voyez ce dernier mot.)

LOUCHE. On le dit d'un malade affecté de strabisme. (Voyez ce mot.)

LOUCHER , *oculos distorquere.* C'est avoir un œil affecté de strabisme. (Voyez ce dernier mot.)

LOUPE , *Lupia.* Tumeur enkistée , ordinairement ronde , plus ou moins grosse et dure suivant la matière qu'elle renferme : cette espèce de tumeur n'excite aucune douleur. Elle existe sans inflammation le plus souvent, et ne fait éprouver aucun changement à la peau. On donne différens noms à cette maladie, suivant la matière contenue dans son intérieur (Voyez à ce sujet le mot *Tumeur des paupières*). La loupe, proprement dite, est une espèce de dureté glanduleuse, semblable au ganglion : elle vient au bord des paupières, mais plus souvent vers le milieu et à leur intérieur.

LOUPES GRAISSEUSES DES PAUPIÈRES (Voyez le mot *Hydatide des paupières*). C'est de cette dernière maladie qu'il est question, et que j'ai le plus souvent guérie de la manière suivante.

Le malade frotte à l'extérieur toute la tumeur, le soir avant de se coucher, avec la pommade que j'ai indiquée au mot *Aspérité des paupières ;* il en emploie chaque fois gros comme un grain de chénevi, et met par dessus une compresse trempée dans un collyre résolutif. Ce moyen est long à la vérité, mais il est efficace. Il doit être préféré à l'application des caustiques, sur-tout quand la loupe est bien près ou même sur le cartilage tarse. Il est essentiel de toujours bien ménager ce cartilage, et on risque d'en détruire une partie, quelle que soit l'adresse dont on est doué, et quelque précaution qu'on emploie dans l'application des remèdes plus actifs. J'ai vu des suites funestes de l'usage de la pierre infernale, dans pareille circonstance (Voyez l'observation citée à l'article *Verrues des paupières*); mais jamais de celui de la pommade que je conseille, et qui avec le tems et de la patience, détruit parfaitement ces sortes de tumeurs, même le kiste dans lequel elles sont renfermées. Ce moyen est le seul que je prescris dans ces maladies. L'opération qui consiste à extirper ces tumeurs, est plus expéditive lorsque les malades peuvent s'y déterminer (Voyez le mot *Tumeur*).

LUCIDE, *Lucidus*. C'est la même chose que transparent, diaphane (Voyez ces derniers mots).

LUMIERE, *Lux, Lumen.* Est un fluide fort analogue à celui du feu, ou peut-être est-ce la même chose.

La lumière jouit d'un mouvement extrèmement rapide et parcourt en très peu de tems un espace de chemin incroyable : elle est très-subtile et pénètre les corps les plus durs, tels que le diamant, etc., à travers lesquels les autres fluides ne peuvent passer. On la croit composée d'une multitude de rayons ou petits pinceaux, qui, lorsqu'ils sont décomposés, comme on peut le faire au moyen d'un prisme (expérience qui est due à *Newton*), présentent de suite les couleurs rouge, orangée, jaune, verte, bleue, indigo et violette.

Lorsqu'un corps quelconque oppose à un rayon lumineux un obstacle, ce rayon éprouve des changemens dans sa direction. Si ce corps est opaque, le rayon est repoussé vers le lieu d'où il part. Si le corps est transparent, le rayon de lumière est détourné de sa ligne droite. C'est à ces déviations de la lumière que l'on a donné les noms de réflexion et de réfraction. Voyez ces mots et les suivans, *Divergence, Convergence, Vision, Vue, Couleur.*

C'est à la présence de la lumière, et à la surface du globe, qu'est due la visibilité des corps ; c'est d'après le choc des rayons lumineux sur nos yeux, que nous jugeons de la forme, de la grandeur, de l'éloignement, des surfaces et des couleurs des corps. Sans la lumière tous les corps n'existent plus pour nous, et ce n'est plus que le tact qui peut nous instruire de leur présence. La lumière lancée dans l'atmosphère tombe sur les corps ; s'ils sont opaques, elle est toute réfléchie de dessus leur surface vers nos yeux ; s'ils sont transparens, il n'y en a qu'une partie de réfléchie, nous les voyons moins ;

en effet l'extrême de la transparence est l'invisibilité, telle est l'influence générale de la lumière sur la vision, qui n'existe point sans elle, et dont elle est la cause immédiate nécessaire.

La lumière solaire, si utile lorsque l'organe de la vue est dans un état de santé parfaite, peut cependant par son vif éclat être cause de beaucoup de maladies dont il est affecté. Quelquefois même les yeux faibles ne sont pas les seuls qui doivent éviter ce fluide trop abondant et trop vif. Il est certain que les personnes dont les rétines sont très-sensibles, doivent fuir une trop grande lumière ou employer des conserves d'un verre teint par une couleur verte, faire usage d'un garde-vue, et laisser toujours un peu d'intervalle dans leur travail. Toute application à la lumière factice des lampes, des bougies, des chandelles, est encore plus nuisible et exige bien plus tous les ménagemens dont je viens de parler. L'application de l'eau fraîche sur les yeux, soulage toujours ces personnes et semble donner de la force à l'œil, qui dans ces cas est disposé à l'inflammation.

L'excès dans le travail, même pour les yeux les plus sains, est la source d'une infinité d'incommodités que les yeux éprouvent ; telles sont toutes les taches, les points noirs, les gazes, les réseaux, les mouches, les toiles d'araignées et diverses autres figures phantastiques que les personnes ainsi incommodées croyent voir.

On sait que la plupart des artistes qui travaillent aux ouvrages fins, sur-tout à la lumière non naturelle, qui employent des moyens étrangers pour s'en procurer une plus vive, ont, au bout de quelque tems l'organe immédiat de la vue si affecté, qu'ils ne peuvent plus apercevoir nettement les objets extérieurs, soit à cause de sa sensibilité, soit à cause du peu d'impression que ces objets font sur cet organe; soit en raison de la quantité de nuages, de mouches, de toiles d'araignées, qui voltigeant devant les yeux, forment autant d'obstacles à la parfaite représentation des objets.

Les ouvrages suivans peuvent être consultés.

Plempii, Ophthalmographia, in-folio.

Newton, Traité d'optique (par), in-4°.

Descartes, Traité de physique (par).

Le Cat, Traité des Sens, in-8°.

Porterfield, A treatise on the eye (by) in-8°.

Heister, par *Senac*, Anatom. in-8°.

Smith, Traité d'optique (par), in-4°.

Deshayes-Gendron, Malad. d'yeux, in-12.

Guérin, Malad. des yeux, in-12.

LUMIÈRE vive (Voyez le mot *Jour vif*), où il est question des maladies que contracte un œil qui y est exposé long-tems (Voyez aussi le mot *Précautions pour conserver la vue*).

LUNETTES, *Conspicilla*; instrumens dont on se sert pour rendre, dans de certaines circonstances, la vision plus distincte, et pour soulager l'organe qui doit s'en servir.

On fait usage de lunettes après l'opération de la cataracte, et on peut par leur moyen lire et écrire. Les verres dont on se sert dans ce cas sont plus ou moins convexes, selon les yeux des différens individus qui les emploient; ils remplacent la lentille crystalline dont on a fait l'extraction.

Je ne crois pas nécessaire de faire une description particulière de ces moyens auxiliaires, parce qu'ils sont bien connus de tout le monde , et que d'ailleurs ce n'est point mon objet ; je me permettrai seulement de faire observer , qu'après l'opération de la cataracte on ne doit point en faire un usage prématuré , et qu'il est prudent d'attendre que l'œil soit parfaitement rétabli depuis quelque tems.

Les personnes affectées de myopie , qui ont recours aux verres concaves , ne doivent les employer que le plus tard qu'ils pourront, et encore rarement pour lire , ayant attention de ne point choisir de bonne heure ceux qui sont très-peu concaves.

Les personnes presbytes qui sont forcées de prendre des verres convexes , doivent également être très-prudentes sur l'emploi des lunettes , mais elles ont en général moins de risques à courir que les personnes qui ont la vue courte , parce que la myopie se corrige toujours plus ou moins avec l'âge. Voyez les mots *Myopie*, *Presbyopie*.

Les individus qui ont une vue ordinaire, ou ce qu'on appelle une bonne vue , doivent prendre pour lire et écrire, ou travailler à quelque ouvrage fin , des lunettes dont les verres soient un peu convexes , et d'un foyer convenable à leur vue , sur-tout si ces personnes sont affectées d'un larmoiement , ou d'une trop grande humidité de l'œil qui couvre continellement sa surface. Cette incommodité , qui ne peut être dissipée par aucun remède , dépend du tempérament du malade ; très-souvent aussi, parce qu'il aura forcé ses yeux et mis beaucoup d'attention pour distinguer des objets ou trop éloignés ou trop difficiles à découvrir pour ces organes délicats. Voyez le mot *Vue bonne*.

D'après ce qui vient d'être dit, on conçoit qu'il y a

des lunettes qui sont concaves, convexes ; qu'il y en a d'unies ou plates ; que le foyer des verres de ces lunettes, ou point de réunion des rayons de lumière, doit être différent selon le degré de myopie ou de presbyopie ; que les verres qui sont plats, unis, blancs, teints en vert, bleu ou jaune, se nomment conserves ; qu'il est très-essentiel que la matière du verre soit très-blanche, très-unie ou polie, sans fils, bouillons, graisse, et sans iris ; l'organe qui les emploie est extrêmement fatigué par ces défectuosités des verres. Voyez les mots suivans : *Conserves, Foyer, Cataracte, Conservation de la vue*, et sur-tout le mot *Précautions pour conserver la vue*.

Il est encore très-important que les deux verres soient d'épaisseur égale, en supposant cependant que les yeux soient de même force. Faute de prendre ces précautions, on s'expose à un dérangement dans la direction uniforme des organes : il en résulte souvent la maladie qu'on connaît sous le nom de strabisme, sur-tout chez les jeunes gens.

M

MADAROSE, *Madarosis*, en grec Μαδαρος. Chûte des cils et des sourcils.

§ I. Lorsque le bord des paupières est en même tems rouge, *milphose*, et lorsqu'il est épais, dur et calleux, *ptilose*.

§ II. Si le bulbe dans lequel le cil est implanté est détruit par une humeur âcre qui le ronge, les cils ne reviennent plus ; c'est ce qui arrive dans les petits ulcères des bords des paupières à la suite de la petite vérole. Si les poils tombent à la suite d'une maladie particulière, on peut espérer qu'ils renaîtront lorsque la maladie principale sera terminée.

§ III. Dans la madarose il y a un clignottement continuel, nécessaire pour modérer la trop grande vivacité du jour, et pour empêcher l'introduction des corps étrangers dont ces organes doivent empêcher l'abord.

§ IV. Dans la chûte des cils on doit s'occuper de corriger le vice des humeurs par un traitement et un régime convenables. On ne doit se servir à l'extérieur que des fomentations légèrement résolutives, telles qu'une infusion de fleurs de sureau ou de roses de Provins dans de bon vin rouge chaud, ou de quelque autre collyre de cette nature, dont on peut augmenter l'action selon les circonstances, avec quelques gouttes d'esprit-de-vin camphré, ou un peu d'eau de Cologne, etc.

On doit en même tems user à l'intérieur du kinkina, soit en poudre, en pillules ou en infusion, et se purger de tems en tems avec les pillules de Belloste.

On ne peut, avec un peu de réflexion, avoir aucune confiance dans les remèdes conseillés par les anciens médecins pour faire renaître ces poils, ainsi que ceux des sourcils. Ces prétendus spécifiques sont, la graisse d'ours, le miel, les mouches brûlées, la fiente de souris, d'hirondelle, les noyaux de dattes calcinés, etc.

MANILUVE, espèce de bain dans lequel on plonge la main et le bras jusqu'au coude, et dans lequel bain ces parties restent un espace de tems quelconque.

Les maniluves sont prescrits par quelques praticiens, dans l'intention d'obtenir le même effet que du pédiluve. Ces bains de main ont peu d'action, et sont en général de peu d'utilité.

MAXILLAIRE SUPÉRIEUR (os), un des os de l'orbite. L'os maxillaire forme, au moyen d'une de ses apophyses, conjointement avec l'os unguis, la plus grande partie du conduit nasal ; l'autre apophyse de cet os constitue la portion inférieure de la cavité orbitaire. Voyez le mot *Orbite*.

MÉDICAMENS ophthalmiques. Voy. les mots suivans : *Collyres, Remèdes ophthalmiques*.

MELON, espèce de staphylome de l'iris, ainsi nommé à cause de son volume. Voyez le mot *Staphylome*.

MEMBRANE pupillaire , *Membrana pupillaris , seu Membrana Wachendorfiana.*

Cette membrane est très-mince , transparente et vasculaire ; elle paraît être une continuation de l'iris. Elle a été décrite par le médecin Wachendorf.

La membrane pupillaire disparaît ordinairement au terme de sept mois , et assez souvent plus tard. Si elle subsitait après la naissance, elle priverait de la vue , parce que la pupille serait alors obstruée , et que les rayons de lumière ne pourraient être introduits dans l'œil. Les personnes chez lesquelles se rencontrerait cette tunique , seraient dans la nécessité d'avoir recours à une opération pour faire cesser l'aveuglement auquel elle peut donner lieu. On assure que cela est arrivé. Cette opération serait à peu près semblable à celle qu'on pratique pour former une pupille artificielle. Voyez le mot *Pupille artificielle.*

Cette membrane toute vasculaire est formée, dit-on, par des vaisseaux qui partent de la face antérieure de l'iris, ou des vaisseaux de la capsule crystalline. L'usage de cette membrane est , à ce qu'on assure , de tenir l'iris dans une tension nécessaire à son accroissement, de rendre l'iris plus propre à exercer ses divers mouvemens, en donnant plus de consistance aux bords de la pupille, vers lesquels cette membrane vasculaire se re-tire, et sur laquelle elle se roule lors de son déchirement au terme ordinaire de l'accouchement.

Peu de praticiens peuvent se flatter d'avoir observé, je ne dis pas plusieurs, mais une seule fois cette mem-brane ; et on n'en sera pas surpris, si on se rappelle qu'elle se détruit subitement au moment à peu près où l'individu doit respirer. J'ai cependant eu occasion de l'observer une fois d'une manière évidente ; à la vérité elle n'existait que par parcelles, et ne troublait que très-peu la perception des objets.

Le père *Goussel*, religieux dominicain de la rue Saint-Jacques, vint me consulter en 1789. Ce religieux voyait assez bien des deux yeux, quoique mieux de l'un que de l'autre. Il avait la vue très-basse, mais ce vice dépendait de la grande convexité de la cornée trans-parente. Il pouvait lire parfaitement, en approchant beaucoup de ses yeux le livre.

En examinant attentivement les yeux de ce malade, j'aperçus dans l'un et l'autre œil des fragmens de la membrane de *Wachendorf*, qui existaient depuis sa naissance ; les autres parties de l'organe étaient dans leur état naturel. Ces fragmens, très - considérables, étaient blanchâtres, d'une transparence mixte, et tenaient manifestement à l'iris vers son milieu, par des petits filamens assez nombreux, dont les inter-valles présentaient tantôt la figure d'un triangle, tan-tôt d'un parallélogramme, et d'autres fois un ovale parfait. Il y avait des lambeaux de cette membrane (sur-tout dans l'œil droit, où ils étaient plus apparens), qui s'étendaient au-dela de la pupille ; qui y adhéraient, tandis que d'autres s'arrêtaient à cette ouverture, et formaient une portion de cercle parfait comme elle. On pouvait facilement distinguer la pupille à travers quelques-uns de ces lambeaux, qui dans de certains endroits exerçaient, comme ce trou, un léger mouvement de dilatation et de resserrement, mais d'une manière moins parfaite. Les filamens qui attachaient ces portions de la membrane pupillaire à l'iris, à peu près vers son centre, pouvaient fort bien être les vaisseaux de cette dernière tunique, qui, comme on le prétend, donnent naissance à la membrane en question : j'ajouterai que l'iris était d'une couleur jaunâtre très - pâle, et tirant un peu sur la couleur de citron. On ne croira point que je me suis abusé sur le siége de ces opacités, et qu'elles existaient dans la capsule antérieure du crystallin, puisque ces lambeaux étaient bien séparés du crystallin et jouissaient même d'un léger mouvement de fluctuation remarquable en dehors de la pupille ; j'ai d'ailleurs mis trop de soin dans cet examen pour m'être fait illusion.

Je conseillai a ce religieux de ne point se soumettre à l'opération que plusieurs praticiens lui avaient indiquée ; on prétendait sans doute ouvrir la cornée, disséquer avec des ciseaux fins les diverses portions de la membrane pupillaire, et les enlever après avoir coupé les filamens qui les attachaient à l'iris. Mais sans parler des accidens qui sont la suite d'une telle opération pratiquée sur l'œil, il n'aurait pas été aisé d'emporter exactement certaines parcelles de cette tunique, qui paraissaient adhérer intimement à l'iris, sans blesser cette dernière. D'ailleurs quelle nécessité y avait-il de courir tant de risques, pour obtenir si peu d'avantages, car comme je l'ai fait observer, le malade voyait très-bien : c'eût été

Tom. I.   27

donc pour éviter une légère difformité : cette raison est
bien faible, si on lui oppose les accidens dont la perte
de vue pouvait être la suite.

Consultez sur cet objet les ouvrages suivans :

Blumenbach. Medic. proffess. dissertat. de oculis
leucœthiopum et iridis motu et commentatio. fig. 1.
Gotting. 1786, in-4°.

Commercium Norimber. ann. 1740, hebdom. 18,
tom. 1, f. 7, 1744.

Les actes de l'académie d'Upsal, 1742.

Zinn. Anatom. ocul. human. in-4°. pag. 94, 1755,
§ IV.

Haller. Physiol. tom. 5, pag. 373. Laus. in-4°. 1769.

M. Sabatier, Traité d'anatom. in-8°. Paris, tom. 1.

Samuel-Thom. Sœmmering. Icon. ocul. human.
tab. 6, fig. IV, in-folio. Francofurt. ad Mœnum, 1804.

MEMBRANE RUYSCHIENNE, Seconde lame de la choroïde, découverte par *Ruysch* (Voyez le mot *Choroïde*).

MELICÉRIS, Tumeur qui affecte les paupières, et
dans laquelle on découvre une matière qui ressemble à
du miel, d'où lui vient son nom. Consultez le mot
Tumeur des paupières.

MEURE. Tumeur des paupières qui a la forme du
fruit dont elle porte le nom. Voyez le mot *Tumeur
des paupières*

MICROSCOPE, Instrument employé très-souvent
en optique, et qui grossit tellement les objets, qu'on
distingne ceux qui seraient invisibles à l'œil nu. L'usage
trop long-tems continué des microscopes, peut être
dangereux pour les yeux même les plus forts, en conséquence on ne peut, sans danger, en faire un abus.

MILIAIRE. Maladie dans laquelle les paupières sont

légèrement tuméfiées, et cette tuméfaction à cause de sa ténuité, offre l'aspect d'un grain de millet, ce qui lui a mérité son nom. Voyez le mot *Tumeur des paupières.*

MILPHOSE, Voyez le mot *Miltose*, qui est la même chose.

MILTOSE ou MILPHOSE, Chute des cils accompagnée de rougeurs. Voyez les mots *Madarose*, *Ptilose.*

MOITIÉ DE VUE. Voyez le mot *Hémiopsie.*

Si la vue n'existe qu'à moitié, parce qu'il y a des taches à la cornée, et parce qu'une partie de la rétine est paralysée, que le crystallin est opaque dans quelques unes de ses portions, ce vice ne peut cesser d'avoir lieu, qu'après la guérison de ces maladies. Voyez les mots suivans, *Taches*, *Taies*, *Goutte sereine*, *Cataracte.*

MONOCULE. C'est ainsi qu'on appelle les loupes ou lorgnettes, espèces d'instrumens d'optique fort connus, parce qu'ils ne servent que pour un œil. L'abus de ces sortes de verres peut être fort nuisible à la vue.

Ce nom a aussi été donné à une espèce de bandage anciennement recommandé dans la fistule lacrymale.

MORGAGNI (humeur de). Voyez le mot *Humeur de Morgagni.*

MOTEURS COMMUNS. Nerfs de la troisième paire, qui se distribuent aux muscles du globe de l'œil. Voyez le mot *Nerf de l'œil.*

MOUCHES. Nuages qui paraissent exister devant les yeux de quelques malades dans le commencement de la cataracte, de l'ophthalmie, principalement lorsque la goutte sereine est récente, dans quelques autres affections légères de la rétine. Ces mouches suivent les différens mouvemens que le globe exerce. Voyez ces différens mots, ainsi que celui *Myodésopsie.*

MOUCHE (tête de), Espèce de hernie ou staphylome de l'iris, qui ressemble à une tête de mouche, et qu'on appelle pour cette raison *Myocephalum* (Voyez le mot *Staphylome.*

MOUCHETURE. C'est la même chose que scarification. Voyez ce mot.

MOULE DE PLATRE, *Plastica machina.* Il n'est point de praticiens un peu exercés, qui ne sachent qu'il survient dans le cours de quelques ophthalmies violentes, à la suite d'autres maladies d'yeux aussi dangereuses, encore après des blessures ou des opérations pratiquées sur l'organe de l'œil, des symptômes très-fâcheux. La conjonctive alors se tuméfie considérablement, au point de dépasser de beaucoup les paupières ; une suppuration destructive s'établit sous la cornée, cette membrane s'ulcérant permet à l'iris de sortir et de former une hernie ou un staphylome plus ou moins volumineux. La cornée sans être ulcérée, mais étant divisée par un instrument tranchant, donne également facilité à l'iris de former un staphylome.

Tous les accidens dont je viens de faire mention et que les moyens curatifs offerts par la médecine ne parviennent point toujours à combattre avec efficacité, ont fait imaginer l'espèce d'instrument dont il est ici question.

Ce moule de plâtre est fabriqué avec différentes substances. On le construit en cire, en plâtre fin, détrempé dans du blanc d'œuf ; on le peut encore former avec toute autre matière, pourvu qu'elle puisse imiter et prendre exactement la forme du bulbe oculaire sur lequel, comme on le prescrit, on doit prendre la mesure.

Le but que se proposaient les personnes qui ont recommandé l'usage du moule de plâtre, était d'empêcher la tuméfaction de la conjonctive, celle de tout le globe même, principalement la sortie de l'humeur vitrée et la formation d'un staphylome, tous accidens auxquels l'opération de la cataracte par extraction, peut aussi donner lieu.

L'intention louable des auteurs est-elle bien remplie par l'application de cette espèce d'instrument? je suis bien loin de me le persuader. L'expérience apprend au contraire que la pression qu'il exerce sur le globe, que la gêne et l'irritation que cet organe en ressent provoquent plutôt qu'ils n'empêchent les accidens qu'on redoute.

Il serait sans doute bien important de trouver un moyen capable, sans le concours des remèdes, toujours longs et quelquefois insuffisans, de dissiper les tuméfactions dangereuses, les suppurations douloureuses, les staphylomes opiniâtres, enfin, de prévenir l'effusion de l'humeur vitrée, souvent funeste à la vision. Mais, comme je l'ai fait observer plus haut, ce serait se faire illusion que de concevoir cette espérance.

La forme de ce moule de plâtre est facile à imaginer, et une description serait assez superflue, le détail s'en trouvant dans plusieurs ouvrages de médecine, et dans quelques journaux anciens.

MOUVEMENS CONTINUELS DE L'OEIL, *Nictatio.* Voy. les mots suivans, *Convulsion, Clignotement, Hippus.*

MOUVEMENS CONVULSIFS DU GLOBE. Voyez les mots suivans, *Convulsion du globe de l'œil, Souris, Hippus.*

MOXA, Espèce de cotonnier velu, ou armoise des Chinois, dont ces peuples se servent pour guérir plusieurs maladies où il est nécessaire de procurer un écoulement aux humeurs qu'on veut faire évacuer. Ils forment pour cet effet des espèces de mèches ou de cones de la portion lanugineuse de cette substance, et l'attachent avec de la gomme ou toute autre matière, à une partie quelconque du corps, puis y mettent le feu, et la laissent brûler jusqu'au vif; pour donner plus d'activité à la combustion, on peut tremper ces mèches dans l'esprit-de-vin. A la suite de cette cautérisation, il s'établit à la peau une sorte d'exutoire, qui réussit souvent beaucoup mieux que toute autre, même pour la guérison de plusieurs maladies d'yeux, et qui remplace d'une manière avantageuse les vésicatoires.

On pourrait faire usage de notre coton de la même façon que les Chinois employent leur moxa, et il y a toute apparence que l'effet en serait semblable, sans avoir les inconvéniens du vésicatoire ordinaire. Voyez à ce sujet le mot *Vésicatoire*.

MURE (cataracte). Expression dont se sert le vulgaire d'après les anciens médecins qui avaient une fausse idée de cette maladie.

Autrefois on employait l'opération par abaissement (Voyez ce dernier mot), et très-souvent elle ne réusissait point ; parce que le crystallin était fréquemment mou ou fluide. On était persuadé qu'on s'était trop pressé et que la cataracte n'était pas assez ferme pour être déprimée avec une aiguille, et qu'on aurait dû attendre qu'elle fût mûre. Jusqu'à nos jours même, on était certain que dans cette maladie le crystallin conservait sa transparence et qu'une humeur épaissie ou une membrane, qui avec le tems, acquéraient de la consistance, formaient ce qu'on nomme cataracte mûre.

Le crystallin qui a de la tendance à devenir fluide, le devient de plus en plus avec le tems : on devine alors très-facilement que plus on attend, moins la cataracte devient susceptible d'être opérée par le moyen de l'aiguille et par abaissement. Maintenant qu'on extrait le crystallin, il est fort indifférent qu'il soit ferme ou mou; le dernier état est même plus favorable pour le succès.

D'après ce que je viens d'observer, il faut rejeter ce mot de *Cataracte mûre,* n'entendre par là que le moment de pouvoir, avec succès, guérir cette maladie par le moyen de l'extraction, ce qui se pratique lorsque le malade ne voit plus que le jour ou les gros objets, très-confusément (Voyez à ce sujet le mot *Cataracte*).

MUSCLES CILIERS. Ce sont des fibres charnues du muscle orbiculaire des paupières, auxquels *Riolan* a donné le nom qu'elles portent.

On a aussi appelé ainsi quelques fibres qui ont été regardées comme musculaires. On a cru les découvrir parmi les procès ciliaires, et on a assuré qu'elles exerçaient une action quelconque sur la lentille crystalline. Voyez à ce sujet les mots suivans : *Procès ciliaires, Cataracte.*

MUSCLES ORBICULAIRES. Voyez le mot *Muscles des paupières.*

MUSCLES SURCILIERS, *Musculi superciliorum.* Ces muscles ont pour fonction celle d'abaisser les sourcils, de les approcher l'un de l'autre, et de froncer obliquement la peau qui couvre le bas du front au-dessus du nez.

Ces muscles sont composés de faisceaux charnus situés

derrière les sourcils, dans leur direction, et derrière la
portion inférieure des muscles frontaux, depuis la racine
du nez jusqu'aux arcades surciliers. Ils sont attachés à la
suture des os du nez avec l'os frontal, et un peu à l'orbite en suivant la direction des sourcils. Les fibres de
ces muscles sont obliques, et peuvent être facilement
confondues avec une portion de l'orbiculaire des paupières et l'occipito-frontal.

MUSCLES de l'œil, *Musculi bulbi*. Le globe de l'œil
est mû au moyen de six muscles, quatre droits et deux
obliques. Ces muscles sont appelés le releveur ou superbe, l'abaisseur ou l'humble, l'adducteur ou buveur,
liseur; l'abducteur ou dédaigneux; ce sont les muscles
droits; le grand oblique ou trochleateur, ou oblique supérieur; le petit oblique ou oblique inférieur. On appelle
encore ces deux muscles obliques, amoureux.

Le muscle releveur ou superbe naît de l'intervalle qui
se rencontre entre la fente sphénoïdale et le trou optique; il est un peu tendineux vers sa partie postérieure,
et assez large. Lorsqu'il devient charnu, il s'avance le
long de la partie supérieure du nerf optique, et se rétrécit un peu après être devenu plus large; alors il forme
un tendon un peu courbe, et s'attache à la partie supérieure du globe. Ce muscle porte le globe en haut lorsqu'il est en action.

Le muscle abaisseur porte l'œil inférieurement lorsqu'il
agit : il naît d'un tendon commun à l'abducteur ou dédaigneux, et à l'adducteur; ce tendon est attaché à la
partie latérale et inférieure de l'os sphénoïde, proche le
trou optique, et lorsqu'il sort par la fente sphénoïdale,
il se divise en trois tendons qui se terminent comme il a
été dit au muscle abaisseur ou humble, aux muscles ab-

ducteur et adducteur; le muscle abaisseur, lorsqu'il parvient au-dessous du globe, presque vers son milieu, cesse d'être charnu, et devenant tendineux, se porte de bas en haut jusqu'auprès de la cornée transparente.

Le muscle adducteur ou buveur naît du tendon dont j'ai parlé, et porte l'œil vers le nez; ce muscle est attaché au bord interne du trou optique lorsqu'il devient charnu; et lorsqu'il devient tendineux, il se contourne un peu sur le globe de dedans en dehors; c'est le plus court des muscles de cet organe, étant au bord interne de l'orbite, et plus près de la cornée, il est aussi le plus gros.

Le muscle abducteur ou dédaigneux vient également du tendon commun, et dirige le globe en dehors, ce qui lui a fait donner le nom de dédaigneux. Les deux portions qui le composent sont d'épaisseur inégale; celle qui est contiguë au muscle releveur est plus large; l'une naît d'une espèce de ligament qui traverse le trou sphénoïdal, et c'est la moins épaisse; l'autre naît du tendon commun à l'abaisseur, à l'adducteur, et est moins large, mais plus épais. Lorsque le muscle abducteur est parvenu à la partie moyenne du globe, il cesse d'être charnu, et s'attache à la partie antérieure de l'œil, au moyen d'un tendon qui se courbe de dehors en dedans.

Lorsque ces muscles agissent ensemble, ils peuvent porter un peu le globe en arrière, et l'applatir en quelque sorte, ce qui, rapprochant la cornée et le crystallin de la rétine, peut faciliter en quelque sorte la perception des objets éloignés; il y a des auteurs qui ont attribué cette action à d'autres organes, tels que les procès ciliaires, la pupille (Voyez les mots *Procès ciliaires*, *Pupille*, relativement à ce phénomène de la vision). Lorsque deux de ces muscles sont seuls en contraction, le mou-

vemént tient le milieu entre celui qu'ils ont lorsqu'ils
agissent séparément, alors ce mouvement est un peu
oblique ; lorsqu'ils agissent successivement, le globe décrit une espèce de mouvement circulaire.

Le muscle grand oblique ou trochléateur, ou autrement oblique supérieur, dirige le globe obliquement en
dedans et en bas ; il naît vers le fond de l'orbite, à deux
lignes près du trou optique, d'un tendon assez grêle ; il
devient charnu ensuite, quoique assez mince, et se porte
le long de la partie supérieure et interne de l'orbite ; il
finit en un tendon qui passe à travers une espèce de poulie cartilagineuse, oblongue, adhérente à un petit enfoncement de l'os coronal (Voyez le mot *Poulie*). Lorsque le grand oblique sort de cette poulie, son tendon
est recouvert d'une enveloppe membraneuse qui naît de
cet anneau cartilagineux, et se porte de dedans en dehors, d'avant en arrière, et va se terminer à la partie supérieure latérale et postérieure de l'œil.

Le muscle petit oblique, ou oblique inférieur, naît
du bord interne et inférieur de l'orbite, près le canal de
l'os des larmes, par un tendon assez mince ; étant devenu charnu, il marche en arrière et en dehors, va s'insérer à la partie externe, postérieure, et un peu supérieure du globe. Ce muscle, lorsqu'il est en contraction,
dirige l'œil obliquement en dehors et en haut.

L'usage attribué à ces deux derniers muscles, d'alonger l'œil pour faire apercevoir plus facilement les objets qui sont proches, n'est nullement vraisemblable,
et cette facilité dépend plutôt du plus ou moins de dilatation ou de resserrement de la pupille. Voyez à ce sujet
le mot *Pupille* ou *Prunelle*.

Les muscles obliques, lorsqu'ils agissent ensemble,

contrebalancent l'action des muscles droits du globe, et portent l'œil d'arrière en avant.

La grande quantité de tissu cellulaire et de graisse dont est environnée la partie postérieure du globe de l'œil, la cavité de l'orbite, et l'intervalle de chacun des muscles de l'œil, favorise extrêment les différens mouvemens de ces organes ; elle contient et soutient aussi les vaisseaux, les nerfs qui s'insèrent à l'œil.

Les muscles de l'œil sont affectés des maladies suivantes, qu'il faut consulter selon l'ordre de leur lettre initiale.

Immobilité de l'œil, causée par la paralysie des muscles de cet organe. Dans ce cas, la vue est assez souvent perdue, et le traitement ne diffère point de la *Goutte sereine*, mot qu'il faut aussi consulter.

Strabisme.

Convulsion.

Consultez, sur la structure de ces parties, les ouvrages suivans :

Vesalii, Fabric. corporis humani, in-folio.

Spigel. Corpor. human. fabric., in-folio.

Eustach. Tabul. anatom. laucis. in-folio.

Plempii, Ophtalmographia, in-folio.

Riolan. Anthropol., in-4°.

Cowper. Myotom. reformat., in-folio.

Morgagn. Adversar. anatom., in-4°.

Haller. Prim. lineæ physiolog.

Albin. Histor. muscul., in-4°.

Werheyen. Anatom., in-4°.

Casser. De organo visûs, in-4°.

James. Diction. med., tom. V, in-folio.

Winslow, Traité d'anatom. in-4°.

Sabatier (M.), Traité d'Anatom., in-8°.

Zinn. Descriptio anatom. ocul. human. in-4°.

Heister, Traité d'anatom. physiolog., comment. par *Senac*, in-8°.

Palfin (Anatom. de), in-8°., comment. par Petit, D. M. P.

Lieutaud, Traité d'anatom., in-8°.

Thom. Sœmmering. Icon. ocul. hum. tab. 3 et 4, in-folio. Francof. ad Mœnum, 1804.

MUSCLES des paupières, *Musculi palpebrarum.* Les paupières ont deux muscles, un propre, qui est le releveur de la paupière supérieure, et un commun, qu'on nomme l'orbiculaire des paupières.

La paupière supérieure dans l'homme est seule mobile; et si la paupière inférieure jouit de quelques mouvemens, ils sont imperceptibles. Celui qu'exerce la paupière supérieure s'opère au moyen de son muscle releveur et du muscle orbiculaire commun aux deux paupières.

Le muscle releveur est très-mince, et naît au fond de l'orbite près du trou optique; il est situé dessus le muscle releveur de l'œil, et devient charnu à mesure qu'il se porte en avant; puis étant devenu tendineux, il se termine par une large aponévrose, et va se rendre au tarse de la paupière supérieure; lorsque le muscle se contracte, il porte en haut la paupière et découvre l'œil.

C'est le défaut d'action de ce muscle qui laisse l'œil couvert et le rend difforme chez quelques personnes à la suite d'un relâchement ou d'une paralysie, comme j'en ai fait mention à l'article *Paralysie des paupières.*

Le muscle orbiculaire ou commun, est composé de

fibres charnues demi-circulaires , qui tirent leur origine d'un ligament tendu transversalement entre l'apophyse montante de l'os maxillaire et l'angle interne des paupières. Ces fibres s'étendent autour de l'orbite , et se portent beaucoup au-delà des bords de cette fosse, de là couvrent les deux paupières jusqu'aux tarses où elles se perdent. La partie supérieure de l'orbiculaire qui s'entrelace avec le muscle occipito-frontal ne peut en être détachée.

Ce muscle , lorsqu'il se contracte , ferme les paupières , et les entraîne en quelque sorte vers le nez.

Ces muscles sont affectés de paralysie , voyez *Paralysie des paupières ;* de convulsion , voyez *Clignotement.*

Consultez sur leur structure les ouvrages suivans :

Eustachii , Tabul. anatom. in-folio.

Albinus , Histor. muscul. in-12.

Winslow , Anatom. in-4°.

Riolanus , Anthropol. in-4°.

Plempii , Ophthalmogr. in-folio.

M. Sabatier , Anatom. in-8°.

Zinn. Descript. anatom. ocul. human. in-4°.

Lieutaud , Essais anatom. in-8°.

MUTILATION DES PAUPIÈRES , *Coloboma.* Perte de substance d'un de ces organes , accident produit par une blessure, une brûlure, ou une suppuration , et qui vient aussi de naissance. Dans ces circonstances les paupières ne peuvent couvrir le globe d'une manière convenable ; cette maladie est sans remèdes curatifs , et la chirurgie n'offre que des moyens insuffisans. (Voyez les mots, *Raccourcissement des paupières , Trichiaise.*)

MYDESIS. C'est ainsi qu'on appelle l'espèce de mortification ou gangrène dont les paupières sont quelquefois attaquées à la suite d'ophthalmie, ou de l'œdème de ces parties. (Voyez les mots suivans, *Gangrène des paupières, Ophthalmie, OEdème des paupières.*)

MYDRIASE. Les Grecs ont donné à la dilatation de la pupille contre nature le nom de Μυδρίασις, *Mydriasis.*

§ I. Dans cette maladie, la pupille reste noire, dilatée, au grand jour comme dans l'obscurité; elle ne jouit presque point de mobilité, et est beaucoup plus large que la pupille de l'œil sain.

§ II. L'élargissement contre nature de la pupille dépend de la goutte sereine plus ou moins avancée; d'une ophthalmie des membranes internes, qui aura été suivie de suppuration à l'intérieur; d'un relâchement pur et simple du sphincter de la pupille. Il est aussi produit par une blessure des mêmes fibres circulaires de l'iris, par un coup de pierre, de balle, de fleuret, qui aura paralysé les fibres rayonnées de la pupille sans occasionner de dommage à la rétine. Cette dilatation surnaturelle est encore la suite de l'opération de la cataracte, qui aura fait éprouver une grande distension à la pupille lors de sa sortie; mais dans cette dernière circonstance ce n'est plus une maladie.

§ III. La dilatation de la pupille qui accompagne la goutte sereine est d'un fâcheux augure, elle suit le sort de la maladie essentielle, qui est en général funeste. Celle dépendante de l'ophthalmie interne, quoique plus facile à guérir, laisse toujours beaucoup de crainte pour la vue. La moins dangereuse de toutes est celle causée par le relâchement du sphincter de la pupille, parce que la vue, quoique gênée, existe; la rétine est saine, et n'est blessée que par la trop grande quantité de rayons lumineux. Il en est de même de la blessure de ce sphincter , avec cette différence, que ce mydriasis est incurable , et que la vue reste toujours un peu obscure. L'élargissement occasionné par les corps contondans sera sans ressource , si le choc a été violent et que la vue n'existe plus. On en conclura avec raison , que la rétine est paralysée. La dilatation , suite de l'opération de la cataracte , bien loin d'être nuisible , est utile , par les raisons énoncées à l'article *Cataracte*, et que pour cet effet je passe sous silence.

§ IV. Je ne parlerai point ici du traitement de la mydriase produite par les différentes maladies énoncées ci-dessus , pour ne point répéter ce que j'ai dit à chacun des articles qui en font mention. On sent que cette dilatation de la pupille aura le sort de la maladie dont elle est le symptôme. Il ne sera question ici que des remèdes applicables à la mydriase simple et existante par elle-même, remèdes qui se rapprocheront cependant un peu de ceux propres à la goutte sereine , que la dilatation de la pupille , quelque bénigne qu'elle soit , doit faire redouter.

La mydriase existante par elle-même , et indépendante de la goutte sereine et des autres maladies ci-dessus relatées , est indiquée par la vue qui existe en grande partie, et par le peu de douleurs éprouvées par le malade , encore parce que les symptômes particuliers aux autres maladies ne se sont point manifestés. On s'en assure également, en faisant regarder l'œil affecté à travers un trou percé dans une carte. Le malade distingue alors assez bien les objets , ce qu'il ne pourrait faire si l'œil était affecté de goutte sereine. Cette expérience prouve que la rétine est intacte ; que la vue est lésée parce que la pupille ne se resserrant que peu ou point du tout, l'organe immédiat de la vue est blessé par l'introduction subite et trop multipliée des rayons de lumière que l'iris est chargée de modérer. Dans l'expérience susdite, l'ouverture de la pupille se trouve resserrée, aussi la vision est-elle meilleure.

Les saignées, soit à la veine jugulaire, ou aux pieds, encore à l'artère temporale ; celles à l'anus avec les sangsues appliquées aussi à la tempe et aux paupières inférieures, sont assez salutaires.

Les exutoires les plus actifs le sont encore plus ; tels sont le séton, les vésicatoires, le moxa, même les ventouses scarifiées.

Les bains entiers, les lavemens stimulans se joignent à ces moyens comme auxiliaires.

Les bols incisifs dans lesquels on fait entrer le kinkina en substance, et les préparations mercurielles, agiront de concert avec les autres médicamens, et tendront au même but, sur-tout si l'on joint à leur usage des purgatifs tirés du mercure, par exemple, les pilules mercurielles ou les pilules de *Belloste*.

Les médicamens externes seront composés de fumigations avec des substances aromatiques (Voyez le mot *Fumigation*). Les fomentations avec des remèdes toniques et spiritueux seront également faites par les malades.

Il est très-essentiel de faire observer un régime doux et humectant, et d'ordonner des alimens nourrissans quoique faciles à digérer ; de prescrire un exercice continuel mais modéré, et dans des lieux peu éclairés ; de défendre le travail assidu et sur des objets difficiles à distinguer, sur-tout le soir ; de recommander l'emploi

*des garde-vues de couleur sombre , lorsqu'il sera né-
cessaire d'exposer l'œil malade au contact du soleil , du
feu et des corps brillans.

MYOCEPHALE, *Myocephalum*. Espèce de staphylome qui ressemble à une tête de mouche (Voyez le
mot *Staphylome*).

MYODESOPSIE, *Myodesopsia*.

§ I. Ce symptôme a lieu dans le commencement de
la cataracte, de la goutte sereine , et pendant quelques
affections de la rétine, après un travail forcé et trop
opiniâtre (Voyez les mots *Cataracte , Goutte sereine ,
Nuages*). A la suite de ces maladies , on est continuellement incommodé par l'aspect des mouches , des om-
bres, des toiles d'araignées , des insectes, des scorpions,
des cercles lumineux, et par celui d'autres figures fan-
tastiques et effrayantes qui semblent voltiger devant les
yeux et suivre leurs différens mouvemens.

§ II. Cet état demande beaucoup de ménagemens ,
lorsqu'il dépend de l'affection de la rétine , ce que l'on
reconnaît d'abord à l'inspection de l'œil qui est dans
son état naturel, les humeurs diverses étant dans un
état de diaphanéité parfaite , la pupille fort mobile , et
la cornée transparente sans tache. En interrogeant les
malades, on apprend que ces accidens sont venus après
avoir beaucoup lu ou travaillé sur un ouvrage fin et difficile à apercevoir ; qu'ils se sont aperçus de ces mouches volantes après avoir considéré long-tems un objet
quelconque fort éclatant , après s'être promenés étant
exposés à un soleil très-ardent, et s'être efforcés de fixer
cet astre, ainsi que les corps fort blancs, comme la
neige : quelquefois cependant ces symptômes ont lieu
naturellement et sans cause apparente.

Tom. I. 28

§ III. Le malade doit cesser toute application, faire un exercice modéré et toujours à l'ombre. Il doit employer les bains entiers et les demi-bains, à la suite desquels il prendra des bouillons rafraîchissans ou des tisanes rafraîchissantes, en ayant soin de se purger tous les dix ou douze jours avec les pilules mercurielles ordinaires, ou celles de *Belloste*. On emploiera à l'extérieur des fumigations avec les infusions de café, avec la vapeur des résines aromatiques en combustion, indiquées aux mots *Goutte sereine* et *Fumigation*. On fomentera de tems en tems les paupières avec une infusion de petite sauge animée d'un peu d'eau-de-vie camphrée que l'on emploiera tiède.

MYOPE, *Myops*. Personne affectée de myopie, c'est-à-dire qui a la vue basse ou la vue courte.

MYOPIE, *Myopia, Myopiasis*, en grec Μυωπία, vue courte ou vue basse. Maladie, ou plutôt incommodité dans laquelle les personnes qui en sont affectées ne peuvent point, ou peuvent difficilement distinguer les objets éloignés, même ceux qui sont à une juste distance. Dans cette conformation d'organe, on est obligé d'avancer considérablement ce qu'on veut voir pour le distinguer, quelquefois même de l'approcher contre le nez ou à trois doigts plus loin, sur-tout lorsqu'on veut lire.

§ I. Ce vice dépend de la trop grande convexité de la cornée transparente ou du volume trop considérable de la lentille crystalline, dont la rétine se trouve alors trop éloignée. Le trop de volume de l'humeur vitrée rend également myope.

Il suit de ce qui vient d'être dit, qu'il y a un défaut de réunion exacte de la part de chaque rayon lumineux, sur l'organe immédiat de la vue, lorsque l'objet est éloigné de l'œil myope. En effet, la trop grande convexité de ces parties force les rayons qui partent de l'objet qu'on considère, et qui les traversent, à s'approcher trop promptement de la ligne perpendiculaire ; de sorte qu'ils sont réunis avant d'être parvenus au fond de l'œil et sur la rétine, où ils n'arrivent qu'après être devenus de nouveaux divergens.

La myopie ne se manifeste point toujours d'une manière évidente à l'œil de l'observateur, et il est peu de cas où il peut affirmer qu'elle existe ; quelques circonstances seules peuvent faire présumer cette maladie : telles sont le volume du globe, la grande saillie de la cornée ; encore existe-t-il des myopes dont les yeux ne sont point différens des autres personnes dont la vue est ordinaire ; de même que des yeux très-saillans ne sont point toujours affectés de myopie.

La possibilité de lire avec des verres concaves des numéros les plus courts, ne met point à l'abri de porter un jugement erroné.

§ II. Aucun médicament ne peut corriger ce défaut d'une manière efficace, car les remèdes généraux, le régime doux et humectant, les boissons délayantes, rafraîchissantes, les purgatifs, les différens exutoires, sont employés toujours, ou presque toujours, sans succès.

Les malades sont obligés d'avoir recours à des verres concaves pour opérer une nouvelle réfraction des rayons lumineux partant du corps visible, afin de ne les laisser parvenir au fond de l'œil, que lorsqu'ils sont dans une juste proportion, pour que l'objet soit représenté distinctement et d'une manière convenable. J'ajouterai seulement que leur état devient ordinairement un peu meilleur avec l'âge. Consultez les mots suivans, *Presbyopie*,

qui est la maladie opposée à celle-ci. Voyez aussi le mot
Lunettes.

Consultez les ouvrages suivans :

Plempii, Ophthalmogr. in-folio.

Boerhav. de Morbis oculorum , in-12.

Plenck. Doctrin. de morb. oculor. in-8º.

Antoine Maitre-Jean (Malad des yeux par), in-12.

Saint-Yves (Maladies des yeux par), in-12.

Deshayes-Gendron, Malad. des yeux, in-12.

Guérin, (Traité des malad. des yeux par), in-12.

MYOSIS (Voyez le mot *Resserrement de la pupille*).

MYRMÉCIA. Fourmillement, espèce de tumeur de
paupières, qui leur fait éprouver un fourmillement continuel et semblable au chatouillement occasionné par
les fourmis (Voyez les mots suivans, *Tumeur, Verrues
de paupières*).

N

NÉBULEUSE (vue), *Visus reticularis* (Voyez le
mot *Vue nébuleuse*).

NÉPHÉLION , Espèce d'ulcère de la cornée transparente; c'est la même chose que Nuages, *Nubecula*.

NERFS ciliers. Ce sont des rameaux ou filets nerveux qui naissent du ganglion semilunaire ou ophthalmique, et se distribuent à la choroïde, au ligament ciliaire, à l'iris, après avoir percé la sclérotique (Voyez
le mot *Nerfs de l'œil*).

NERF frontal. Ce nerf est un des rameaux du nerf
ophthalmique de *Willis*; le nerf frontal se distribue
au muscle orbiculaire, au muscle surcilier et au muscle
frontal (Voyez le mot *Nerfs de l'œil*); on a proposé
(avec succès , dit-on) la section de ce nerf à sa sortie du

crâne, pour faire cesser les convulsions de l'œil et de toutes les parties de la face.

NERF **lacrymal.** Petits rameaux du nerf ophthalmique de *Willis*, qui se rend au sac lacrymal (Voyez le mot *Nerfs de l'œil*).

NERFS **de l'œil.** Outre les nerfs optiques, les différentes membranes de l'œil et les parties accessoires de cet organe recoivent des nerfs autres que ceux qui forment, par leur épanouissement, l'organe immédiat de la vue, connu sous le nom de rétine.

Ces nerfs sont d'abord un rameau de la cinquième paire ou rameau ophthalmique de *Willis*; le moteur commun, ou troisième paire de nerfs. Les parties accessoires de l'œil reçoivent des nerfs de la troisième paire, de la quatrième; quelques rameaux du nerf ophthalmique, de la sixième paire, du maxillaire supérieur et de la portion dure du nerf auditif.

Le muscle releveur du globe, celui de la paupière supérieure, ont des nerfs qui leur sont envoyés par ceux de la première branche de la troisième paire. La seconde branche de ce nerf se divise en trois, qui vont à l'abaisseur, au petit oblique et à l'abducteur du globe de l'œil. Le rameau qui va se rendre au muscle petit oblique, donne dès sa naissance une grosse branche, qui concourt à la formation du ganglion semi-lunaire.

Le ganglion semi-lunaire est formé par le rameau dont il vient d'être mention; et par un filet du nerf nasal, qui est lui-même, une branche de l'ophthalmique de *Willis*; de ce ganglion, dont la figure est fort semblable à un parallélogramme, partent les nerfs qu'on appelle ciliaires, qui après avoir percé la sclérotique, vont se rendre à la choroïde , au ligament ciliaire, et jusques à la partie antérieure de l'iris.

Les trois branches de l'ophthalmique de *Willis*, sont le nerf frontal qui passe par l'échancrure que l'on voit sur le bord orbitaire du coronal, et va se rendre par deux rameaux au muscle orbiculaire, au muscle occipito-frontal, au surcilier, à la paupière supérieure et aux muscles des environs.

Le nerf nasal qui s'insinue dans les cellules de l'os éthmoïde par un de ses rameaux, et par l'autre donne naissance à des rameaux qui vont à la poulie du muscle grand oblique, au siphon lacrymal, à la conjonctive, aux paupières et aux sourcils.

La troisième branche de l'ophthalmique de *Willis*, qu'on nomme le nerf lacrymal, et qui se perd dans la glande lacrymale, donne aussi des rameaux à la tunique conjonctive.

Le muscle grand oblique ou trochléateur, reçoit entièrement le nerf de la quatrième paire, qu'on nomme pathétique.

De même le muscle abducteur reçoit le nerf de la sixième paire, qui se perd dans son épaisseur.

Outre ces nerfs, les parties accessoires de l'œil, les muscles, les tégumens reçoivent quelques filets nerveux du nerf maxillaire supérieur, et de la portion dure du nerf auditif.

Le nerf optique est le nerf le plus considérable qui se distribue à l'œil ; c'est lui qui forme (selon l'opinion la plus généralement répandue) la rétine. Voyez le mot *Nerf optique*.

Les nerfs de l'œil sont affectés de paralysie. Voyez le

mot *Goutte sereine* pour le traitement. Voyez aussi le mot *Immobilité de l'œil.*

Consultez pour l'histoire des nerfs de l'œil, les ouvrages suivans :

Spigel. Anatom. corpor. human. in-folio.

Willis. Anatom. cerebri. in-4º.

Wieussen. Nevrograph. universal. in-folio.

Plempii, Ophthalmog. in-folio.

Briggsii, Ophthalmog. in-12.

Winslow, Anat. de la tête, in-4º.

Haller. Prim. lineæ physiol. in-4º.

Meckel, Dissertat. de nervo quinti. Paris.

Heister.. Dissertat. de choroïde.

Sabatier (M.), Traité complet d'anatom. in-8º.

Zinn. Descrip. anatom. ocul. human. auctore Godef. in-4º.

Le Cat (Traité des sensations par), in-8º.

NERF NASAL. Une des branches du nerf ophthalmique de *Willis,* qui se rend dans les cellules de l'os ethmoïde (Voyez le mot *Nerfs de l'œil*).

NERF OPHTHALMIQUE DE *Willis.* Rameau de la cinquième paire de nerfs, qui se distribue à presque toutes les parties de l'œil (Voyez le mot *Nerfs de l'œil*).

NERFS OPTIQUES. Les nerfs optiques après être partis séparément du lieu de leur naissance, se joignent, et puis se séparent de nouveau, et sortant du crâne, entrent par le trou qu'on voit dans l'os sphénoïde, et qu'on nomme trou optique, pour se rendre chacun à l'œil auquel il est destiné.

Les artères ophthalmiques entrent avec les nerfs dans l'orbite, et sont placées au-dessous d'eux. Plusieurs anatomistes ont cru que ces nerfs après s'être réunis, se croisaient et allaient dans une direction différente de la première, de sorte que le nerf optique du côté droit se trouvait aller du côté gauche; il en était de même du nerf optique gauche, qui se rendait au côté droit.

Ces nerfs sont assez gros, et lorsqu'ils sont près d'entrer dans l'œil, ils sont fort resserrés et comme étranglés. Ils percent la sclérotique, étant enveloppés de la dure et de la pie mère, ils entrent dans la partie postérieure de l'œil, et un peu obliquement. Ces nerfs forment un petit bouton médullaire, duquel naît, dit-on, la rétine. Ce bouton médullaire ne paraît point sensible aux impressions de la lumière.

Les nerfs optiques sont poreux, et semblent offrir une cavité. Cette cavité est produite par une artère fournie par l'artère ophthalmique. Cette artère porte le nom d'artère centrale de la rétine ; elle fait quelque chemin dans la propre substance de ces nerfs, et lorsqu'elle est entrée dans l'œil, elle se distribue à la rétine après s'être extrémement divisée.

Quoique le plus grand nombre des anatomistes anciens et modernes pensent que la rétine est une production du nerf optique, sa mollesse, sa transparence, sa nature gélatineuse, diffèrent beaucoup du tissu blanc opaque et résistant de ce nerf; on serait beaucoup plus porté par l'inspection, à dire que la rétine est d'une nature différente de la substance du nerf, et qu'elle ne lui est que contiguë.

Ces nerfs ne percent point l'œil directement vis-à-vis la pupille, mais de côté, et plus vers le nez.

Les maladies dont les nerfs optiques sont affectés, sont les suivantes :

Blessures de ces organes.

Paralysie ou *Goutte sereine* produite momentané-
ment, quelquefois par une compression de l'artère carotide, et plus fréquemment de l'artère ophthalmique qui
passe par dessus ces nerfs; mais le plus souvent elle est
spontanée.

Rupture des nerfs optiques.

Consultez chacun de ces mots.

Consultez aussi sur la structure de ces nerfs, les ouvrages suivans. ·

Ambroise Paré (les OEuvres d'), in-folio.

Plempii, Ophthalmog. in-folio.

Winslow, Traité d'anatomie (par), in-4°.

Riolan. Antropolog. in-4°.

Diemerbroeck. Anatom. corpor. human. in-4°.

Vieussen. Nevrograph. universal. in-folio.

Haller. Prim. lineæ physiolog.

Willis. Cereb. anatom. in-4°.

Spigel. Corpor. human. fabric. in-folio.

Plater. De corpor. human. structurâ.

Cowper, Anatom. of human body, etc. in-folio. Lond.

Sabatier (M.), Traité d'anatomie, in-8°. Paris.

Brigg. Ophthalmog. in-12.

Le Cat, Traité des sens, in-8°. Paris.

Camper. Dissertat. de quibusdam oculi partibus.

Zinn. Descript. anatom. ocul. human. in-4°. Gotting.

Porterfield, Descript. of the human eye, etc. in-8°.

Samuel - Thom. Soemmering, Icon. ocul. human.
in-folio. Francofurt. ad Mœnum, 1804.

NERF PATHÉTIQUE ou de la quatrième paire, qui va
se rendre au muscle grand oblique de l'œil. Voy. le mot
Nerfs de l'œil.

NERF DE LA SECONDE PAIRE, Nom que l'on donne au nerf optique.

NERF DE LA SIXIÈME PAIRE. Ce nerf se distribue au muscle abducteur du globe de l'œil. Voyez le mot *Nerfs de l'œil*.

NOLI ME TANGERE. Nom latin qui a été donné au cancer de l'œil et des paupières, à cause du danger qu'il y a d'augmenter le mal en y touchant. Voyez les mots suivans, *Cancer de l'œil*, *Cancer des paupières*.

NUAGES (Voyez le mot *Myodésopsie*). Ces accidens ont lieu lorsque la rétine ou la choroïde sont affectées de varices. On a aussi désigné par là un ulcère superficiel de la cornée, qui après sa guérison ne laisse qu'un petit nuage que les anciens ont appelé *Nubecula*, *Néphélion*. Consultez à ce sujet le mot *Ulcère*; voyez encore le mot *Brouillard*.

NUBECULA, Espèce d'ulcère de la cornée; c'est la même chose que nuages, néphélion. Voyez ces mots.

NYCTALOPE, *Nyctalops*. On appelle ainsi les personnes affectées de Nyctalopie, qui distinguent mieux les objets pendant la nuit, et qui les voient faiblement ou point lorsqu'il fait jour. Voyez le mot *Nyctalopie*. *Nyctalope* est le contraire d'*Héméralope*.

NYCTALOPIE, OU DIFFICULTÉ DE VOIR LE JOUR, *Nyctalopia*, *Nyctalopiasis*, en grec Νυκταλωπιασις. Dans cette maladie, les personnes qui en sont attaquées ne voient que peu ou même point le jour, et aperçoivent assez bien les objets pendant la nuit, ce que ne peut faire une personne dont les yeux sont dans un état de santé et d'intégrité parfaites.

Cette maladie ne se manifeste point le plus souvent à l'extérieur; il n'y a que la personne qui l'éprouve qui puisse d'une manière sûre donner des indices de son existence.

§ I. La nyctalopie peut être le produit d'une inflammation des membranes internes et externes de l'œil, ou dépendante, de l'opacité d'une grande portion de la lentille crystalline, et dans ces circonstances cette difficulté de voir pendant le jour sera plus facile à guérir, n'étant qu'un symptôme d'une autre maladie qui, dissipée, permettra à l'organe de se rétablir dans son état naturel.

§ II. La nyctalopie produite par l'inflammation des membranes internes de l'œil, cause des douleurs sourdes et vives sans inflammation à l'extérieur, et exige les mêmes remèdes que l'on emploie lorsque la conjonctive enflammée produit ces mêmes symptômes. A la vérité, les moyens curatifs doivent être plus prompts et plus multipliés que dans l'ophthalmie ordinaire ; les saignées réitérées du pied, du bras, même de la veine jugulaire, les tisanes nitrées, les demi-bains, et un régime sévère, doivent être prodigués. Voyez le mot *Ophthalmie*.

§ III. La nyctalopie essentielle, et qui dépend de l'altération particulière de la rétine, qui existe depuis la naissance, ou du moins depuis long-tems, est une maladie qui résiste le plus souvent aux remèdes réitérés et les mieux indiqués. La rétine, comme desséchée et dans un état de tension produite par une cause quelconque, est si sensible qu'il n'y a qu'une faible lumière qui lui puisse convenir ; l'œil d'ailleurs est dans son état naturel, à cela près que les mouvemens de la pupille paraissent un peu ralentis chez quelques personnes.

Cette affection, comme je l'ai dit, est de difficile guérison : on emploie, dans cette dernière circonstance, des boissons rafraîchissantes, délayantes; de tems en tems le tartre stibié administré avec beaucoup de précaution. On fait usage de pilules composées de substances fondantes, comme les cloportes, l'arnica, espèce de doronic, les préparations mercurielles, etc.; on prescrit les purgatifs doux, les saignées du pied, les bains, demi-bains, les lavemens émolliens; on obtient de grands succès par l'application du Saint-Bois ou bois de garou, au bras; l'usage des douches sur les yeux avec l'eau simple et froide, les vapeurs d'infusion de plantes émollientes, quelquefois celles de résines aromatiques en combustion (Voyez le mot *Goutte sereine*), sont encore d'une grande ressource.

C'est avec beaucoup de raison qu'on recommande aux malades de respirer un air frais et humide, d'employer des alimens humectans, les légumes, crème de riz, d'orge, les herbes potagères, un exercice modéré, et sur-tout d'éviter tout ce qui peut fatiguer les yeux, comme la lecture, l'aspect des objets éclatans, des couleurs vives, les liqueurs spiritueuses et les alimens échauffans; ces malades doivent sur-tout faire usage, lorsqu'ils le peuvent, des verres dont la couleur sombre puisse convenir à la faiblesse de l'organe immédiat de la vue. Voyez les mots *Difficulté de supporter le jour*, *Sensibilité de la rétine*.

La difficulté de voir le jour, qui accompagne les ulcères de la cornée transparente, les phlyctènes, les pustules, les blessures de cette tunique, etc., disparaissent avec ces maladies. Cherchez chacun de ces mots par leurs lettres initiales.

Consultez les ouvrages suivans :

Plempii, Ophthalmograph., in-folio.

Boerhav. de Morb. oculor. in-12.

Ambroise Paré (les OEuvres d'), in-folio.

Antoine Maître-Jean. Malad. des yeux, in-12.

Deshayes-Gendron, Malad. des yeux, in-12.

Guerin, Malad. des yeux, in-12.

Plenck. Doctrin. de morb. oculor. in-8°.

O

OBLIQUE (Grand), Un des muscles de l'œil, destiné à le porter obliquement en bas. Voyez le mot *Muscles de l'œil.*

OBLIQUE (Petit), Un des muscles du globe de l'œil, dont la fonction est de diriger cet organe obliquement en haut. Voyez le mot *Muscles de l'œil.*

OBSCURCISSEMENT DE LA VUE. Cet accident a lieu pendant la formation des taches de la cornée pendant l'ophthalmie, la goutte sereine, la cataracte, etc. Voyez ces mots; voyez aussi le mot *Ulcères.*

OCCLUSION DE LA PUPILLE.

§ I. Lorsque les bords flottans de l'iris se rapprochent à un tel point que la coalition s'en fait intimement, la maladie s'appelle occlusion de la pupille. Dans cet état de choses, il ne reste aucune trace de cette ouverture. L'action du petit anneau vasiculaire de l'iris est paralysé, et la vue entièrement abolie, par l'impossibilité dans laquelle se trouvent les rayons de lumière, de parvenir au fond de l'œil.

§ II. L'occlusion de la pupille, *Synizesis pupillæ,* en grec Συνίζησις, diffère de la phthisie, en ce que, dans cette dernière affection de l'iris, il subsiste encore quelques vestiges du trou percé dans cette membrane; ce trou est cependant extrêmement rétréci et obscur, ou dans l'état de la pupille, dont j'ai fait mention dans mon Traité particulier sur la cataracte vers la fin, et dont j'ai également parlé au mot *Cataracte* de ce dictionnaire. L'opération que je recommande a de l'analogie avec celle que j'emploie lorsque la coalition est complète.

Cette maladie diffère encore entièrement du mydriasis, dans lequel la pupille est quelquefois tellement dilatée, que l'iris est à peu près effacée, et semble ne plus exister.

§ III. Les causes externes qui disposent à cette affection sont, l'abus des microscopes, des verres concaves, des lorgnettes, l'intempérance à table.

Les blessures, les piqûres de l'iris, les coups violens, les opérations qui ont été suivies d'accidens, l'ophthalmie, l'hypopion qui termine cette dernière, les ulcères en sont encore le principe.

Les causes internes, telles que la pléthore habituelle qui tient les vaisseaux de l'œil, et principalement de l'iris, dans un état de turgescence bien marqué ; l'inflammation des membranes internes du globe, les céphalalgies, l'atrophie du corps vitré, les métastases, les maladies vénériennes, les scrophules, les humeurs répercutées, les suppressions des menstrues et des hémorrhoïdes, etc., donnent encore lieu à cette concrétion de la pupille.

§ IV. Cette maladie laisse les plus grandes craintes, même lorsqu'elle commence, et qu'on s'aperçoit d'un rétrécissement de cette ouverture ; les craintes doivent augmenter, si ce rétrécissement tend à la phthisie, s'il se joint à ces symptômes des migraines ou des céphalalgies. On doit tout redouter lorsque pendant l'ophthalmie l'iris change de couleur, et que le globe devient

moins ferme sous le doigt qui le presse légèrement. Enfin, il ne reste aucun espoir de rétablir la vision, si un
hypopion a précédé cette occlusion de la pupille.

§ V. Les moyens curatifs offerts par la médecine va-
rieront beaucoup en raison de la différence des causes
présumées ; ils seront seulement utiles pour prévenir
cette occlusion de la pupille; mais lorsqu'elle sera complète, il n'y aura d'espoir de recouvrer la vue que par le
secours des instrumens de chirurgie.

En général , lorsqu'on a des indices du commencement de cette maladie , on prodigue les saignées , qui
doivent être principalement pratiquées, s'il est possible,
à l'artère temporale , sinon à une des veines jugulaires.
On ouvre également les veines du pied , et l'on tire encore , selon les indications , du sang des vaisseaux de la
vulve et des vaisseaux hémorrhoïdaux , des tempes , des
paupières , par le secours des sang-sues.

Les sétons , les vésicatoires , les moxas , produiront
des suppurations utiles.

On admettra dans le traitement les bains de pieds , les
demi-bains , les lavemens.

Les boissons seront tempérantes et rafraîchissantes,
mais les purgatifs ne seront administrés que pour terminer la cure.

Les collyres sont peu utiles , les plus simples seront
seuls admissibles.

§ VI. Les remèdes que la pharmacie peut offrir n'ayant
été d'aucun secours , ce qui arrive souvent , la chirurgie
aura un but d'utilité plus marquée , sur-tout si on y a
recours assez à tems. S'il y a un hypopion , la cornée
ouverte à propos empêche la clôture de la pupille , sinon la réunion étant parfaite, il faudra avec des instru-

mens convenables créer de nouveau un passage aux rayons lumineux.

Assez anciennement même , on a pratiqué différentes méthodes d'ouvrir une nouvelle pupille lorsqu'elle s'était fermée. On ne s'est guère ressouvenu que de celles de *Woolhouse* et de *Cheselden;* comme elles sont assez connues, il serait très-superflu de s'en occuper , d'autant plus qu'on n'en a obtenu que très-peu de succès. D'autres procédés plus modernes pour ouvrir l'iris sont encore moins heureusement conçus ; par exemple , d'employer un emporte-pièce semblable (mais en petit) à celui dont on peut voir la figure au n°. 12, qui , agité en cercle , doit emporter un morceau de la membrane qui reste alors dans l'intérieur du tube.

De même avec une pince de tirer l'iris, puis de couper avec des ciseaux la portion pincée.

Le procédé qui m'est particulier , et auquel j'ai recours dans le cas d'occlusion intégrale ou partielle de la pupille , se trouve décrit assez en détail vers la fin du mot *Cataracte*, pour que je n'en dise rien ici. Je renvoie en conséquence au mot *Cataracte ,* parce que la méthode de pratiquer cette nouvelle pupille a quelque ressemblance avec celle que je mets en usage dans l'extraction de la lentille opaque.

Cette méthode me réussit assez ordinairement, et je la préfère par cette raison.

Je crois inutile d'avoir recours aux préparatifs avant de l'entreprendre , ni aux ophthalmostats pour en faciliter l'exécution.

Les applications locales après l'opération, les moyens généraux même, ne sont point de rigueur, à moins que ce ne soit pour appaiser les picotemens , les douleurs assez vives qui ont lieu quelques jours après cette section de l'iris, mais qui ne pouvant entraîner d'accidens fâcheux, paraissent cependant insupportables à quelques malades. Alors on pratiquera des saignées avec la lancette et avec les sang-sues ; on pourra même avoir recours aux vésicatoires , aux bains de pieds , aux lavemens et aux boissons délayantes , ainsi qu'aux fomentations avec des infusions toniques. (Voyez le mot *Collyre.*)

OUVRAGES QU'ON PEUT CONSULTER.

Heister. Institut chirurg. in-4°, Amstel.
Reichenbach. Observat. *Joh. Fried.* Tubing. 1764.
Deshayes-Gendron, Traité des maladies d'yeux, in-12. Paris.
Guérin, Maladies d'yeux, Lyon , in-12.
Plenck. Doctrin. de morb oculor. Viennæ, in-8°.
Mémoiress de l'Acad. de chirurg. Paris, in-4°
Christoph. Frideric. Fraas , Dissertat. de pupill. phthis. ac Synizes., Tubing. 1745.

OCULISTE , en latin , *Ocularius , ophthalmiater ,* en grec, Ο'φθαλμικος-Ιατρος.

§ I. On donne le nom d'oculiste à tout médecin ou chirurgien qui s'occupe uniquement de l'art de guérir les maladies auxquelles les yeux sont sujets , soit qu'il s'adonne aux opérations chirurgicales que ces maladies requièrent , soit qu'il se contente de traiter simplement les affections d'yeux qui n'exigent que l'usage des médicamens , et alors il ne mériterait point le titre d'oculiste.

§ II. L'art de guérir les maladies d'yeux a été, depuis nombre de siècles, extrêmement négligé, comme si l'organe de l'œil n'était point le plus , ou au moins un des plus intéressans de tous les organes. Peu de savans se sont spécialement occupés de cet objet , et ce n'est que depuis un espace de tems très-peu considérable , que des personnes éclairées s'y sont adonnées entièrement. Aucune partie de la médecine n'est plus livrée au charlatanisme ou à l'ignorance ; et en effet, il n'en est point qui offre autant de facilité , par l'habitude où l'on est assez généralement depuis tant de siècles , à compter depuis *Hippocrate* , *Galien* , *Celse* , et les *Arabes* , etc. de traiter presque toutes les maladies d'yeux , même celles qui exigent des opérations chirurgicales , avec le seul secours des eaux ophthalmiques ou collyres , (qui presque toujours augmentent la maladie lorsqu'ils sont employés inconsidérément) sans s'inquiéter du mauvais état des solides ou des fluides , comme s'ils ne jouaient aucun rôle dans presque toutes les affections de l'organe de la vision.

§ III. Il est très-essentiel que celui qui se livre à cette partie de la médecine s'occupe également des opérations comme de l'administration des remèdes oculaires, parce que ces deux branches sont intimement liées. Il doit être parfaitement instruit , non-seulement de la structure de l'organe dont il faut rétablir les fonctions lésées, mais il est de toute nécessité qu'il ait même toutes les connaissances relatives à la médecine ordinaire.

Cette partie de l'art de guérir exige principalement un homme adroit, dont la tête guide la main ; et quoique compatissant aux faiblesses des malades , il faut qu'il soit ferme , sans dureté qui , pour le dire en passant , tient un peu de l'égoïsme , mais passe dans l'esprit de certaines personnes pour des qualités inhérentes aux praticiens sûrs d'eux-mêmes.

Un oculiste doit avoir les doigts minces et longs, l'œil perçant à une médiocre distance, (une vue bien étendue n'étant point nécessaire pour examiner des yeux placés très-près de l'observateur).

Dans les maladies de l'organe de l'œil, tout est clair la plupart du tems aux yeux d'un oculiste instruit, et rarement une affection doit lui échapper.

Je crois que celui qui se livre à la guérison des maladies oculaires, doit s'y adonner exclusivement à toutes autres branches de la médecine ; et sans doute il y réussira mieux , que tous médecins ou chirurgiens qui , quoique fort éclairés , auront la prétention gratuite de vouloir l'exercer concurremment avec la médecine ou la chirurgie en grand. Je pense que cette prétention peut faire beaucoup de victimes ; elle décèle au moins beaucoup d'amour-propre et d'avidité , car nombre de maladies d'yeux, quoique semblables à celles des autres affections morbifiques du corps, exigent cependant des traitemens fort différens , à cause des terminaisons qui n'y sont point aussi favorables , et qu'on doit beaucoup redouter pour l'œil relativement à la vision.

OEDÈME DE LA CONJONCTIVE.

§ I. L'œdème de la conjonctive est ainsi que l'œdème des paupières, une tumeur molle, froide et phlégmatique. Cette tumeur cède facilement à l'impression du doigt, et conserve cette impression quelque tems , sans être suivie de grandes douleurs, sur-tout lorsque l'œdème ne tient point de la nature du phlegmon ou de l'érysipèle.

L'œdème de la conjonctive est quelquefois tellement considérable, qu'il embrasse tout le globe et l'intérieur de l'une et l'autre paupière, ainsi qu'une partie de la face : alors l'œil est presque entièrement caché, les douleurs sont vives et lancinantes, le larmoiement assez abondant. Les yeux sont offusqués par une matière épaisse et continuelle qui colle les paupières ensemble par leurs bords, et donne aux malades, quoique à tort, des craintes pour la vision, qui court rarement des risques. Telle était l'affection d'yeux qui a régné ces années (1807 et 1808) tant en France que dans une grande partie de l'Europe.

§ II. Les tumeurs œdémateuses, tant de la conjonctive que des paupières, sont quelquefois occasionnées par une humeur laiteuse chez les femmes; par une altération de la lymphe chez quelques personnes ; en un mot, par un vice interne quelconque. Souvent une cause externe lui donne naissance, telles sont les piqûres, les blessures et l'habitation dans des lieux marécageux ou simplement humides, l'usage des corps gras à l'intérieur des paupières, et lorsque par des raisons particulières, les paupières ont été long-tems closes, enfin les miasmes délétères existans dans l'athmosphère, et qui rendent cette affection épidémique, ce qui est arrivé dans le moment où j'écris.

§ III. Cette maladie n'exige point à la rigueur des saignées, sur-tout lorsqu'elle n'est point accompagnée d'ophthalmie, et qu'elle n'a aucune analogie avec le phlegmon. Cependant des applications de sang-sues aux tempes et aux bords des paupières inférieures, mettront à l'abri de toutes craintes, et abrégeront sur-tout la durée des symptômes fâcheux. Il sera de toute prudence d'observer un régime exact et doux.

L'application des ventouses sèches à la nuque, pourra

dans des cas graves devenir indispensable, sur-tout si les paupières participent à l'œdème et que les douleurs soient fort vives. Il ne sera pas moins nécessaire d'employer quelques purgatifs hydragogues, ainsi que des apéritifs légers, après avoir fait précéder les boissons délayantes et rafraîchissantes. Les infusions sudorifiques chez quelques malades, les infusions de fumeterre chez les personnes du sexe, produiront également de bons effets.

On fera usage des topiques ou collyres avec beaucoup de circonspection, et on éloignera sur-tout les émolliens, au nombre desquels peuvent être rangés les corps gras, même la pulpe de pommes pouries, de pommes cuites, que quelques personnes ont prodiguée dernièrement dans ces sortes de maladies, et dont elles se sont applaudis, à tort sans doute, car ces applications pouvaient faire beaucoup de mal, s'il y avait eu tendance à la suppuration ; j'en pourrais fournir plusieurs exemples. Mais cette affection épidémique à été en général plus effrayante que dangereuse, et les mauvais remèdes ne l'ont point fait souvent dégénérer ; au reste, on usera amplement des infusions toniques et des collyres astringens (Consultez à ce sujet les mots *Collyre résolutif, tonique, astringent*).

Le ventre sera tenu libre par la voie des lavemens à l'eau simple, lavemens qu'on rendra émolliens avec des substances émollientes et purgatives, avec le miel mercuriel, la moëlle de casse, le séné, le sel marin, et dans quelques cas avec le vin émétique trouble.

Les moyens qui viennent d'être conseillés, sont en général suffisans lorsque l'œdème se borne à la conjonctive qui revêt le globe et n'intéresse que peu celle qui tapisse l'intérieur des paupières. Mais lorsque ces

dernières en sont vivement attaquées, et que le gonflement est extrème , ainsi que l'irritation, on a raison
de craindre que les fluides que ces parties renferment,
ne viennent à s'altérer, et à entraîner la mortification
des paupières. Pour se mettre à l'abri de toutes craintes,
il est urgent de pratiquer des incisions dans les parties
les plus déclives, et à l'intérieur de ces organes. On
donnera à ces mouchetures une direction transversale,
pour les débarrasser plus surement des matières qui pourraient y séjourner trop long-tems. Ces incisions faites,
on applique, par dessus les tégumens, un emplâtre de
styrax, trempé dans de l'esprit-de-vin camphré, ou une
compresse imbibée d'essence de térébentine, plus un
autre linge couvert d'ongent égyptiac dissous dans le
vin blanc. On s'arrangera pour que rien ne pénetre et
ne séjourne à l'intérieur des paupières.

OEDÈME des paupières. Consultez le mot *OEdème
de la conjonctive*, relativement au traitement médicinal
et sur - tout chirurgical. J'observerai que l'œdème des
paupières est beaucoup plus douloureux que celui qui
attaque spécialement la conjonctive du globe.

OEIL, Ωὤψ, *Oculus*. Organe qui sert à recevoir les impressions de la lumière, et a produire le sentiment de
la vue.

§ I. On divise l'œil en parties propres et en parties
accessoires.

Les accessoires sont les sourcils, les cils, les paupières, leur cartilage, les glandes ciliaires, la caroncule lacrymale, la glande lacrymale, la conjonctive, la
valvuve semi-lunaire, les glandes des paupières, le siphon
lacrymal.

Les parties propres de l'œil sont, l'albuginée, la sclérotique, la cornée, la capsule de l'humeur aqueuse, la choroïde, les procès ciliaires, le ligament ciliaire, la rétine, la tunique hyaloïde, la capsule du crystallin, l'humeur vitrée, le crystallin, l'humeur aqueuse, l'humeur de Morgagni.

Les parties propres et accessoires reçoivent des nerfs, des artères et des veines, et ont des muscles destinés à les mouvoir.

Les paupières supérieures ont un muscle releveur et un orbiculaire qui sert à les fermer, les paupières inférieures n'ont qu'un muscle releveur.

Le globe a six muscles, quatre droits et deux obliques ; par leurs moyens cet organe est mu en tous sens.

Les yeux et les paupières reçoivent leurs nerfs du rameau ophthalmique de *Willis*, du moteur commun, du pathétique, du moteur externe, de quelques rameaux du maxillaire supérieur et de quelques filets de la portion dure du nerf auditif. Outre ce nerf, le globe reçoit le nerf optique qui ne s'insère pas directement dans le globe à l'opposite de la pupille, mais de côté. Ce nerf après avoir formé un petit bouton insensible aux impressions de la lumière s'épanouit en une membrane à qui on donne le nom de rétine, et d'organe immédiat de la vue.

Les artères du globe et des paupières viennent des carotides internes et externes, les veines se rendent aux sinus de la dure mère et en partie aux veines jugulaires.

§ II. Les sourcils sont des poils situés au bas du front et connus de tout le monde.

Les paupières recouvrent le globe, ont à leurs bords un cartilage qu'on nomme tarse, et qui est garni de poils nommés cils, les glandes que l'on voit à ces bords s'ap-

pellent glandes méibomiennes ou ciliaires, et fournissent une matière onctueuse qui lubrifie l'œil.

A ce cartilage, vers le nez, se rencontrent deux petits
trous, un à la paupière supérieure, et un à l'inférieure;
ce sont les extrémités de deux petits canaux qui rampent dans la substance de ces mêmes paupières, et vont
se terminer en un canal qui se voit dans le nez, et que
l'on connaît sous le nom de siphon lacrymal.

C'est vers ce canal que coulent les larmes que fournit
un organe glanduleux qui est situé du côté des tempes
dans l'orbite et dans la partie supérieure et opposée au
nez, dans une cavité que l'on remarque dans l'os coronal, au-dessous de l'apophyse angulaire externe de cet os.

Vers le nez, dans l'endroit où les paupières se réu-
nissent, on rencontre un tubercule rougeâtre, qu'on
nomme caroncule lacrymale; ce follicule glanduleux dirige les larmes fournies par la glande lacrymale dans les
points lacrymaux, et sépare un fluide onctueux qui se
mêle avec les larmes pour lubrifier le globe.

La conjonctive est une tunique molle, lâche, parsemée
de vaisseaux sanguins et lymphatiques, qui recouvre antérieurement le globe et la surface interne des paupières.

Le valvule semi-lunaire paraît être produite par cette
membrane, elle se rencontre du côté du nez, touche la
caroncule lacrymale, et concourt avec elle à diriger les
larmes vers le siphon lacrymal.

§ III. L'albuginée est une tunique mince, blanchâtre,
formée, comme on le croit, par les muscles droits et
grands obliques. Elle recouvre, à ce qu'on dit, presque la
sclérotique, mais les anatomistes les plus exacts ne l'admettent point.

La sclérotique est une membrane dure, épaisse, blan-

châtre, et opaque dans toute son étendue ; elle est percée
à la partie postérieure et latérale interne, pour le passage du nerf optique ; antérieurement elle reçoit la cornée comme un verre qui est adapté dans la rainure d'une
boîte de montre.

La cornée représente une portion de sphère, et est
formée de plusieurs feuillets appliqués les uns sur les
autres, entre lesquels filtre une humeur lymphatique.

On remarque des pores droits dans cette tunique ;
l'humeur aqueuse s'évapore à travers, lorsqu'elle est
trop abondante. Cette membrane peut être séparée de la
sclérotique, et d'après les expériences paraît en être
distincte. Quelques auteurs cependant nient qu'elle soit
une tunique particulière, se fondant sur ce qu'on ne
peut juger de l'état naturel par des expériences faites sur
des parties désorganisées.

Vers sa partie concave la plus interne, se voit la capsule de l'humeur aqueuse, qui ne paraît être autre chose
qu'une des lames de la cornée, dite transparente. Quelques praticiens croient que cette enveloppe particulière
de l'humeur aqueuse, après avoir tapissé la chambre antérieure, recouvre l'iris, passe à travers la pupille, et va
recouvrir ou même former une partie de la capsule crystalline.

Cette membrane de l'humeur aqueuse devient fort
apparente lorsqu'elle forme hernie à la suite de l'opération de la cataracte par extraction, ou à la suite de quelque ulcère ou blessure à la cornée ; elle est dans ce cas
fort sensible, et d'une couleur bleuâtre.

Immédiatement après la sclérotique, se trouve la choroïde, qui semble être entièrement formée par des vaisseaux sanguins et lymphatiques, et par des filets de

nerfs très-fins. On assure qu'elle est composée de deux lames, dont l'une forme l'iris, et l'autre plus interne donne naissance aux procès ciliaires.

La choroïde se trouve unie à la sclérotique par le moyen d'un ligament qu'on nomme ciliaire, ou plexus ciliaire et cercle de la choroïde, etc.; elle est recouverte d'une humeur noirâtre qui l'enduit. Ce ligament, dans l'œil de bœuf, est poreux et forme un canal continu, découvert par l'abbé *Fontana;* dans l'homme il ne paraît point que les choses soient ainsi.

Les procès ciliaires ou le plexus ciliaire sont des filets blanchâtres dont les intervalles sont enduits d'un vernis noir qui recouvre également les filets. Ils partent du ligament ciliaire, et s'étendent jusqu'au grand bord du crystallin auquel ils ne touchent cependant point, si ce n'est dans l'état de maladie, et ne peuvent par conséquent approcher ou éloigner cette lentille, quoique plusieurs auteurs aient prétendu y découvrir des filets musculaires : ils paraissent être formés par la choroïde.

Vis à vis la cornée se découvre une cloison diversement colorée chez différentes personnes, et que l'on connaît sous le nom d'iris. Cette membrane est percée dans son milieu par un trou, à travers lequel passent les rayons de lumière qui doivent faire impression sur l'organe immédiat de la vue.

Cette ouverture porte le nom de pupille ou prunelle; la choroïde ne semble point produire cette tunique qui pourrait bien être une membrane particulière, et qui se termine en effet au plexus ciliaire.

L'iris forme avec la cornée un espace connu sous le nom de chambre antérieure, et avec le crystallin qui est au-dessous d'elle, un autre espace plus petit qu'on appelle chambre postérieure.

Cette tunique a des fibres longitudinales et des fibres rayonnées; les fibres longitudinales, lorsqu'elles se contractent, dilatent la pupille; les fibres rayonnées au contraire resserrent ce trou lorsqu'elles sont en action, parce qu'elles sont placées au bord de la prunelle. Ces fibres sont-elles musculaires ou vasculaires? Il paraît que c'est cette dernière opinion qu'on doit adopter, car il est possible qu'il y ait des organes dans le corps humain, dont les divers mouvemens, tels que ceux de contraction et de dilatation soient exercés au moyen des fibres vasculaires.

Lorsque le nerf optique a pénétré le globe, il paraît comme étranglé, et forme un bouton médullaire, alors il s'épanouit tout à coup, et constitue la membrane qu'on nomme rétine. Cette tunique est tenue, blanchâtre et molle : elle est placée dessus la choroïde, elle passe à juste titre pour l'organe de la vision; elle reçoit des vaisseaux sanguins de l'artère et de la veine centrale, qui rendent le nerf optique comme poreux. Cette membrane se termine, selon quelques-uns, au cercle ciliaire, et selon quelques autres se porte jusqu'à la capsule du crystallin qu'elle forme; ou du moins dont elle augmente l'épaisseur.

La membrane hyaloïde est, à ce qu'il paraît, formée de deux lames, dont l'une recouvre l'humeur vitrée, et dont l'autre feuillet parcourt l'intérieur de cette humeur, et forme une multitude de cellules qui toutes communiquent entre elles. Cette membrane est extrêmement fine et transparente; elle forme, vers la capsule du crystallin, au moyen de ses deux feuillets, un espace triangulaire qu'on a nommé canal godronné, zone ciliaire, couronne ciliaire, etc.

La capsule du crystallin, ou membrane arachnoïde, est une tunique qui recouvre ce corps lenticulaire antérieurement et postérieurement; elle est transparente, plus mince à sa partie postérieure, plus épaisse antérieurement, et placée vis-à-vis la pupille; elle paraît formée de deux calottes qui, se joignant par leurs deux bords, contiennent le crystallin, et laissent un espace entre elles et cette lentille. Dans l'altération de ce corps, qui présente l'aspect d'une hydatide, cette capsule semble être une seule et même membrane. Quelques anatomistes croient que la rétine s'étend jusqu'à cette capsule antérieure, et forme même cette enveloppe, comme je l'ai fait observer plus haut.

L'humeur vitrée est un corps gélatineux, transparent, d'une consistance semblable à de l'eau dans laquelle serait dissoute de la gomme, et qui occupe la partie postérieure du globe, jusqu'au plexus ciliaire; à sa partie antérieure, et vis-à-vis la pupille, se trouve une cavité dans laquelle est logé et comme enchatonné le crystallin. Cette humeur est renfermée dans sa tunique, que nous venons de faire connaître sous le nom de membrane hyaloïde, et circule librement dans les cellules formées par cette enveloppe.

L'humeur vitrée sert beaucoup pour les différentes réfractions que doivent éprouver les rayons de lumière partant de l'objet visible, pour être peints sur l'organe immédiat de la vue.

On a été long-tems à croire que la perte même la plus légère de ce corps devait empêcher la vision d'avoir lieu, mais des expériences ultérieures ont désabusé sur ce point.

On a cru que l'humeur vitrée pouvait se régénérer, et que c'était pour cette raison que la vision avait lieu chez des malades qui en avaient éprouvé de grandes pertes. D'autres ont pensé que l'humeur aqueuse, que nous allons faire connaître, pouvait bien, dans le cas d'un accident pareil, remplir l'office de l'humeur vitrée. Ses vaisseaux ne sont point connus d'une manière claire et précise.

Le crystallin a été considéré, assez improprement, comme une humeur. Cet organe est transparent comme du crystal dans la jeunesse, et avec l'âge acquiert une couleur jaunâtre. Ce corps est de forme lenticulaire, et formé de lames appliquées les unes sur les autres; sa consistance est plus ferme que celles des autres fluides transparens du globe; il est placé vis-à-vis la pupille, et dans l'enfoncement de l'humeur vitrée, où il est retenu au moyen de sa capsule, dont nous avons fait la description plus haut; il est plus applati antérieurement que dans sa partie postérieure.

Cette lentille sert beaucoup aux diverses réfractions que les rayons lumineux doivent éprouver en traversant l'œil; son absence cependant n'empêche point la vue d'avoir lieu, mais elle nécessite l'usage des verres légèrement convexes. Si le corps lenticulaire a des vaisseaux, il ne sont nullement connus. Le crystallin est le siége de la maladie qu'on nomme cataracte.

L'humeur aqueuse est un fluide transparent et presque semblable à de l'eau bien claire; elle occupe l'espace qui se rencontre entre la cornée et l'iris, et que l'on nomme chambre antérieure, ainsi que celui que forment par leur position l'iris, le crystallin et l'humeur vitrée; elle communique d'un espace à l'autre par le moyen du trou percé dans l'iris, et qu'on nomme pupille.

On ne connaît point encore d'une manière positive les organes qui fournissent cette humeur lorsqu'elle s'évapore dans les différens instans de la vie, ni qui la réparent au bout de quelques heures, lorsquelle a été évacuée à la suite de quelques blessures à la cornée; ce fluide sert aussi aux diverses modifications que les rayons de lumière doivent éprouver pour représenter l'objet sur la rétine, comme aussi à entretenir la convexité de la cornée, qui devient flasque lorsqu'elle est évacuée.

L'humeur de Morgagni est un fluide transparent, visqueux, qu'on découvre dans la capsule de la lentille crystalline, plus abondant à la partie antérieure de ce corps que postérieurement, et dans lequel ce corps lenticulaire baigne. Ce fluide existe à n'en pas douter, et peut être le siége d'une espèce de cataracte, comme on le peut voir dans une dissertation que j'ai publiée sur cette affection.

La cavité dans laquelle est logé l'organe au moyen duquel s'opère la vision, s'appelle orbite, et est formée de sept os qui sont, le coronal supérieurement et latéralement, le sphénoïde postérieurement, l'ethmoïde latéralement et postérieurement, l'os unguis dans la partie antérieure et latérale du grand angle, l'os de la pommette dans le petit angle et la partie inférieure de l'orbite, le maxillaire supérieur dans le grand angle et la partie inférieure de cette cavité, et une petite portion de l'os palatin dans le fond et vers la pointe de l'orbite.

L'orbite est percé de plusieurs trous pour le passage

des nerfs et des vaisseaux sanguins qui se distribuent aux yeux; c'est par un de ces trous qu'on nomme optique, que sort du crâne le nerf de ce nom, pour se rendre à l'œil : par d'autres que l'on voit dans l'os sphénoïde, et qu'on nomme fentes sphénoïdales, passent des nerfs qui vont aux muscles de l'œil et à cet organe lui-même; les vaisseaux qui nourrissent les différentes parties des yeux, viennent également par ces ouvertures. Voyez le mot *Orbite*.

Consultez les ouvrages suivans :

Ambroise Paré (OEuvres d'), in-folio.

Zinn. Descr. anat. ocul. hum. Gotting. in-4°. 1755.

L'anatom. de *Winslow*, Paris, in-4°. 1732.

L'anatom. d'*Heister*, par *Senac*, in-8°. 1735.

Bertin (Traité des os par), in-12.

Albinus. De ossibus corp. hum., etc.; et histor. musculor., in-12.

L'anatom. de M. *Sabatier*, in-8°. 1775.

A treatise. on the eye by, *William Porterfield*. Edimb. 1759, in-8°.

Description of the human eye, etc. together with their principal deseases and methods proposed, etc., by *Joseph Warner*, Lond. in-8°.

Riolan. Anthropograph. in-4°.

Vesal. Corpor. human. Fabric. in-folio.

Diemerbroeck. Anatom. corpor. hum., in-8°.

Brigg's, Ophthalmogr. in-12.

Plempii, Ophthalmog. in-folio.

Moëller. De retinâ.

Maffè. De ocul. constructione.

Sam. Thom. Sœmmering. Icon. ocul. hum., in-folio. Franc. ad Mœnum, 1804.

Dissertat. de corneâ. *Mauchart*, in-12.

—de tunicâ choroïdeâ, *Heister*. in-8º.

Halleri, Prim. lin. physiol. in-12.

Appel. de Ocul. human. Fabricâ, in-4º.

Traité des sens de *Le Cat*, in-12.

Diction. univers. de Médecine par *James*, in-folio, vol. 5, pag. 1.

Anatom. cérébr. *Willisii*, in-folio.

Epist. t. XIII, *Ruysch*. in-4º.

Lobé. De ocul. hum.

Smith, Trait. d'optique, in-4º.

Dissert. de quibusd. ocul. partib. *Camper*.

de visu *Moehring*. in-4º.

OEIL bouffi. Maladie dans laquelle cet organe paraît plus gros que dans l'état naturel. Voyez le mot *OEdème de la conjonctive*, où l'œil présente cet aspect.

OEIL double. Nom que l'on donne au bandage qui couvre les deux yeux, comme on appelle œil simple, celui qui ne couvre qu'un de ces organes.

OEIL de chèvre. Autrement *AEgilops*. Voyez ce dernier mot.

OEIL de chat. C'est la même chose que nyctalopie ou aveuglement de jour, maladie dans laquelle on peut apercevoir dans la nuit, comme font les chats. Voyez le mot *Nyctalopie*.

OEIL de lièvre. Voyez le mot *Lagophthalmie*.

OEIL de cochon, Petit œil, *Microphthalmus* du grec Μικρος, *Parvus* et Οφθαλμος, *Oculus* : difformité qui vient de naissance, et dépend du peu d'ouverture des paupières, qui ne laissent point le globe assez à découvert. Cette espèce de difformité ne peut aucunement être corrigée.

OEIL larmoyant. Voyez le mot *Larmoiement*.

OEIL LOUCHE. Voyez le mot *Strabisme*, qui est une et même chose.

OEIL POCHÉ, en latin, *Sugillatum*, en grec Ὑπόσφαγμα.

§ I. Cet accident survient après quelque coup violent frappé sur le globe, avec le poing, ou avec un instrument obtus ; quelquefois aussi il a lieu naturellement après un exercice immodéré.

Cette maladie est causée par l'épanchement du sang sous la conjonctive, à la suite de la rupture de quelques vaisseaux sanguins de cette tunique. Cette espèce d'ecchymose n'a point ordinairement de suite funeste, si le coup n'a point été violent, s'il n'a point désorganisé les parties internes de l'œil.

Si les choses ont été plus graves, il y a un mélange et une confusion des humeurs internes de l'œil, et la vue est totalement perdue. Voyez à ce sujet le mot *Coup violent porté sur le globe.*

§ II. On emploie dans la première circonstance, simplement en fomentation, une infusion légère de fenouil, de rhue et de fleurs de sureau, dans de bon vin rouge, que l'on fait auparavant chauffer fortement, mais point bouillir. Lorsqu'on se sert de ce médicament, on le fait tiédir. Le malade doit, au surplus, observer une diète légère, et faire usage de lavemens à l'eau simple, de tems en tems. Voyez le mot *Ecchymose.*

OEIL CREVÉ ou *Rompu* (Voyez le mot suivant, *Crevé* (œil).

OEIL POSTICHE. Voyez le mot *Yeux artificiels.*

OEIL MEURTRI. Voyez le mot *OEil poché.*

OEIL ROTI. Voyez les mots *Anthrax*, *Charbon de l'œil, Charbon des paupières*, qui sont la même maladie.

OEIL **pleurant**. Voyez les mots suivans, *Larmoie-ment, Rhyas, Fistule lacrymale.*

OEIL **purulent**. Voyez les mots suivans , *Hypopion, Abcès de la cornée transparente , Onyx.*

OEIL **petit**. Voyez le mot *OEil de cochon.*

OEIL **brouillé ou confus**, *Confusio* en latin, en grec Συγχισις.

§ I. Dans cette maladie il y a une complication de beaucoup d'affections différentes de l'œil, et il est difficile de lui assigner un autre nom que celui qu'elle a.

Il paraît, lorsqu'elle a lieu spontanément, qu'une ophthalmie violente en a été le principe, et qu'après cela plusieurs autres symptômes s'y sont joints; tels sont la goutte sereine, la dissolution du corps vitré, l'occlusion de la pupille, l'opacité de la cornée, la désorganisation des membranes auxquelles il faut ajouter des varices de la conjonctive, enfin le mélange confus des différentes humeurs de l'œil.

§ II. Cette confusion arrive principalement à la suite d'un coup violent qu'à éprouvé cet organe; quelquefois à la suite d'une opération de la cataracte, dont l'issue a été malheureuse, quoique pratiquée avec toute l'habileté possible. Dans toutes ces circonstances, la vue est perdue sans retour.

§ III. On ne doit employer aucun remède, s'il n'existe aucune douleur, sans quoi il faudrait extirper l'œil, surtout si les souffrances étaient continuelles, et que l'on eût à craindre que cet organe devînt cancéreux. Voyez les mots suivans, *Confusion de l'œil, Cancer de l'œil, Extirpation.*

OEIL **sanguinolent**. Voyez le mot *Ecchymose.* Dans

cet accident le sang est extravasé entre les membranes de l'œil.

ONGLE. Nom que l'on donne au ptérigion ou onglet (Voyez ces deux derniers mots). On a aussi anciennement désigné par ce nom, une espèce d'abcès de la cornée (Voyez les mots *Onyx, Hypopion*).

ONGLE ou Onyx. Nom affecté à une espèce d'hypopion ou abcès de la cornée. Les Grecs l'appellent Ὄνυξ, les latins, *onyx , unguis*. Cette maladie a ordinairement son siége entre les lames de cette tunique, et se remarque le plus souvent au bas de la cornée.

§ I. Cette collection de pus offre une tache qui a la figure d'un croissant semblable à celui qui est à la racine de l'ongle, ce qui lui a fait donner le nom d'ongle ou onyx. (Voyez le mot *Hypopion.*) L'onyx n'est pas constamment aussi blanchâtre que l'hypopion ; il paraît presque toujours dans une partie de sa surface une légère teinte jaunâtre. Ce genre d'opacité de la cornée , s'il est petit et lucide, a été appelé Achlys , en grec Ἀχλύς. (Voy. les mots *Taies , Taches , Cicatrices.*)

L'ongle ne diffère point essentiellement de cette espèce d'abcès de la cornée, que j'ai fait connaître sous le nom d'hypopion ; car lorsqu'il se rencontre du pus dans les chambres de l'œil , il est rare qu'il n'y en ait également entre les lames de la cornée. A la vérité il peut y avoir entre les feuillets de cette tunique un peu de matière sans qu'il s'en trouve dans la chambre ou antérieure ou postérieure , comme cela a lieu dans quelques ulcères de la cornée ; mais il est fort rare , comme je l'ai dit, qu'il y en ait dans les chambres de l'œil, sans qu'il n'y en ait aussi entre les lames de la cornée.

Lorsque la matière est circonscrite , qu'elle se trouve

seulement dans cette membrane , qu'elle existe depuis plusieurs jours sans avoir augmenté, et qu'au contraire il y ait eu des momens où elle était en plus petite quantité ; que dans la concavité de l'onyx et dans sa partie supérieure , il paraisse comme une espèce d'affaissement , alors il est évident qu'il y a une ulcération de la cornée, et que le pus peut s'échapper de tems à autre par cette ouverture. On est alors plus rassuré sur les suites.

Quelquefois on est surpris de voir que la matière a fusé entre les feuillets de la cornée , soit en haut ou de côté ; mais le lendemain par la pente naturelle, on s'aperçoit que le pus a repris son ancienne place. Souvent aussi, lorsqu'à la suite d'un petit abcès entre les feuillets de la membrane, et placé au haut de cette tunique , il y a une ulcération ou ouverture dans cette collection purulente à l'extérieur , la matière morbifique s'échappe en partie au-dehors , fuse en partie entre les lames de la cornée , et s'arrête quelquefois dans sa portion inférieure où elle forme l'espèce de croissant dont j'ai parlé plus haut.

Cet abcès de la cornée est fort long à se dissiper , mais n'a pas les suites funestes de l'hypopion , il est plus aisé à guérir lorsqu'il se rencontre chez les enfans qui heureusement sont les malades qui en sont plus souvent affectés.

§ II. Les causes de l'onyx sont les mêmes que celles qui donnent lieu à l'hypopion ; telles sont les suivantes : les ophthalmies simples, vénériennes, scrophuleuses, etc. les coups , les blessures de la cornée , les opérations , l'introduction des corps piquans sous les paupières ; l'application inconsidérée des corps gras et des émolliens dans l'ophthalmie ordinaire.

§ III. Le traitement du dernier genre d'onyx n'est point absolument différent de celui de l'hypopion. On prescrit dans les premiers tems les saignées, les bains de pieds, les boissons délayantes et rafraîchissantes, les lavemens émolliens et purgatifs, un régime doux ; les vésicatoires, le séton, quelquefois les ventouses séches ou scarifiées. Les collyres astringens sont utiles ici, au lieu qu'ils nuisent dans l'hypopion constaté. Le collyre suivant m'a toujours réussi dans semblable circonstance, en faisant précéder les moyens que je viens de prescrire, et en ne l'employant qu'après avoir évacué en partie et délayé les humeurs du malade.

Prenez un morceau d'alun de roche assez gros pour pouvoir le tenir facilement dans la main ; remuez-le dans un blanc d'œuf frais, jusqu'à ce que le mélange forme une consistance d'onguent, ou de ce qu'on appelle œufs à la neige. Pour faire ce collyre il faut se munir d'une terrine de terre vernissée et neuve, et frotter en rond le morceau d'alun dans le blanc d'œuf ; les aspérités de la terrine feront détacher quelques particules de l'alun qui coaguleront le blanc d'œuf. L'usage sera de prendre une cuillerée à café de cette espèce d'onguent, et de le mettre entre un linge fin et ployé ; on forme une sorte de compresse qu'on applique sur l'œil fermé, et qu'on fixe au moyen d'une bande peu serrée. Il faudra avoir soin de ne point laisser sécher sur l'œil le médicament. Entre chaque application on lavera les paupières avec une infusion légère de fleurs de sureau.

§ IV. Il n'est pas rare d'être obligé pour obtenir une cure définitive, de pratiquer une incision dans la cornée comme dans l'hypopion, si l'on voit que les remèdes sont de peu d'utilité , et que le pus ne se dissipe point du tout ou fort lentement. Il y aurait du danger à trop temporiser. (Voyez le mot *Hypopion.*)

Consultez les ouvrages suivans :

Ambroise Paré , (OEuvres d') in-folio.

Plemp. Ophthalmog. , in-folio.

Fabr. ab Aquapend. Oper. chirurg. , in-folio.

Boërhav. de Morb. oculor. , in-12.

Platner. Instit. chirurg. , in-8°.

Dionis , Cours d'opérations. Jardin du Roi , in-8°.

Burch. Dav. Mauchart. de Hypopio , 1742 , de ungue corneæ , 1742 , in-12. *Tubing.* Dissertat.

Bell's , Syst. of Surgery , etc. , in-8°. Edimburgh.

Plenck. Doct. de Morb. oculor. , in-8°. Viennæ.

Guillemeau , Malad. de l'œil, in-12.

Ant. Maître-Jean , Malad. des yeux , in-12.

Saint-Yves , Malad. des yeux , in-12.

Deshayes-Gendron , Malad. des yeux , in-12.

Guérin , Malad. des yeux , in-12.

Jannin , Malad. et observat. sur l'œil , in-8°. Lyon.

ONGLÉE. Voyez le mot *Dragon.*

ONGLET.

L'onglet est une maladie que les grecs nomment Πτερύγιον, les latins , *unguis , pannus , pterigium ,* et qui affecte la conjonctive.

§ I. Cette tunique paraît charnue, et se gonfle sous la forme de patte d'oie ; elle s'étend jusques à la partie la plus convexe de la cornée , où elle est quelquefois plus étroite et comme étranglée. Assez souvent elle se prolonge d'un angle à l'autre , lorsque la maladie est ancienne et a été négligée ; elle présente l'aspect de deux cônes très-aigus , dont la base se trouve dans l'un et l'autre coin de l'œil , et dont les sommets se joignent justement vers le centre de la cornée. Cette bride charnue suffit néanmoins pour obstruer la pupille, et causer une cécité presque totale , en se rencontrant en face de cette ouverture.

Le ptérigion prend naissance pour l'ordinaire dans le grand canthus; quelquefois cependant il commence dans l'angle externe.

§ II. L'onglet est formé par un assemblage de vaisseaux sanguins qui sont légèrement colorés, c'est l'espèce la plus commune. D'autres fois cette excroissance est semblable à un réseau graisseux. Dans d'autres circonstances , elle est tissue de vaisseaux variqueux , ou veineux , ou artériels. C'est ce dernier genre d'onglet que les anciens ont appelé *Sebel*. On verra plus bas une observation intéressante de cette dernière espèce de tumeur charnue. Quelquefois encore l'onglet paraît formé par une membrane tendineuse très-coriace.

§ III. Lorsque les remèdes légèrement cathérétiques , comme l'eau de chaux , le précipité rouge incorporé dans un onguent, la tuthie préparée , le vitriol de zinc dissous dans des eaux ophthalmiques ; lorsque les caustiques même , tels que le nitrate d'argent , le beurre d'antimoine , appliqués avec précaution , n'ont pu détruire les diverses espèces de prolongemens charnus dans leurs commencemens; alors on est forcé d'avoir recours à la chirurgie.

§ IV. L'opération que l'on emploie consiste à disséquer ces tumeurs avec le secours d'un scalpel , d'un bistouri , ou mieux encore avec les ciseaux courbes , quelquefois avec tous ces instrumens tour à tour. On a soin de saisir les corps charnus avec une petite pince ; on évite ainsi les douleurs que pourrait exciter l'usage de l'érigne, de l'aiguille enfilée de soie , passée au-dessous de l'onglet dans son milieu , et servant à le soulever. Cette dernière pratique irrite sur-tout considérablement l'œil.

Malgré cette irritation on est souvent obligé d'avoir recours à ces instrumens , sans quoi on ne parviendrait jamais à finir l'opération , à cause de la difficulté de tenir les paupières suffisamment ouvertes , et même parce que le corps charnu échappe aux pinces les meilleures dans les différens mouvemens du globe. Alors on est obligé de saisir de nouveau l'onglet qu'on veut disséquer , ce qui ne laisse pas que d'être pénible et long pour la personne qui opère , et encore plus pour le malade qui l'éprouve.

Quand on fait usage de l'aiguille courbe enfilée de soie , il faut la passer sous le corps à exciser , en commençant, soit par la partie inférieure du globe , soit par en haut. C'est la dernière manière qui m'a paru la plus commode et la plus sûre. Au lieu de me servir de l'aiguille courbe par la pointe , parce que les côtés en sont tranchans , j'emploie la tête pour mieux soulever l'onglet en son entier sans passer à travers , et laisser alors beaucoup de vaisseaux qui pourraient donner lieu à de nouvelles excroissances charnues.

Par la méthode que j'ai indiquée , l'onglet est embrassé dans son intégrité parfaite , et noué par un double nœud avec la soie. Ainsi en tenant celle-ci on détache plus facilement les parties qu'on veut séparer.

On fait en sorte d'emporter exactement cette tumeur, sur-tout les fragmens qui s'étendent sur la cornée ; on prévient par ces précautions les taches qui resteraient après l'opération , si on en laissait quelques portions.

On a également soin de les détruire le plus près possible de la caroncule lacrymale.

Les ciseaux fins et courbes sont très-utiles pour enlever toutes les parties qui auront échappé à la première dissection : on s'en sert pour tondre pour ainsi dire sur le globe.

§ V. Les préparatifs, avant d'entreprendre cette opération, sont parfaitement inutiles ; il n'est pas même nécessaire de couvrir l'œil lorsqu'elle est achevée. On peut et on doit se contenter de le bassiner pendant quelques jours avec une infusion légère de fenouil et de roses de Provins. Il me semble superflu d'ajouter, que si quelque tems après une portion de l'onglet reparaissait, il ne faudrait pas hésiter de l'exciser de nouveau.

Cette circonstance ne laisse pas que de s'offrir souvent dans la pratique. L'application de quelques sangsues le lendemain de l'opération, est assez utile ; elles doivent être placées aux paupières inférieures et aux tempes.

§ VI. L'onglet n'est pas toujours aussi simple que celui dont je viens de parler ; sa guérison par conséquent ne s'opère pas aussi facilement que je viens de le décrire. Lorsqu'il est de mauvais caractère ; lorsque le sujet ne jouit point d'ailleurs de la meilleure santé ; quand il se rencontre dans plusieurs parties du globe des excroissances d'une grosseur considérable, de mauvais aspect et de couleur livide ; alors le traitement est plus long, plus compliqué et moins sûr. Tel était l'état de M. le comte *de Rasoumouski*, hettmann des cosaques, que mon père traita à Pétersbourg en 1771, et dont je n'ai fait qu'indiquer la maladie dans mon Traité de la Cataracte. L'exacte description de cet onglet sans le secours d'une peinture fidèle, ne peut être que très-imparfaite, et au-dessous de la réalité.

OBSERVATION.

Ce seigneur était affecté depuis nombre d'années d'excroissances charnues dans le grand angle de l'un et l'autre œil : ces excroissances s'étendaient même jusqu'à la partie antérieure de la cornée. Comme cette maladie avait été négligée depuis long-tems, la même excroissance qu'on observait dans l'angle externe de chaque œil, quoique infiniment moins volumineuse que l'autre onglet de l'angle interne était néanmoins sur le point de se réunir à la partie charnue que l'on remarquait sur le centre de la cornée. Il y avait plusieurs points de ce pannicule charnu dont les vaisseaux étaient variqueux, entrelacés, noirs et élevés. Au bout d'un certain laps de tems, l'un et l'autre globe se trouva entièrement couvert par l'onglet, dont l'aspect était livide, hideux et ressemblait assez bien aux crustacées connus sous le nom de cancre, de crabe.

L'état du malade, l'intérêt qu'il inspirait généralement, mirent dans le cas de consulter dans toutes les cours de l'Europe. Les médecins et les chirurgiens les plus célèbres de chaque ville crurent reconnaître dans la consultation que l'on envoya, ainsi que dans la représentation de l'œil, que l'on avait fait peindre par un habile artiste, que cette maladie était due à un vice intérieur, et exigeait par conséquent un traitement préliminaire. Chacun donna son avis, et le plus grand nombre s'accorda à regarder la guérison de cette espèce d'onglet que les anciens ont nommé *Sebel*, comme très-difficultueuse, et même presque impossible par l'opération, sans des

remèdes très-multipliés, pris sur-tout dans la classe des
mercuriaux, etc. C'est ce qu'attestent les consultations
des hommes célèbres qui sont toutes entre mes mains,
telles que celles de MM. Antoine *Petit*, *Gaubius*, *Lorry*,
Sanchez, *Louis*, *Bourdelin*, *Pringle*, *Hawkins*, *Robert*,
Warren, *Wintringham*, *Baker*, etc.

Mon père ayant été mandé à *Saint-Petersbourg*, s'y
rendit en 1771. Il employa plusieurs fois l'excision de
ces tumeurs, après les avoir saisies avec des pinces,
quelquefois avec l'aiguille enfilée de soie cirée.

Il se servit de ciseaux fins et courbes, pour couper
chaque partie de l'onglet qu'il voulait emporter.

Le traitement dura près de six semaines, parce que
souvent le lendemain ou le surlendemain, il renaissait
un corps charnu et fongueux, à la place de celui qui
avait été excisé la veille ; quelquefois il en naissait deux
et toujours de la plus mauvaise espèce.

Les médicamens corrosifs, tels que le nitrate d'argent,
l'eau mercurielle, etc., les dessicatifs qu'il employait
ne pouvaient empêcher cette régénérescence, souvent
même ils paraissaient la favoriser, ou au moins lui donner un aspect plus enflammé.

Enfin, après nombre d'excisions pratiquées avec
patience pendant six semaines, il ne parut plus rien,
lorsqu'on n'employa plus d'applications sur les parties
incisées.

Les portions qui couvraient la cornée, demandèrent
beaucoup de soins et de légéreté pour être emportées
exactement.

Au reste il n'y eut rien à desirer sur cette cure, puisque le malade vit aussi bien qu'il fut possible, et qu'il
n'y eût même pas la moindre apparence de cicatrice ni

de tache sur la cornée, ce qu'on n'est pas toujours assez heureux d'obtenir dans semblable circonstance.

On ne crut point qu'il fût nécessaire de préparer le malade avant d'entreprendre aucune opération, d'autant que l'affection était purement locale (contre le sentiment de beaucoup de praticiens qui avaient donné leurs avis par écrit) et n'avait le caractère qu'elle présentait, que parce qu'elle avait été négligée pendant long-tems. Au reste, le succès justifia cette omission, comme il fait très-souvent dans beaucoup d'autres circonstances.

OUVRAGES A CONSULTER.

Ambroise Paré (les OEuvres d'), in-folio.

Plempii, Ophthalmographia, in-folio.

Fabr. ab Aquapend. Oper. chirurg. in-folio.

Boërhav. De morb. oculor. in-12.

Heister. Institut. chirurg. in-4°.

Platner. Instit. chirurg. in-4°.

Dionis, Cours d'opérations de chirurg. au jardin du roi, in-8°.

Guillemeau, Traité des malad. des yeux, in-12.

Antoin. Maître-Jean, Malad. des yeux, in-12.

Saint-Yves, Malad. des yeux, in-12.

Deshayes-Gendron, Malad. des yeux, in-12.

Plenck. Doctrin. de morb. oculor, in-8°.

Warner, on the human Eye, etc. in-8°.

Bell's, System. of Surgery, etc. in-8°.

ONYX. Voyez le mot *Ongle.* Espèce d'abcès de la cornée, ou espèce d'hypopion. Consultez principalement le mot *Hypopion.*

OPACITÉ DE LA CORNÉE. Voyez les mots, *Taies, Taches, Ulcères, Albugo, Leucome, Abcès,* etc.

OPAQUE. C'est l'opposé de diaphane ou transparent : ainsi dans la cataracte, le corps lenticulaire, de diaphane qu'il était, devient opaque. Les corps opaques ne permettent point le passage aux rayons lumineux.

OPÉRATEUR. Celui qui pratique les opérations sur les yeux, soit qu'il soit médecin ou chirurgien (Voyez le mot *Oculiste*). Ce mot est quelquefois pris en mauvaise part, parce qu'il signifie aussi, un charlatan, un marchand d'orviétan, ce qui est ridicule.

OPÉRATION. Terme de chirurgie qui exprime l'action par laquelle on incise, on perce, on extrait, on détruit, etc., au moyen des instrumens, des caustiques, etc., lorsque l'individu est dans un état de maladie.

OPÉRER. C'est pratiquer les opérations.

OPHTHALMIE.

§ I. Lorsque par une cause quelconque la partie rouge du sang force les vaisseaux lymphatiques qui constituent en grande partie la membrane qu'on nomme conjonctive; lorsque cette même partie du sang engorge les différentes tuniques internes du globe, on dit qu'il y a inflammation. Les anciens ont donné à ces espèces d'inflammations le nom d'ophthalmie, en grec Ο'φθαλμία, *ophtalmia* en latin.

Dans cette maladie, le globe est plus ou moins rouge, selon l'intensité de l'inflammation, et la conjonctive, membrane blanche et transparente dans l'état naturel, est l'organe qui offre cet aspect coloré. Les autres tuniques enflammées, quoique moins faciles à apercevoir, sont cependant visibles à travers la pupille, lorsque l'ophthalmie est interne. La vision, dans ce dernier cas, est fort hasardée, et les remèdes sont, la plupart du tems, sans grande efficacité. L'ophthalmie la plus fréquente, celle qui attaque la conjonctive seule, présente moins de dangers.

§ II. Les anciens ont affecté des noms différens à l'ophthalmie, selon ses degrés et selon les parties qu'elle attaque; ainsi, l'ophthalmie légère s'appelle *Taraxis, Perturbatio,* en grec Τάραξις, et *Chemosis* en grec Χήμωσις, lorsqu'elle est à son dernier période, au point de former un bourrelet charnu autour de la cornée, et de laisser apercevoir cette tunique comme au fond d'une cavité; *gangrenosa* en latin, en grec σφακιλίζυσα, si cette inflammation est disposée à devenir carcinomateuse.

Quand l'ophthalmie est accompagnée de cuissons, de démangeaisons et de sécheresse aux bords et dans l'intérieur des paupières, on la désigne par le nom de *Xérophthalmie,* en grec Ξηρόφθαλμια. La *Psorophthalmie,* du grec Ψώρα, gale, et de Ο'φθαλμος, œil, est l'espèce d'inflammation dont les paupières, ainsi que l'œil, sont tourmentés, et dans ce cas il y a un peu de gale et beaucoup de démangeaisons; enfin, la *Sclérophthalmie,* du grec Σκληρὸς, dur et Ο'φθαλμος, œil, fait éprouver aux malades de la dureté, de la difficulté dans le mouvement des organes, de la douleur, de la rougeur accompagnées de sécheresse; il n'y a point de larmoiement, mais il y a collection de chassie aux angles, et on éprouve beaucoup de difficulté à ouvrir les paupières, qui sont comme soudées.

La xérophthalmie, la psorophthalmie, et la sclérophthalmie, semblent cependant établir par préférence leur siége dans les paupières, sans que l'œil soit malade, si ce n'est à cause du voisinage des parties affectées. Ces trois maladies dépendent principalement de l'âcreté de la matière ou sanie qui découle de plusieurs petits ulcères situés aux bords des paupières, à l'extrémité des petits conduits excréteurs des glandes de *Meibomius*. Voyez à ce sujet le mot *Ulcère des paupières*.

Sans nous arrêter à ces différentes dénominations, disons que l'ophthalmie est interne ou externe, sèche ou humide, accompagnée de chassie, vague, périodique, aiguë ou chronique.

§ III. Les causes internes de l'ophthalmie sont, les maladies vénériennes, le vice scrophuleux, les affections dartreuses, les affections de gale, scorbutiques et cancéreuses; les mauvaises digestions disposent beaucoup aussi à l'ophthalmie.

Les veilles, l'exercice immodéré, les blessures, les piqûres, les coups, les mauvais alimens et les boissons spiritueuses, les saburres des premières voies, les affections hystériques, les métastases, la transpiration répercutée, les suppressions des règles, les tumeurs, les fièvres, le rhume, en sont les causes externes, et dans quelques circonstances l'air trop humide ou trop sec, de même que l'introduction des corps étrangers sous les paupières, et la réflexion subite des corps brillans sur l'œil, du soleil par exemple, etc.; le phthiriasis, ou maladie pédiculaire, est encore une des causes externes de l'ophthalmie.

§ IV. Les symptômes observés, dans et après l'ophthalmie, sont les suivans : la rougeur, les tumeurs, la douleur, quelquefois la fièvre, les céphalalgies, une constriction ou dilatation contre nature de la pupille, une grande difficulté de supporter le jour, un affaiblissement de vue, la suppuration, les abcès, un hypopion, les taches ou taies de la cornée, les pustules, les phlyctènes, les ulcérations de cette membrane et des tarses, le skirrhe du globe, le cancer de l'œil et des paupières, enfin l'albugo, l'onglet, l'union des paupières contre nature, le staphylome, les cataractes de mauvaise espèce et la goutte sereine, ainsi que le glaucome. On peut consulter chacun de ces mots en particulier.

§ V. Lorsque cette maladie commence, la rougeur est de peu de conséquence, et la vue nullement dérangée; peu de tems après la conjonctive se colore davantage dans l'un et l'autre angle, le malade se plaint alors de nuages; si le mal s'accroît, les douleurs deviennent vives, et il y a un sentiment insupportable *d'ordures* ou corps étrangers dans l'œil. La difficulté de supporter le jour est extrême, et l'exploration du globe très-pénible pour la personne chargée de cet examen, cet organe étant alors porté à se cacher sous la paupière supérieure.

Si l'inflammation a de la tendance à la suppuration, ou que le traitement mal dirigé ait disposé à cette terminaison funeste à la vision, il se fait des épanchemens de matière puriforme plus ou moins considérable, entre les lames de la cornée, et alors naissent des taches ou taies, des ulcères superficiels ou profonds, des hypopions, des onyx, des phlyctènes, des pustules, des albugos, et autres symptômes relatés plus haut. L'ophthalmie a lieu rarement sans chassie, remarquable principalement dans les angles; c'est ce que les latins nomment *Lemositas*.

Il survient dans cette maladie un larmoiement plus ou moins abondant, quelquefois aussi les larmes manquent, c'est ce qui donne lieu à cette distinction d'ophthalmie sèche ou humide.

§ VI. L'ophthalmie accompagnée de larmes est, en général, moins dangereuse que celle où il n'y en a point; cette dernière se termine souvent par un abcès ou hypopion ; elle se propage jusqu'aux membranes internes ; l'iris alors paraît rougeàtre, et la faculté de supporter les rayons lumineux est presque impossible ; les douleurs en ce cas sont violentes, la pupille se meut difficilement, et est dilatée ou extrêmement rétrécie ; les secours les plus prompts et les mieux indiqués ont de la peine à prévenir la perte d'une partie de la vue, et à empêcher des accidens encore plus fàcheux, tels que de mauvaises cataractes, des gouttes sereines, un hypopion, un leucome ou albugo, la fonte du globe, ou son extension extrême, qui amène dans la suite le skirrhe et le cancer, toutes maladies dont le moindre inconvénient est la cécité.

Les pustules et les phlyctènes sont ordinairement de peu de durée, et donnent rarement des craintes, à moins que des applications nuisibles ne les fassent dégénérer.

Le chemosis, dans lequel la cornée paraît comme dans un enfoncement, a presque toujours une issue funeste. Rien ne peut dissiper le bourrelet formé de vaisseaux variqueux, si ce n'est l'excision de cette masse charnue. Cette section peut empêcher quelquefois le skirrhe et le cancer, mais difficilement, la destruction du globe après les plus cruelles douleurs ; la conjonctive, qui est le siége des vaisseaux variqueux, sort quelquefois au-delà des paupières, de plusieurs pouces.

Le pronostic que l'on peut porter du skirrhe et du cancer, ne peut être favorable sous aucun rapport. On n'aura rien à redouter de la rougeur subite et survenue sans cause apparente ni douleur. On ne peut qu'improprement nommer cet accident une ophthalmie. Cette rougeur, qui porte le nom d'ecchymose, est formée par la rupture de quelque vaisseau sanguin de la conjonctive, dont le sang s'épanche dessous cette membrane. Cette ecchymose se dissipe communément d'elle-même dans l'espace de quelques jours (Voyez le mot *Ecchymose* pour le traitement, si l'on juge qu'il soit prudent d'en faire un). L'ecchymose ne donne lieu à aucune douleur.

L'ophthalmie, comme les autres inflammations, peut se terminer, par la résolution, la suppuration ou la gangrène; mais il n'y a qu'une seule terminaison favorable à la vision, c'est la résolution; toutes les autres sont fatales, et on doit, autant qu'il est possible, s'en garantir, parce qu'elles produisent, ou la destruction entière de l'organe après des douleurs plus ou moins vives, ou au moins une abolition considérable de la vue, par les taches de la cornée, qui subsistent si la guérison a lieu.

Cette maladie est une de celles à laquelle beaucoup de personnes du monde, et même des praticiens, donnent peu d'attention; mais je ne puis partager cette négligence, persuadé comme je le suis, que très-souvent elle est le principe de beaucoup d'affections fort différentes, telles que celles que je viens de détailler. On aurait garanti les malades de la cécité, si on les eût prémunis contre leur propre sécurité, et si on eût mis soi-même plus de circonspection. L'ophthalmie est la plus fréquente des maladies d'yeux, et se dissipe souvent spontanément, quelquefois même en ayant recours à des remèdes nuisibles. Mais combien de fois ne voit-on pas survenir des accidens graves, suites de cette insouciance de la part du malade ou de ceux qui les traitent.

On peut, en général, pronostiquer que le résultat de l'ophthalmie après sa cessation, sera funeste dans la suite, si pendant sa durée la pupille reste terne, ainsi que l'humeur aqueuse; si cette ouverture n'exerce ses mouvemens qu'avec difficulté, et que l'intérieur du globe présente à travers elle des parties rougeâtres ; des symptômes exposés, naissent un hypopion et un staphylome, si l'hypopion s'ouvre spontanément ; une goutte sereine ou un glaucome ; une espèce de cataracte incurable ; enfin des taies, des taches et des albugos, quelquefois une pupille irrégulière et très-resserrée.

§ VII. La saignée est sans contredit un des meilleurs remèdes qu'on puisse employer dans les inflammations d'yeux ; on peut et on doit la mettre en usage, même chez les enfans, à moins qu'ils ne soient à la mammelle ; souvent les stagnations de cette lymphe épaissie et arrêtée entre les lames de la cornée, qui forment ces taches plus ou moins larges, au moyen desquelles les rayons de lumière sont en partie interceptés, cette lymphe en est diminuée et réduite à très-peu de volume.

Les saignées sont cependant plus efficaces dans les ophthalmies sèches, que dans celles qui sont humides. elles conviennent peu dans les ophthalmies scrophuleuses, on les calcule sur l'âge et les forces de l'individu.

Ces évacuations sanguines se pratiquent à une des veines jugulaires, et dans des cas pressans, à une des artères temporales. On ouvre souvent les veines du pied et du bras avec la lancette, même la veine angulaire, qui à la vérité fournit peu de sang.

On tire du sang, localement, avec les sang - sues, qu'on applique aux tempes, en cherchant le voisinage de l'artère temporale, aux paupières inférieures, très-près des tarses, quelquefois encore aux parties de la conjonctive qui recouvre la sclérotique, mais plus rarement. Ces sang-sues, dans des symptômes graves, sont introduites dans les narines profondément, mais avec précaution.

Tout le monde sait que ces espèces de vers sont encore placés avec succès à l'anus, à la vulve, dans certains cas.

Les saignées locales que les anciens pratiquaient avec des assemblages d'épis de seigle, en forme de brosse , étaient plus dangereuses que salutaires. La conjonctive sur laquelle cette brosse était passée plusieurs fois de suite, était déchirée par les particules acérées de ces épis, qui pouvaient quelquefois rester fixées dans cette membrane, et l'irriter dans la suite, si elles avaient échappé à l'œil de l'observateur.

L'instrument de *Woolhouse*, et auquel il donnait le nom de *Xyster* (Voyez ce mot, voyez aussi une thèse de *Mauchart*, De ophthalmoxys. Tubing.), lui servait aussi pour tirer du sang localement.

Quelques auteurs ont recommandé de saigner immédiatement à l'œil, en scarifiant la conjonctive, et en emportant aussi les vaisseaux variqueux dont cette tunique est souvent affectée, même en coupant des portions considérables de cette membrane boursoufflée, comme on en voit dans le chemoisis, et cette méthode a souvent été suivie de succès.

Après les saignées, ou au même moment, dans des cas pressans, on a recours aux ventouses sèches ou scarifiées. Ces ventouses se placent communément à la nuque et font constamment du bien, mais les malades ont de la peine à consentir à leur application. Voyez le mot *Ventouses*.

Le séton tient le premier rang parmi les moyens les plus efficaces après les saignées et les ventouses : on le passe à la nuque dans une direction oblique. Il tient un peu de la saignée, ainsi que les ventouses. Voyez le mot *Séton*.

Après le séton viennent les vésicatoires fixés aux mêmes endroits, aux bras, même aux jambes, encore derrière les oreilles ; ces vésicatoires, sont, comme on sait, composés avec les cantharides ou avec l'onguent de garou. Les cantharides sont plus actives que le garou, mais rendent les urines ardentes, enflamment quelquefois la vessie et excitent souvent à la longue un priapisme désagréable. Tout le monde sait que ces symptômes sont dus à l'introduction du sel âcre des cantharides dans le sang, qui alors circule avec lui. Beaucoup de malades même éprouvent des engorgemens dans les glandes du col ; au reste tous ces accidens peuvent être corrigés par quelques cuillerées d'une dissolution bien chargée de gomme arabique, qu'on fait boire aux malades pendant quelques jours ; l'onguent de garou ne présente aucuns de ces inconvéniens, et réussit assez bien. On emploie de la même manière l'écorce ou le bois du tymœlea ou garou.

Lorsque le séton et les vésicatoires n'ont point rempli les indications, on a recours au moxa que l'on brûle sur la nuque, et qui, dans la suite, produit une suppuration louable. Je préfère l'application du moxa à la nuque, à celle que l'on fait sur une des tempes, ayant vu peu de bons effets de cette dernière méthode, qui laisse d'ailleurs à ces parties des traces désagréables, et ineffacables.

Le cautère, lorsque l'ophthalmie donne le tems de le mettre en usage, est encore préférable, sur-tout parce qu'on peut le conserver plus long - tems, et que dans tous les cas il confirme la guérison et peut prévenir le retour de la maladie.

On ne doit point négliger les remèdes généraux, en même tems que l'on prescrit ceux dont je viens de faire mention : en conséquence on recommande les bains de pieds, et rarement les demi-bains ; mais on éloigne le plus souvent les bains entiers.

A la sortie de ces bains on prescrit aux malades l'usage des boissons rafraîchissantes et tempérantes, telles que le petit lait avec la crême de tartre, l'orangeade, la limonade ou les tisanes nitrées.

On joint à ces boissons des lavemens simples, des lavemens émolliens, qu'on rend laxatifs de loin en loin.

La diète la plus sévère est de toute rigueur. Les alimens seront simples et de facile digestion, on en fera un choix raisonné. L'exercice modéré dans un air sec, pur et frais, sera utile, mais dans des lieux ombragés. On évitera les veilles. Les yeux, sans être jamais couverts par des compresses, ni bandages, seront cependant garantis de la vive lumière, par un garde-vue quelconque, mais par préférence de couleur noire. On mettra tous ses soins à corriger les mauvaises digestions.

Les purgatifs et autres évacuans, sont rarement employés dans le commencement de l'ophthalmie, mais on les place avantageusement vers la fin de la guérison, et peut-être encore mieux après la terminaison complète, pour prévenir les retours de la maladie. J'ai observé très-souvent que pour les avoir prodigués trop tôt, on avait rappelé l'ophthalmie presque dissipée. Il y a quelquefois des circonstances où l'on est obligé de s'écarter de cette règle, aussi n'ai-je posé que des principes généraux : par exemple, si l'on s'assure de la présence des saburres dans les premières voies, on a lieu d'espérer de couper cours à l'ophthalmie en donnant au malade un émétique, mais je le répète, on ne doit point prendre le change. Il est souvent arrivé qu'un émé-

tique administré mal-à-propos, a produit un hypopion
sur le champ dans des ophthalmies commençantes et
très-simples, les secousses trop violentes ayant déterminé le sang à se porter avec violence vers les parties
supérieures.

Les sternutatoires font quelquefois le plus grand bien
en dégageant le cerveau, et l'on aurait tort de les mépriser comme des remèdes trop connus et trop ordinaires.

§ VIII. Les moyens curatifs que je viens d'indiquer,
pourront être insuffisans si l'ophthalmie reconnaît pour
cause un vice vénérien, scorbutique, dartreux, une affection de gale, cancéreuse ou scrophuleuse. On jugera
facilement qu'il faudra leur associer les médicamens appropriés à chacune de ces maladies. Comme un ouvrage
tel que celui-ci ne permettrait point d'entrer dans le
détail du traitement particulier à toutes ces affections,
je me contenterai seulement de parler des remèdes auxquels il faut attacher de l'importance lorsque l'inflammation dépend des scrophules, parce qu'elles se présentent le plus fréquemment dans la pratique, que la
cure en est plus difficile, et que ce sont des enfans, ou
des individus très-jeunes, qui en sont le plus souvent
attaqués. Je ferai également mention du traitement qu'il
convient d'appliquer à quelques autres espèces d'ophthalmies particulières, en raison des difficultés éprouvées pour les combattre avec avantage.

L'ophthalmie scrophuleuse se reconnaît aux signes
suivans : la rougeur n'est point très-vive, la cornée est
parsemée d'engorgemens lymphatiques ou taches, le
nez est presque toujours engoué par une humeur épaisse ;
les lèvres sont tuméfiées et couvertes de croutes dures,
ainsi que l'intérieur des narines ; plusieurs des glandes

du col sont gonflées et très-dures; la sensibilité au grand
jour, n'est pas fort remarquable; l'inflammation au reste
existe depuis quelque tems, et paraît s'affaiblir par intervalle, pour se reproduire ensuite avec plus de vivacité.

Le remède qui réussit le mieux dans cette espèce
d'ophthalmie, doit être administré sous forme de pilules. Ainsi l'æthiops antimonié, le sel ammoniac, la racine d'arum, seront incorporés dans suffisante quantité de mucilage de gomme arabique, et donnés à dose
proportionnée aux forces et à l'âge des malades, cette
dose sera augmentée graduellement, en se souvenant
qu'il convient de les purger à des intervalles calculés,
et de choisir ces purgatifs dans la classe des mercuriaux :
les remèdes généraux ne seront point exclus pour cela,
ils seront des auxiliaires puissans.

Le docteur *William Butter* assure, dans un traité
sur l'artériotomie, avoir obtenu des succès complets de
la section de l'artère temporale, dans des ophthalmies
scrophuleuses qui avaient résisté aux saignées, aux
purgatifs, à l'usage des fondans, des bains et autres
remèdes consacrés dans cette espèce d'inflammation rebelle (Voyez à ce sujet le traité publié, et qui porte le
titre suivant : « *An improved method of opening the*
« *temporal artery also a new proposal for extracting*
« *cataract, etc.* in-8°. *London*, 1783 »).

Cette expérience, que j'ai répétée plusieurs fois dans
des cas difficiles, et de cette espèce, m'a souvent réussi,
et je crois que beaucoup de praticiens (s'ils n'étaient
trop timides) obtiendraient le même résultat.

M. *Clare*, chirurgien anglais, a proposé dans un
traité sur les maladies vénériennes, d'employer le *Calomélas* par la méthode des frictions légères à l'intérieur

des joues et sur la surface des gencives, au moyen du
doigt imprégné de salive, qu'on saupoudre, chaque fois
avec un grain de cette préparation mercurielle. En portant le calomélas par la voie des vaisseaux absorbans
de l'intérieur de la bouche, jusque dans la masse du
sang, il espère détruire telle espèce d'ophthalmie scrophuleuse que ce soit. Il cite même plusieurs observations qui prouvent la bonté du remède (Consultez sa
nouvelle méthode de guérir les maladies vénériennes, etc.
1785, pag. 80).

Sans contester la bonté de cette méthode, je persis-
terai à conseiller de donner la préférence à l'æthiops
antimonié. Sa préparation est plus aisée, et son usage
plus certain.

La sclérophthalmie, la psorophthalmie, la xérophthalmie, exigent peu ou point de saignées, mais les
autres remèdes indiqués dans le traitement en général,
auxquels on joint un régime antiphlogistique, sont très-
indiqués pour terminer ces espèces d'ophthalmies, qui,
comme je l'ai déjà dit, attaquent plus les paupières que
le corps de l'œil lui-même, à moins que la contagion
ne se propage jusqu'à lui (Voyez, pour plus de détail,
le mot *Inflammation des paupières*).

Lorsque l'ophthalmie est interne, l'iris, la choroïde,
la rétine et les capsules des corps tranparens sont altérées ; dans cette maladie les douleurs sont véhémentes,
et la difficulté de supporter le jour est plus grande que
dans aucune autre affection de ce genre.

La conjonctive est très-peu rouge , la cornée n'est
même aucunement attaquée ; mais à travers cette dernière tunique et l'humeur aqueuse , on voit l'iris qui a
une teinte légèrement rouge , et fort différente de sa

couleur naturelle ; quelquefois on découvre des filets rouges à travers la pupille , qui paraissent profonds et semblent exister dans la rétine. Les traces de l'inflammation de la choroïde sont plus difficiles à juger , et on ne peut avoir que des présomptions à cet égard. Il paraît encore des taches à travers la pupille ; ces taches ont leur siége , ou dans la capsule crystalline , ou dans le corps lenticulaire lui-même : ces opacités sont encore les avant-coureurs d'un hypopion.

Dans cette espèce d'ophthalmie les céphalalgies sont violentes, très-aiguës et continuelles , ainsi que les mouvemens fébriles. Le délire se joint encore à ces symptômes , et dans la suite la pupille se resserre ou se ferme entièrement. Il se forme des espèces de cataractes peu susceptibles de guérison , des hypopions encore moins aisés à guérir , et qui déterminent l'atrophie du globe. Chez quelques malades ces derniers symptômes surviennent sans aucun mouvement de douleur.

Les remèdes indiqués dans l'ophthalmie simple doivent être employés avec encore plus d'activité dans cette maladie aiguë. On insistera sur-tout sur les saignées répétées à la jugulaire , sur la section de l'artère temporale, sur l'application d'un séton à la nuque, sur les bains de pieds et les lavemens évacuans. On prescrira les tisanes nitrées , les boissons acidules. Si l'action du séton ne paraissait point suffisante , on emploierait les ventouses scarifiées , auxquelles succéderait , dans des cas urgens, l'usage du moxa ordinaire.

Les lotions ordinaires s'exerceront avec des infusions résolutives, sans employer pour cet office les compresses ni les bandages. Je recommanderai de bannir les émolliens , sur-tout les cataplasmes ; j'engagerai toujours à laisser les yeux parfaitement libres, mais à les garantir du grand jour par un garde-vue, et à tenir les appartemens très-obscurs. Dans aucune espèce d'ophthalmie l'air ne peut nuire; mais la vive lumière blesse beaucoup. La diète la plus sévère est encore plus de rigueur que dans toute autre inflammation d'yeux.

Les malades éprouvent encore une autre espèce d'ophthalmie aiguë, différente de celle dont je viens de faire mention, qui paraît avoir principalement son siége dans la conjonctive, et dont les suites sont néanmoins aussi dangereuses que la précédente, sur-tout pour la vision. Après des douleurs très-vives la conjonctive se tuméfie tellement, qu'elle déborde de beaucoup la cornée, et forme une espèce de fosse, au fond de laquelle, (comme je l'ai déjà fait observer), on découvre cette dernière membrane.

Le bourrelet que forme la conjonctive offre un lacis de vaisseaux variqueux qui représente une masse charnue très-épaisse, qui se renverse sur la paupière inférieure sur-tout. L'insomnie, la fièvre, et les battemens des artères du front et de l'œil, sont insupportables; les malades éprouvent des déchiremens à l'occiput, au vertex, aux dents, et presque dans toutes les parties de la tête.

Cette espèce d'ophthalmie, qui porte le nom de chemosis, se termine ordinairement par un abcès connu sous la dénomination d'hypopion, qui amène peu après la destruction presque totale de l'œil.

Je ne répéterai point ici ce que j'ai déjà dit sur les saignées, les évacuans de toute espèce, sur les sétons, vésicatoires, etc. et les autres remèdes antiphlogistiques : il est aisé de se persuader qu'on ne peut trop tôt y recourir. Et s'ils sont insuffisans pour arrêter la suppuration , on ne tardera point à ouvrir la cornée pour évacuer la matière puriforme. (Voyez à ce sujet le mot *Hypopyon.*) On fera en même tems l'excision du bourrelet charnu et presque cartilagineux produit par le boursoufflement de la conjonctive , comme le seul moyen (si l'on ne rend point la vue) d'empêcher au moins la continuation des douleurs , et sur-tout l'atrophie du globe. Les ciseaux courbes anglais dont j'ai fait la description à l'article *Ciseaux* , sont très-propres à cette opération. L'application des sang-sues sur les mêmes parties gonflées , dans la vue de les dissiper, comme quelques praticiens le prétendent, ne me paraît point remplir ce but ; car le lendemain de cette saignée locale , le bourrelet est plus tuméfié que la veille, et le dégorgement n'est que momentané.

Les applications locales ne conviennent point, pour l'ordinaire dans cette inflammation , et si l'on y a recours , on les choisira parmi les résolutifs les plus simples , sans pour cela couvrir les organes.

L'ophthalmie est communément très-difficile à guérir lorsqu'elle attaque les enfans. Souvent après avoir été dissipée avec efficacité , il n'est point rare de voir recommencer les mêmes accidens. Les moyens curatifs ne sont d'ailleurs point aisés à administrer , à cause de l'indocilité de ces sortes de malades.

Lorsque l'ophthalmie , par suite de la mauvaise disposition des humeurs , aussi par des applications locales et nuisibles , dégénère en cancer, la cornée, ainsi que le globe en entier , acquièrent plus de volume. Cette membrane, ainsi que la sclérotique , sont couvertes de vaisseaux variqueux. La première devient entièrement

opaque ; les douleurs sont atroces , les insomnies continuelles , et souvent accompagnées de fièvre et de délire.

Cette maladie affreuse, tant par la perte de vue qui
en est la suite , que par les douleurs intolérables dont
on est perpétuellement accablé , ne se termine pour
l'ordinaire qu'avec la vie (Voy. le mot *Cancer de l'œil*).

On doit éviter la clôture de l'œil par aucun bandage
ni compresse, et éloigner toute application quelconque,
sur-tout de substances actives. On peut tout au plus se
permettre des lotions avec des infusions résolutives.

La seule ressource qui reste au malade , c'est l'extirpation de partie ou de la totalité du globe , s'il en est
encore tems. En conséquence il convient de prendre ce
parti de bonne heure , et de ne point temporiser jusqu'à
ce que cette opération ne présente plus que des dangers
pour l'existence. Voyez à ce sujet le mot *Extirpation*.

Je ne parlerai point de l'ophthalmie humide ou sèche,
et accompagnée de chassie , parce que ces petits symptômes n'apportent que peu de changement dans le traitement ci-dessus indiqué. Consultez d'ailleurs les mots
Larmoiement , Chassie.

Je terminerai ce que j'ai à dire sur l'ophthalmie , en
recommandant de rétablir la transpiration si elle a été
supprimée , le cours des règles et des hémorroïdes si
elles ont été interrompues , d'éloigner la présence des
corps étrangers dans l'œil ; de défendre aux malades
l'habitation ordinaire dans des lieux humides ; d'exposer inconsidérément les yeux au contact d'un soleil ardent ; enfin il conviendra de se défaire de ces petits insectes qui se logent entre les cils et les sourcils , comme
cela a lieu dans le phthiriasis. Sans répéter ici ce que

j'ai dit ailleurs à ce sujet, je me contenterai de renvoyer aux articles suivans. Consultez les mots, *Précautions pour conserver la vue ; Blessures de l'œil , des paupières ; Corps étrangers , Phthiriasis , Phlyctènes, Pustules , Ulcères , Tumeurs , Orgeolet.*

§ IX. Dans les ophthalmies on doit être en général très-circonspect sur le choix des médicamens employés à l'extérieur et sous forme de collyres. Ils seront très-simples, mais appropriés à l'espèce d'ophthalmie qu'on a à combattre.

Les émolliens sont fréquemment plus nuisibles qu'utiles.

Les collyres les plus convenables à tous les genres d'ophthalmies, sont ceux composés de substances toniques, qu'on laisse infuser quelque tems dans l'eau bouillante : telles sont les fleurs de sureau , les roses de Provins , les valérianes , le fenouil, le safran , l'euphraise, la camomille, la sauge , etc. qu'on prend dans le règne végétal.

La méthode en usage pour ces infusions simples, de même que pour ceux qui tiennent en dissolution des corps tirés du règne minéral , consiste à laisser l'œil entr'ouvert dans une baignoire de verre ou autre substance pleine du collyre , en observant de baisser la tête pendant cette immersion , et de la relever après le tems déterminé , de façon à ne rien laisser pénétrer à l'intérieur des paupières après cette petite opération. Ces mêmes remèdes oculaires ne sont point aussi salutaires mis en action avec le secours des compresses, des bandages, etc. qui alors couvrent les yeux quelque tems ; ce qu'on doit soigneusement éviter , l'air étant constamment utile , mais la lumière toujours dangereuse.

Les corps gras quelconques sont presque toujours dangereux, plus encore que les émolliens, qui participent de leur manière d'agir. On doit éviter leur application sur les yeux affectés d'ophthalmies. Il y a cependant quelques exceptions, par exemple dans les ulcères transparens de la cornée, pendant et après l'ophthalmie, lorsque la conjonctive est parsemée d'un lacis de vaisseaux variqueux, que les paupières sont attaquées de petits ulcères à leurs bords, et paraissent rouges ; je recommande avec succès l'introduction d'un peu de pommade, dans laquelle on incorpore un peu de cinnabre artificiel porphirisé. Voyez à ce sujet les mots *Ulcère de l'œil*, *Ulcère des paupières*.

Cette pommade réussit également, lorsque la conjonctive est affectée de pustules et de phlyctènes, souvent même dans ces circonstances elle guérit seule, au défaut des autres remèdes prodigués sans succès.

A l'exception de ces cas, les corps gras seront exclus, comme capables de favoriser et même de déterminer la suppuration, toujours redoutable, à moins qu'on n'ait l'intention de provoquer l'atrophie du globe.

Les collyres dessicatifs et légèrement caustiques, sont quelquefois nuisibles, et doivent être administrés avec prudence. Les substances qui les composent sont les différens vitriols, la tuthie, l'alun, l'aloës, le vert-de-gris, l'eau de chaux, le safran des métaux, l'extrait de Saturne et autres de cette nature ; mais on peut dire que le plus usité de tous est le vitriol de zinc. Il entre dans la composition de presque tous les collyres, sur-tout de ceux conseillés par les *médecins de société*.

Ces sortes de collyres dessicatifs servent pour déterger, vers la fin de la cure de l'ophthalmie.

Les cataplasmes, de quelque nature qu'ils soient, doivent être bannis dans le traitement des maladies d'yeux ; ils fatiguent par leur poids, ils s'aigrissent par leur séjour, irritent les parties, les privent de l'air si utile, et enfin provoquent la suppuration et l'atrophie de l'œil. Voyez le mot *Cataplasme.*

Quelques praticiens conseillent des remèdes bisarres et sales, tels que des lotions oculaires avec l'urine, des applications de bouse de vache, etc.

D'autres font porter au col un morceau de karabé, respirer des sucs irritans, bons dans d'autres circonstances, mais lorsqu'ils sont aidés par des moyens plus énergiques.

Lorsque l'ophthalmie est terminée, il subsiste quelquefois des taches ou taies entre les lames de la cornée ; ces opacités sont, le plus souvent, dues au traitement mal dirigé ; cependant, celui qui est le plus méthodique ne peut toujours les prévenir. Quand elles ont lieu, il convient par prudence de laisser à la nature et au tems le soin de les diminuer ; le frottement continuel des paupières y contribue beaucoup, ainsi que l'exsudation de l'humeur aqueuse à travers les pores de la cornée, comme cela a lieu dans l'état de santé.

On peut cependant se permettre des bains oculaires avec l'eau de *mer.* Tout autre topique ou poudre soufflée sur l'œil me semble dangereux ; j'en dis de même de toute opération qui tendrait à les effacer. Quelques personnes cependant ne rougissent point de les proposer et de les pratiquer, quoiqu'elles sachent qu'elles pourront être nuisibles. Voyez les mots *Taches, Taies.*

Ce qui est essentiel, c'est de bien purger le malade

après la disparition de tous les symptômes inflammatoires, pour couper court à toute récidive.

On ne doit point oublier enfin de prescrire un choix
raisonné des alimens et boissons dont on fera usage, de
recommander un exercice modéré dans un air pur et
dégagé de toute humidité, en un mot d'observer tout ce
que j'ai conseillé à ce sujet dans le chapitre précédent.

§ X. Je terminerai l'article ophthalmie par quelques
réflexions sur l'inflammation dont les troupes françaises
et anglaises ont été les victimes, lors de leur séjour en
Egypte. Cette ophthalmie ne diffère point, à mon avis,
essentiellement de celle dont on est affecté en Europe,
au moins quant au traitement, vraiment salutaire. Très-
souvent cette maladie se termine de la même manière
dans nos contrées, et laisse la cornée empâtée et telle
qu'on la voit dans la maladie qu'on nomme leucome ou
albugo, si le globe a résisté à la suppuration et ne s'est
point atrophié.

Il résulte de ce que je viens de dire, que l'ophthalmie d'Egypte est la même que celle d'Europe, que la
cause qui la produit la rend plus dangereuse dans un
pays que dans l'autre, mais que les moyens doivent être
semblables; que la différence seule consiste à mettre en
pratique beaucoup plutôt ceux desquels on peut attendre
le plus de bien, parce que la violence des symptômes ne
permet point de temporiser, si on ne veut s'exposer à
les voir employer sans succès. J'ai plus d'une fois observé ce fait, et j'ai pu avec raison accuser autant l'obs-
tination des personnes chargées de la santé des malades,
que la timidité de ces derniers, qui se refusaient à l'incision de la cornée, qui seule pouvait arrêter les progrès
de l'hypopion, et par suite le leucome ou albugo, ou ce

que le vulgaire appelle *Dragon.* Cette incision ne se pratique point différemment que celle qu'on fait dans l'opération de la cataracte simple. Voyez l'article *Cataracte.*

Je crois que cette opération faite en tems utile, éviterait sans doute aux malades, en Egypte aussi bien que dans nos contrées, ces albugos plus ou moins larges qui interceptent plus ou moins la vue; mais cette opération devra être faite beaucoup plutôt dans ces contrées embràsées que dans nos climats tempérés, sur-tout à la moindre apparence de trouble dans la cornée et la pupille.

Les malades restés dans un état d'aveuglement par suite de cette opacité de la cornée, pourront en définitif, si cette tunique a conservé encore un peu de transparence vers l'angle externe, et que l'œil de l'observateur puisse encore apercevoir une portion de l'iris, concevoir une faible espérance, et tenter le sort d'une opération proposée par M. *Demours* mon collègue. On pourra alors ouvrir une nouvelle pupille, comme je le prescris à l'article *Cataracte,* et comme je l'ai conseillé il y a plus de vingt ans dans un Traité particulier que j'ai publié sur cette maladie, ou bien on aura recours à la méthode de M. Demours, qui ne diffère point essentiellement je pense de la mienne. Voyez le mot *Pupille artificielle.*

OPHTHALMIE humide. Voyez le mot *Ophthalmie.*

OPHTHALMIE scrophuleuse. Consultez à ce sujet le mot *Ophthalmie.*

OPHTHALMIE sèche. Voyez le mot *Ophthalmie.*

OPHTHALMIE vénérienne. Voyez le mot *Ophthalmie.*

OPHTHALMIE aigue. Voyez le mot *Ophthalmie.*

OUVRAGES A CONSULTER.

Ambroise Paré, (OEuvres d') in-folio.
Plempii, Ophthalmograp., in-folio; Lovanii, 1659.
Fab. ab Aquapend. Oper. chirurg. Venetiis, in-folio 1619.
Guillemeau, Malad. d'yeux, etc. Paris 1585, in-12.
Boërhav. De morb. oculor. in-12. Paris, 1748.
Wan-Swieten. Commentar. in *Herman. Boërhav.* aphorism. Paris; in-4°. 1769, tom. 1.
Rowley, A treat. on the princip. diseases of the **eyes.**
Ramazzin. De morb. artific., cap. 13, in-12.
Wenceslai. Trnka et histor. ophthalm. Vindobon., in-12, 1783.
Lange. Dissertat. de ophthalmiâ.
Mauchart, Dissertat. Tubing. *Reuss.* etc.
Deshayes-Gendron, Malad. des yeux. in-12.
Guérin, Malad. des yeux, in-12.
Bell's, System. of Surgery, etc. Edimb. in-8°. 1785.
Warner, Cases in Surgery, etc., London, in-8°. 1784.
Antoine Maitre-Jean, Maladies des yeux, in-12. Paris 1740.
Platner. Instit. chirurg. de ophthalmiâ cum notis à Kraus. Lipsiæ. 1783.
Cullen, Instit. de médecine pratique, Paris, in-8°. 1785, article de l'ophthalmie.
Alexand. Camerarii, Dissertat. de ophthalm. vener. Tubing., 1747.
Jacob Ware, Remarks on the ophthalm. anat. purulent eye, etc. London, 1780.
Georg. Fried. Sigwart. Dissertat. de ophthal. Halæ; 1742.

Jul. Frieder. Breyer. Dissertat. de ophth. Tub. 1747.

Clare, Nouvelle méthode de guérir les maladies vénériennes, etc. Londres, in-8°. 1780.

William Butter, An improved. method of opening
the temporal artery, etc. London, 1783.

Anthelme Richerand, Chirurgien en chef de l'hôpital Saint-Louis, Nosographie chirurgicale, in-8°. 1805.
Paris, pag. 296.

OPHTHALMIQUES (médicamens). Voyez le mot
Collyre.

OPHTHALMOGRAPHIE, *Ophthalmographia.* On
donne ce nom à cette partie de l'anatomie qui s'occupe
de la description de chacune des parties dont l'œil est
composé.

OPHTHALMOLOGIE. C'est le nom qu'on a donné
à la partie de l'anatomie qui donne une description de
l'œil, qui traite des usages des parties de cet organe,
de ses maladies, de la guérison de ces dernières.

OPHTHALMOPTOSIS ou CHUTE DE L'OEIL. Voyez
ce dernier mot.

OPHTHALMOSCOPIE. On appelle ainsi l'inspection
ou l'examen que l'on fait des yeux d'une personne,
pour connaître de quelle espèce de maladie elle est affectée, et quels sont les organes malades.

OPHTHALMOSTAT, *Ophthalmostatus.*

§ I. Les ophthalmostats sont des instrumens construits
de différentes façons et de diverses substances, au moyen
desquels on espère fixer les paupières et le globe de l'œil
lui-même, lorsqu'on a dessein de pratiquer telle opération, que ce soit sur l'un ou l'autre de ces organes.
Cet instrument a été anciennement connu sous le nom
de *Speculum oculi,* et lorsqu'on en appliquait l'usage

à la bouche , à l'anus , *Speculum oris , ani ,* etc.

Parmi ces instrumens , les uns embrassent l'œil en totalité , sont mousses, et doivent , dit-on le fixer , en opérant une compression capable d'arrêter ses mouvemens : les autres sont aigus et tranchans, ne touchent le globe que dans un seul point, celui dans lequel ils sont implantés. Ces derniers sont irritans et ne laissent pas aussi que de comprimer et d'exciter des douleurs et des inflammations, en piquant et en déchirant nécessairement la partie de la conjonctive où on les applique, puisque cette membrane recouvre la cornée ainsi que la plus grande partie de la sclérotique.

§ II. L'instrument dont on peut voir la figure dans l'*Armamentarium chirurg. de Scultet ,* dans le traité des maladies chirurg. de *Jean - Louis Petit ,* tom. 1, planche 17, fig. 2, in-12, et dans le Traité d'instrument de chirurg. de *Garengeot ,* tom. 1, in-12, pag. 362, 363, est une tige de fer dont l'extrémité est bifurquée, et représente deux espèces d'arcs inégaux et terminés par un petit mammelon , au milieu desquels est placé le globe qui doit être soumis à l'opération. Ces deux arcs embrassent l'organe, soulèvent les paupières et représentent assez les contours et la forme de l'œil. En appuyant sur le globe, en le forçant à se loger dans l'espace qu'on voit entre les deux arcs, on prétendait le fixer. On laisse cependant vers un des angles de l'arc une ouverture ou interruption, pour avoir la liberté de passer l'instrument nécessaire pour pratiquer les opérations. Les deux arcs tiennent à une tige qui peut être regardée comme étant le manche du *Speculum.*

Cet ophthalmostat est quelquefois garni de linge ou de toute autre matière molle qui revêt les deux arcs ,

afin qu'en exerçant la compression nécessaire, l'œil, ni
les paupières ne soient aucunement lésés, ni froissés.
Voyez les Institut. chirurg. d'*Heister*, in-4°. pag. 580 ,
tab. XVII, Amstelodam. fig. 15, tom. 1.

L'ophthalmostat de *Jean-Louis Petit*, fig. 1, planc. 17,
de son traité des maladies chirurgicales , et que l'on peut
voir dans l'ouvrage de *Bell*, chirurgien anglais, qui a
pour titre, *System* of Surgery, etc. , pag. 321, planche
31, fig. 4, in-8°. , est construit de façon à ce que les
deux arcs puissent s'éloigner l'un de l'autre, et se rapprocher au moyen d'une virole. On conçoit aisément
qu'il est presque semblable à celui qui vient d'être indiqué, excepté que les deux branches peuvent s'éloigner
l'une de l'autre à volonté, par l'élasticité dont elles jouissent, élasticité que la virole réprime, selon le desir de
la personne qui l'emploie.

Le spéculum dont *Heister* a donné une figure dans
ses Institut. chirurg. in-4°. tom. 1 , tab. XVII, fig. 16,
est encore plus commode que celui de *Jean-Louis Petit*,
quoique dans le même genre; parce qu'un des arcs qui
doit appuyer contre la paupière supérieure , s'éloigne à
volonté de l'autre, au moyen d'un bouton qui pousse
la tige au bout de laquelle est adapté cet arc. Il est aisé
d'entendre que cette tige mobile glisse dans une coulisse faite pour la recevoir, laquelle coulisse est pratiquée dans l'autre branche, au bout de laquelle est placé
l'arc inférieur, qui est immobile. Ce spéculum, au reste
est semblable à celui de *Jean-Louis Petit*, mais plus
parfait. Voyez à ce sujet le Traité des instrum. de chir.
par *Garengeot*, pag. 363, fig. 2 , et l'Art du coutellier
par *Perret*, pag. 367, in-folio, 119, fig. 1, 2 , seconde
partie, section I. Voy. aussi la *fig. XXXV, pl. XV*.

Le Cat en a inventé un qui n'est encore qu'une variation de ceux-ci, qui en diffère très-peu. Je me contenterai d'ajouter que cet instrument, auquel cet auteur a
le premier donné le nom d'*Ophthalmostat*, est formé
d'une tige ronde simple, coudée, et représente un demi-
cercle, qui placé dans l'œil entre celui-ci et la paupière,
la soulève en fixant le globe. Cet instrument est formé
d'une seule pièce ronde, bien polie, et dont le demi-
cercle est terminé par un bout olivaire; le reste ressemble au manche d'une cuiller à café. Il en faut un
pour chaque œil. Voyez à ce sujet l'art du coutellier par
Perret, in-folio, section 1, seconde partie, pag. 368,
planche 119, fig. 5, 6. Voyez aussi la *fig. XXXVII,
pl. XVI.*

Le spéculum de *Bell, System of Surgery*, etc. in-8°.
pag. 244, planche 3o, fig. 1, 2, 3, 4, est un cercle fixé
à une tige et ajusté à un manche. Ce cercle est d'acier
bien poli, du volume et de la forme de l'œil à opérer;
dans le diamètre supérieur du cercle se trouve une espèce de gouttière ou rebord, pour loger le tarse et soutenir la paupière supérieure. Ce spéculum, au reste,
agit de la même manière que ceux que je viens d'indiquer, et doit, par conséquent partager les mêmes reproches. Voyez la *fig. XLVII, pl. XVII.*

Les ophthalmostats qui ont des parties aiguës ou tranchantes, doivent naturellement mieux fixer l'organe,
quelle que soit l'opération que l'on ait intention de pratiquer; mais ils ont en même tems de grands inconvéniens, ils irritent considérablement, occasionnent en
conséquence des inflammations vives.

L'instrument de *Pamard*, est une pique suffisamment
longue, assez ferme et très-aiguë, qui, à peu près à une

demi-ligne de sa pointe, a une vive arête en forme de trefle, pour qu'elle ne pénètre point trop avant. Cette tige est fixée dans un manche, et a une courbure pour s'accommoder à la convexité du nez : elle s'implante dans la conjonctive qui recouvre la tunique sclérotique, très-près de la cornée et de l'endroit par lequel la pointe du bistouri doit ressortir lorsqu'on pratique l'extraction. Voyez les *Fasciculi* de *Richter*, etc. *System of Surgery, etc.*, *by Benjam. Bell*, pag. 321, planc. 31, fig. 2, etc. Cette tige est droite ou courbée, à la volonté de l'opérateur, comme je l'ai fait observer. Voyez la *fig. XXXVIII, pl. XVII.*

L'ophthalmostat de *Casa amata* diffère très-peu du précédent, et seulement par sa tige, qui a la forme d'une S romaine. Celui de *Simon* est à peu de chose près, semblable à l'instrument de *Casa amata*. Voyez une brochure qui a pour titre, De method. suffus. ocul. curand. auctore *Christian, Gothold. Feller.* Lips. 1782, fig. 1 et 7, pag. 28. Voy. aussi la *fig. XXXIX, planche XVIII.*

La double érigne de *Béranger* s'applique également dans la conjonctive, près de la cornée. Une des deux érignes dont cet ophthalmostat est composé, est plus courte que l'autre, toutes les deux sont fort aiguës, et au moyen d'une légère rotation entre les doigts, l'instrument embrasse la conjonctive lorsqu'on l'implante dans cette tunique. C'est donc en irritant violemment l'œil, qu'on parvient à le fixer par cette méthode. Voyez la *fig. XL, pl. XVI.*

L'espèce de pince de *Pope* est composée d'une branche dont l'extrémité est aiguë, et figurée en tranchant plat, ayant en petit la forme d'un as de pique, tandis que l'extrémité de l'autre branche représente une portion de tenaille. La partie tranchante perce la cornée, celle en forme de tenaille, appuie sur la portion de la membrane qui a été coupée et sur l'extrémité tranchante qui est dessous. C'est ainsi qu'en fermant cette espèce de pince, on rend l'œil immobile, en saisissant dans ces deux branches, une des lèvres de la plaie de la cornée. Le tems qu'on emploie à appliquer cet ophthalmostat serait presque suffisant pour achever l'opération. Voyez la *fig. XLI, pl. XX.*

L'aiguille tranchante de *Poyet*, armée d'une soie passée par un trou qu'on remarque à son extrémité, a également de grands inconvéniens. La soie qui doit fixer après qu'on l'a tirée dehors de l'œil, au moyen d'un petit crochet, ne peut être dégagée et produire cette immobilité du globe, qu'autant que cette aiguille tranchante a percé la cornée de part en part. On peut alors saisir cette soie, et la soutenir en forme d'anse d'une main, tandis que de l'autre on achève l'incision avec le tranchant inférieur de cette espèce de bistouri. Dans cette position il n'est plus nécessaire que l'organe soit fixé par un instrument auxiliaire ; car le bistouri qui a transpercé la cornée tient lui-même l'œil fixe. Consultez sur cet instrument le second volume des Mémoires de l'Académie de chirurgie de Paris, in-4°. Voy. aussi la *fig. XLII, pl. XX.*

L'ophthalmostat de *Guérin*, de Lyon, qui fixe l'œil et fait en même tems la section de la cornée, est une espèce de tenaille composée de deux tiges, dont l'une offre une pointe capable, en pénétrant, de fixer l'œil, et l'autre une lame qui est destinée à inciser la cornée. Ces deux branches vont à l'encontre l'une de l'autre, par le moyen d'un ressort commun renfermé dans une plaque qui est à l'extrémité du spéculum. Ces deux tiges ont vers leur milieu et vers l'endroit où l'on saisit l'instrument, un demi-anneau.

La pique qui se trouve à l'une des tiges a une vive arrête qui empêche qu'elle ne pénètre trop avant. Lorsque la lame qui est à l'autre branche de l'instrument est mise en action, et qu'elle a recouvert entièrement la pique, la section de la cornée est achevée. J'ajouterai que cette lame est presque triangulaire, et a un peu l'apparence d'une lancette, *fig. XLIII, pl. XVII.*

Cet instrument mérite de trouver une place dans l'arsenal de chirurgie, mais ne peut être réellement utile.

L'aiguille de *Palucci* fixe l'œil comme l'aiguille de *Poyet*, c'est-à-dire qu'il faut traverser la cornée de part en part pour que le globe soit immobile; c'est alors qu'en poussant un bouton qui est à l'extrémité du manche de cette espèce de bistouri, on fait sortir de ce manche (qui est creux et semblable à une seringue) une espéce de lancette dont le dos est droit et le tranchant convexe. Cette lame suit une rainure qui est dans le manche lorsqu'on la met en action, et va ouvrir la cornée. Il en est de cet ophthalmostat comme de celui de *Poyet*, il est embarrassant et dangereux, et n'est d'aucune utilité. Voyez la *fig. VI, pl. II.*

L'instrument que *Rumpeltus* emploie pour empêcher la mobilité du globe, ressemble à un dé à coudre. C'est un doigtier au bout duquel est soudée une tige droite et longue de quelques lignes. L'extrémité de cette tige est pointue, et on y observe également, comme dans quelques-uns des instrumens dont j'ai déjà fait mention, une vive arête qui empêche que la pointe ne s'engage trop profondément dans la partie de la cornée où on la fixe, à la distance d'une demi-ligne de la sclérotique. Ce doigtier ou dez est ajusté au doigt du milieu de la main opposée à celle qui opère.

La difficulté que l'on éprouve à abaisser la paupière inférieure, lorsque la main est embarrassée par cet instrument, l'irritation et la compression qu'il exerce sur l'œil, l'impossibilité où l'on est de se défendre de l'iris lorsque cette tunique embrasse le bistouri, pendant l'incision de la cornée (inconvénient que ce doigtier partage avec presque tous les ophtholmostats), doit le faire abandonner. Cette dernière difficulté est même le plus fort argument contre l'usage des ophthalmostats, car il est une infinité de circonstances où le doigt index et celui du milieu sont extrèmement nécessaires pour se débarrasser de l'iris qui enveloppe le cératotome. Voy. la *fig. XLIV, pl. XVIII.*

M. *Demours* a présenté à l'assemblée de la faculté de médecine de Paris, dite *Prima mensis*, le premier novembre 1784, un ophthalmostat capable d'éviter les accidens que craignent quelques praticiens. Cet instrument qui est assez semblable au précédent, mais corrigé, est comme lui une espèce de doigtier ou dez, excepté qu'il n'y a que les parties latérales du doigt index, dans lequel on le place, qui se trouvent embrassées; le dessus et le dessous du doigt sont libres, parce que ce doigtier est ouvert, l'instrument n'étant composé que de deux branches longues de dix-huit lignes, et légèrement concaves pour s'accommoder aux parties latérales de ce doigt. Ces branches sont plus larges à leurs extrémités, qui correspondent au milieu de la seconde phalange, qu'à l'endroit où elles se confondent, en se courbant pour s'accommoder à la convexité du doigt. De l'extrémité de ce dez, qui touche le bout du doigt, s'élève une tige pointue, de cinq lignes de longueur, et grosse comme une épingle ordinaire. Cette tige est courbée de façon à permettre la libre sortie du cératotome. La pointe de cette tige est faite à la lime ; elle est ronde, et ne pénètre pas, à ce qu'assure M. Demours, plus de la moitié de l'épaisseur de la cornée. Il faut un de ces instrumens pour chaque œil ; on l'implante horizontalement dans la cornée, à la distance d'une ligne ou environ de la sclérotique, afin que le bistouri puisse sortir entre cette tunique et la pointe de l'ophthalmostat. Voyez la *fig. XLV, pl. XVIII*.

Cet ophthalmostat prévient beaucoup des inconvéniens que j'ai fait observer dans les autres : il fixe mieux l'œil ; à la vérité, il exerce toujours un léger point de compression, qu'il faut éviter. Il a l'avantage de permettre d'abaisser la paupière inférieure avec le même doigt dans lequel cet instrument est placé ; ce que ne peuvent faire les autres ophthalmostats : cependant, comme je l'ai dit, ce doigt est on ne peut plus nécessaire pour garantir l'iris d'aucune lésion, lorsque cette tunique enveloppe le bistouri, et je craindrais que cet instrument ne le laissât pas assez libre pour empêcher la section de cette membrane. Il est des circonstances où il faudrait un doigt de plus pour pouvoir éloigner l'iris d'une manière convenable. Au reste, s'il fallait avoir recours à un ophthalmostat, celui de M. *Demours* mériterait la palme.

M. *Guérin*, frère de *Guérin* de Lyon, a fait hommage, il y a quelques années, à l'Académie de chirurgie de Paris, d'un instrument propre à faire l'opération de la cataracte. Cet instrument, assez difficile à décrire, est en même tems ophthalmostat et bistouri. C'est, à proprement parler, la flamme allemande, avec laquelle on saigne, qui a été arrangée pour pouvoir pratiquer la section de la cornée. Cet ophthalmostat est composé d'un manche plat ou boîte, en forme de parallélogramme, et semblable à celui de la flamme allemande. Ce manche renferme les ressorts qui doivent faire agir la branche, au bout de laquelle est le bistouri. Cette branche a la forme d'une S. Le bistouri qui doit inciser la cornée, et l'anneau d'or qui fait l'office d'ophthalmostat, sont appliqués sur la cornée lorsqu'on détend le ressort.

Le manche de cet ophthalmostat est formé de plusieurs plaques d'argent. Vers l'extrémité supérieure de cette espèce de manche, se trouve un anneau d'or, concave vers la face qui doit être appliquée sur la cornée, et placée dans un plan courbé.

La lame, en forme de flamme, est fort épaisse : elle est terminée par une tige courbe, longue et renfermée dans le manche. On peut arrêter la lame sur un des côtés du manche, au moyen d'un ressort à bascule qu'on détend lorsqu'on veut faire agir cette sorte de bistouri.

La flamme, parcourant toute l'étendue de l'anneau d'or, doit percer de part en part, et couper seulement par en bas la portion de la cornée qui a été renfermée dans cet espace.

La tige est recourbée vers son extrémité et près de la lame qui sert de bistouri. Cela était nécessaire pour qu'elle pût s'adapter à l'anneau d'or à une juste distance.

Il est facile d'imaginer qu'on a eu soin de placer cette flamme sur l'anneau qui fixe l'œil, pour qu'elle ne fût point dans le cas de blesser la caroncule lacrymale au moyen de sa pointe ; et pour éviter cet accident, on a.

ajusté à cet anneau une petite plaque ou onglet d'or, qui a la forme et l'étendue du grand angle; de sorte que le bistouri ne dépasse point son extrémité, lorsqu'il est dans son repos.

Vers la partie inférieure du manche, se trouve une vis, qui tient à la tige, au bout de laquelle est le bistouri, et qui, lorsqu'on la tourne, peut rapprocher plus ou moins la lame de l'anneau qui sert d'ophthalmostat.

Pour se servir de cet instrument, on le prend comme une plume à écrire. Après avoir relevé la paupière supérieure et baissé l'inférieure, l'anneau est présenté à la cornée; et lorsque le segment de celle-ci y est engagé, le doigt index, appuyé sur la bascule, laisse au ressort la faculté de se détendre. La lame tranchante alors part, et coupe la cornée du petit au grand angle.

Cet ophthalmostat est très-ingénieux, et a réellement de l'avantage sur beaucoup de ceux de cette espèce, si on les admet dans cette partie de la chirurgie. On peut lui reprocher un grand défaut cependant; c'est la compression qu'il exerce sur le globe. Cette compression est beaucoup plus dangereuse qu'on ne le pense. L'humeur vitrée a, dans bien des cas, une grande tendance à s'échapper avec la cataracte, lorsque la cornée est ouverte; et la méthode qui exerce le moins de compression, a bien de la peine à l'empêcher. Alors les instrumens qui pressent le globe en opérant, doivent souvent faire éprouver cet accident. Je pourrais citer bien des observations de cette espèce; et dans le moment où j'écris, je puis en produire de toutes récentes sur des personnes fort connues. Elles ont été opérées d'un œil avec l'instrument de M. *Guérin* corrigé, et le globe s'est vidé pendant l'opération; le traitement ensuite a été long, douloureux, et le terme a été l'aveuglement. J'ai opéré l'œil, resté intact, chez chacun de ces malades, et le succès le plus complet a suivi l'opération. L'humeur vitrée ne s'est point écoulée, malgré qu'elle se présentât à l'ouverture, et le crystallin opaque n'est sorti qu'à ma volonté, la méthode que j'emploie n'obligeant à aucune compression. S'il le fallait, je pourrais produire les preuves matérielles de ce que je viens d'avancer, en nommant les malades; mais rien n'est plus éloigné de ma pensée que d'offenser personne.

L'application sur l'œil ne s'en fait point cependant sans d'assez grandes difficultés, eu égard à la grande mobilité des yeux, au volume de la cornée, qui, n'étant point la même chez tous les individus, exigera des anneaux plus ou moins grands. En faisant usage de cette méthode, on courra souvent risque de pratiquer une incision beaucoup trop petite, et de blesser l'iris, qui se trouve convexe chez quelques malades.

Un inconvénient qu'on éprouve en l'employant, et qui a été expérimenté par deux praticiens éclairés qui me l'ont attesté, c'est de ne point toujours achever l'ouverture de la cornée d'un trait. Aussi est-il arrivé que la lame restait suspendue à l'œil, retenue par l'angle de la membrane qui n'avait point été coupée par en bas, et dont il avait fallu terminer la section à l'aide des ciseaux. Quelle que soit la cause de cet événement, il fournit matière à critique. Voy. la *fig. XLVI, pl. XVI.*

L'ophthalmostat de M. *Dumont* ressemble à celui de M. *Guérin,* ou plutôt c'est le même, à quelques corrections près. L'anneau et la tige, au lieu d'être recourbés, sont dans un plan horizontal; ce qui est plus commode. Le bistouri perce dans une situation droite, et il n'est pas nécessaire de tenir l'instrument en face de l'œil (ce qui est gênant dans la méthode de M. *Guérin*); mais on le place à l'angle externe.

Il diffère encore en ce qu'on peut employer des lames de différentes largeurs ; qu'elles sont plus faciles à repasser que celles de M. *Guérin;* qu'on peut prendre un point d'appui sur la tempe du malade ; ce que ne permet point l'autre instrument : de plus, on voit ce qu'on fait.

Il vient d'être présenté, il y a quelques années, au Lycée, un nouvel ophthalmostat, auquel l'auteur a donné le nom de *kératome;* et d'autres, celui de *cyclotome.*

Cet instrument est encore un ophthalmostat dont la partie destinée à inciser la cornée, est mise en action par un fort ressort de montre. La lame qui sert de bistouri est très-courte, et a la forme d'une espèce de ciseaux anglais courbés à angle droit, en observant cependant qu'il n'y a guère que la pointe qui sert à ouvrir la cornée. Voyez les *figures XLVIII, pl. XXIV.*

Cette incision se fait en coupant circulairement, et à la manière des faulx. Cette pointe, qui seule coupe, ne pénètre, à ce que prétend l'auteur, que l'épaisseur de la cornée, sans traverser au-delà de la chambre antérieure.

La lame est adaptée à une roue de cuivre dentelée et tournante, tenue en arrêt par une bascule. Voyez la *figure ci-dessus.*

Cette roue se monte au moyen d'une clef. Elle ne parcourt que la portion de cercle nécessaire pour que la lame elle-même ne divise de la cornée que ce qui convient ; c'est un crochet d'acier qui est chargé de l'arrêter. Le ressort de montre qui met en action cette roue est caché dans une espèce de boîte de cuivre, elle-même

inhérente à un manche d'ébène carré, et assez long. A
cette boîte de cuivre s'applique à volonté une sorte de
cône tronqué ou entonnoir, dans la partie concave de
laquelle est contenue la roue. A cette roue est attachée
l'espèce de faulx tranchante. La partie tronquée du cône,
où se trouve la pointe de la faulx, sert à loger la cornée
pour fixer l'œil, en le comprimant et faisant l'office de
l'anneau de l'ophthalmostat de M. *Guérin*. En ce point,
il aura, comme celui de M. *Guérin*, en raison des cornées plus ou moins grandes, l'inconvénient d'exiger que
la partie tronquée de cet entonnoir soit plus ou moins
ouverte. En conséquence, il faudra avoir plusieurs en-
tonnoirs de diamètres plus ou moins évasés. Voyez les
figures XLVIII, planche XXIV.

Lorsqu'on pousse la bascule, la roue part, ainsi que
la lame tranchante qui y est fixée, et celle-ci incise la
cornée en demi-cercle.

Ce *kératome*, que je décris assez brièvement, ne
l'ayant vu que très-peu d'instans, a quelque analogie
avec celui de M. *Guérin*, et n'en diffère qu'en ce qu'il
divise d'une manière différente. Cette différence ne lui
donne, à ce que je pense, aucun avantage sur lui.

Ce *kératome* ou *cyclotome* a été construit par M. *Al-
lard*, horloger, artiste distingué dans ce genre, et qui
assure avoir beaucoup ajouté du sien dans la confection
de cette machine. On doit convenir cependant que cet
instrument est assez ingénieux; mais il a un grand défaut, celui d'être mis en action par un ressort.

Au reste, je ne répéterai point ici ce que j'ai déjà dit
relativement aux instrumens à ressorts, et je me servirai
des expressions d'un célèbre professeur, M. *Sabatier :*
« Lorsque l'illusion sera dissipée, on en reviendra au

» bistouri, et on ne confiera plus une opération aussi » délicate à l'action d'un ressort, etc. etc. » Voyez sa *Médecine opératoire*, etc. A Paris, in-8°, par M. *Sabatier*.

§ III. De tout ce qui vient d'être dit, et de tout ce qu'il serait possible d'ajouter, si cet article ne devenait déjà trop long, on doit conclure que les spéculums divers sont ingénieux, et méritent des éloges à leurs auteurs, pour la bonne intention qu'ils ont eue; intention qui, à la vérité, n'est pas entièrement remplie à beaucoup d'égards. Si leur but a été de mettre cette opération à la portée de tout le monde, ce sera un mal; car le bon usage de ces ophthalmostats exige encore beaucoup d'adresse, et ils peuvent être funestes entre les mains de personnes peu instruites. A en juger d'après toutes ces inventions, on croirait que la difficulté d'inciser la cornée est le seul point à vaincre : on sait cependant que ce n'est pas le plus intéressant dans cette opération, pour en assurer le succès.

En général, j'aurai toujours de la répugnance à admettre l'usage d'aucun ophthalmostat, les regardant comme dangereux ; et je crois, sans dessein d'offenser personne, qu'il faudra s'en passer le plus possible. Jamais un instrument à ressort ne sera mis en action sur un organe aussi délicat, sans grands inconvéniens : la main exercée, et conduite par un bon jugement, suppléera aisément à tous ces moyens auxiliaires.

OUVRAGES A CONSULTER.

Scultet. Armamentar. chirurg. in-8°. Amstelod.

Petit (Jean-Louis), Traité des opérat. de chirur. in-8°. Paris.

Brambill. Armamentar. chirurg. austriac. in-folio. Vindob.

Dionis, Traité d'opérat. avec des notes par *la Faye*, in-8°. Paris.

Garengeot, Traité des instrumens de chirur. in-12. Paris.

Bell's, System of Surgery, etc. Edimburg. in-8°.

Perret, l'Art du coutelier, in-folio, section première. Seconde édition, Paris.

Guérin, Malad. des yeux, in-12. Lyon.

Platner. Instit. chirur. in-8°. Lipsiæ, 1783.

Pallucci, Description d'un nouvel instrument pour la cataracte. A Paris, in-12.

Demours (M.), Mémoire lu à l'assemblée dite *prima mensis*, le premier novembre 1784, aux Ecoles de Médecine de Paris.

OPHTHALMOTOMIE. On affecte ce nom à la partie de l'anatomie qui a pour objet la dissection de toutes les parties qui constituent l'œil, et qui lui appartiennent.

OPHTHALMOXISIS, Scarification. Voyez le mot *Scarification*, qui est la même chose.

OPHTHALMOXYSTER, Nom qu'on a donné aux différens instrumens proposés par les anciens pour pratiquer sur le globe de l'œil même, une saignée locale, ou plutôt une scarification ou dégorgement de sang. Consultez à ce sujet le mot *Scarification*, où il est parlé des différens instrumens qu'on a employés pour cette opération.

OPTICIEN, C'est le nom que l'on donne à la personne qui s'occupe de l'optique.

OPTIQUE (Nerf). Voyez le mot *Nerf optique*.

OPTIQUE, *Optice*, *Optica*. L'optique est la science

de la vue, à proprement parler, qui démontre la manière d'agir des rayons de lumière sur l'œil, ou pour mieux dire l'optique est la science qui nous apprend par quel mécanisme nous voyons un objet qui de tous ses points envoie à nos yeux des rayons lumineux. L'optique est divisée en catoptrique et en dioptrique.

La catoptrique est la science qui traite spécialement de la manière dont les différens rayons de lumière sont réfléchis.

La dioptrique est cette partie de l'optique qui a pour objet la manière dont les différens rayons lumineux, soit divergens, soit convergens, sont brisés, en passant d'un milieu rare dans un milieu plus dense; c'est l'effet qui a lieu lorsqu'ils traversent les verres plans, convexes ou concaves. Voyez le mot *Vision*.

ORBICULAIRE (Muscle). Voyez le mot *Muscle des paupières.*

ORBITES, en latin *Orbitæ*, sont deux cavités situées au bas du coronal, près la racine du nez, et dans lesquelles sont placés les yeux; leur forme est irrégulière, presque conique, et ressemblant à une pyramide composée de quatre côtés inégaux.

Chaque orbite est le résultat de la réunion de sept os qui sont : 1°. le frontal, composant la partie supérieure et une partie des angles; 2°. le sphénoïde, qui forme la partie postérieure et latérale externe; 3°. l'os jugal ou de la pommette qui constitue une portion du petit angle, et plus de la moitié inférieure de l'orbite; 4°. l'os maxillaire supérieur, dont la partie inférieure de cette ouverture et une portion du grand angle sont construits; 5°. l'os unguis ou lacrymal produisant la partie antérieure du grand angle, et conjointement avec la branche montante de l'os maxillaire supérieur, le canal osseux dans lequel est logé une partie du siphon lacrymal, qu'on appelle canal nasal; 6°. l'os ethmoïde qui donne la partie moyenne et latérale interne de l'orbite; 7°. enfin l'os du palais concourt à la structure de l'orbite, et en fait la partie inférieure la plus reculée.

Les orbites sont percées, dans une grande partie de leur surface, pour le passage des nerfs, des artères, des veines et des membranes qui enveloppent ces organes, et du siphon lacrymal. Ces cavités sont aussi remplies de graisse, pour faciliter les mouvemens des yeux.

Les ouvertures qu'on remarque sont, ou des trous, ou des fentes, ou des conduits.

Le trou le plus considérable se rencontre dans l'os sphénoïde, et porte le nom de trou optique, parce qu'il donne passage au nerf du même nom, à l'artère ophthalmique, et à la dure-mère.

Au dessous, et à côté, dans le même os, se voient deux fentes nommées orbitaires supérieure et inférieure; l'inférieure est plus grande que la supérieure; la troisième, la quatrième et la sixième paire de nerfs passent par l'ouverture supérieure, ainsi que le nerf ophthalmique de *Willis*, et les vaisseaux sanguins, artériels et veineux qui sont la veine ophthalmique et l'artère de la dure-mère.

Non loin de la fente sphénoïdale, se trouve un petit trou qui donne entrée à une artère fournie par la carotide interne; cette artère se distribue à la dure-mère.

Dans la partie inférieure du coronal qui forme une portion de l'orbite, et vers le milieu est une échancrure qu'on nomme trou surcilier, par lequel sort le nerf frontal ou la seconde branche de l'ophthalmique de *Willis*.

Le nerf nasal ou la troisième branche du nerf ophthalmique, passe à travers le trou formé par la rencontre de l'os planum ou lame osseuse de l'os ethmoïde avec l'os coronal; par le même trou s'insinuent également la veine ethmoïdienne antérieure, et l'artère du même nom.

Le canal ou marche sous-orbitaire situé dans la partie inférieure de l'orbite, donne issue à la branche maxillaire supérieure de la cinquième paire de nerfs.

La réunion de l'os unguis avec la branche montante de l'os maxillaire supérieur, forme un canal dans lequel est logé le sac nasal.

Quelques filets nerveux de la portion dure du nerf auditif, se joignant à un rameau cutané de la cinquième paire, pénètrent dans l'orbite par le petit trou qu'on observe dans le milieu de l'os de la pommette.

L'orbite est une cavité très-resserrée dans le sujet frais; elle est recouverte par la conjonctive, le muscle orbiculaire, les paupières, etc.; elle sert à loger l'œil et ses parties adjacentes.

Voyez, pour l'histoire anatomique de l'orbite dans le squelette, les ouvrages suivans:

Plempii, Opthalmogr.

L'anatomie de *Winslow*, Traité de la tête, Paris, in-4°.

　　　　— de *Palfin*, par *Antoine Petit*, M. P. in-8°.

La dissertation de *Camper*, De quibusdam oculi partibus, cap. 1.

Descriptio anatomica oculi humani. Caput. 7, de orbitâ, autore Johann. Gottfried, *Zinn*. in-4°. Gottin.

Le premier volume de l'anatomie de M. *Sabatier*, Paris, in-8°.

Le traité des maladies d'yeux de *Deshayes-Gendron*, Paris, in-12.

L'Ostéologie de M. *Bertin*, Paris, in-12.

L'Ostéologie de *Monroo*, traduit de l'anglais, in-folio. Paris.

Anatom. *Cowper*, in-folio. London.

Clopton. Hawers. De ossibus, in-8°.

Bernard Siegfried Albini. De ossibus corp. hum. ad auditores suos. in-12, 1724. Leidæ Batavorum.

Sam. Thom. Sœmmering. Icon. ocul. hum. in-folio, Francof. ad Mœnum, 1804.

Les orbites peuvent être affectées de carie, principalement vers l'angle interne. L'os unguis est l'os qui est attaqué lorsque les fistules lacrymales sont anciennes. Cet os est quelquefois, quoiqu'assez rarement, entièrement carié. Voyez l'article *Fistule lacrymale.*

Un coup peut faire pénétrer dans l'orbite un corps étranger, et le faire parvenir jusqu'au cerveau, alors la blessure est assez ordinairement mortelle ; cependant on trouve dans la chirurgie de *Bell* un cas extraordinaire.

Une tige de fer, par accident, pénétra fort avant dans l'orbite d'un particulier. Le nerf optique fut très-blessé ; cependant le malade a guéri, à ce qu'assure l'auteur, pag. 77, tom. 3, in-8°. Edimburgh. 1785, System. of Surgery, etc. by *Benjamin Bell.*

On pourrait, sans être taxé de trop d'incrédulité, former quelques doutes sur la véracité de ce fait en tous ses points.

ORGANE ɪᴍᴍÉᴅɪᴀᴛ ᴅᴇ ʟᴀ ᴠᴜᴇ. Qualité qui a été attribuée par le plus grand nombre des anatomistes, à la rétine. Voyez le mot *Rétine.*

ORGEOLET. L'orgeolet, appelé en grec Κριθη, en

latin *Hordeolum*, est une tumeur inflammatoire des paupières, qui peut aussi être mise au rang des tumeurs enkistées.

§ I. Cette tumeur est fixe, un peu longue, et présente la figure et le volume d'un grain d'orge, d'où lui vient son nom. Elle naît, pour l'ordinaire, à l'extrémité des paupières, plus souvent à la paupière supérieure qu'à la paupière inférieure, sur-tout entre les cils, ou fort près de ces poils, et aussi en d'autres endroits de ces organes; elle a son siége, pour l'ordinaire, dans une glande.

L'orgeolet occupe plus d'espace, et prend plus de volume, lorsqu'il croît en d'autres places que vers les bords des paupières, et donne quelquefois lieu à une fistule de ces parties; il s'endurcit s'il ne se dissipe par la suppuration.

§ II. Cette maladie est produite par une transpiration arrêtée, par une fièvre quelconque, par le virus vénérien ou scrophuleux, par l'abus des liqueurs spiritueuses, par les veilles immodérées et les exercices violens.

§ III. Cette tumeur est accompagnée d'inflammation lorsqu'elle commence; assez communément elle est de substance molle, blanche et lymphatique, et se termine quelquefois par une grosseur dure qui porte le nom de loupe, lorsque la matière qui la forme se dessèche : alors la maladie dure assez long-tems, et est fort incommode. L'orgeolet se dissipe souvent pour un tems, et se remontre de nouveau après. Il n'est point rare de le voir abcéder, et cette terminaison, outre qu'elle abrége le mal, s'oppose au retour d'une nouvelle congestion de matière. Au reste, il n'y a aucun danger à courir pour la vision.

§ IV. Lorsque l'orgeolet paraît devoir finir par la suppuration, on s'aperçoit à l'inflammation et à la blancheur qui se rencontre vers le milieu de la grosseur, de la disposition que la matière a à se former ; alors on la favorisera par l'application des remèdes émolliens, tels que l'onguent de la mère, la pulpe de pommes de reinettes cuites, les cataplasmes de lait, de mie de pain, les fomentations de guimauve, de fleurs de mauve, etc.; les emplâtres avec des mucilages, etc.; c'est un des cas où les émolliens sont admissibles.

Si cette tumeur est placée vers le milieu de la paupière, on y appliquera un emplâtre fondant de diachilum cum gummis, de diabotanum, ou de vigo cum mercurio, etc. La pommade que j'ai prescrite à l'article *Ophthalmie,* fait assez de bien si on en frotte légèrement mais exactement l'élévation, une fois le matin et une fois le soir. Voyez le mot *Ophthalmie.*

§ V. Les médicamens indiqués plus haut n'obtenant aucun succès, il faut donner jour à la matière avec le secours du bistouri ou de la lancette. Pour cet effet on renverse la paupière, si l'orgeolet est vers le milieu de cet organe, et on fend la tumeur par la moitié, ayant grand soin de consommer le petit sac ou kiste dans lequel le fluide puriforme est contenu. On emploie pour cet effet un caustique quelconque, mais par préférence le nitrate d'argent. On fomente ensuite la paupière avec une infusion légère de fleurs de sureau, et peu de jours après, la blessure se ferme sans accident.

Il est superflu de faire observer qu'il convient d'abord de tenter la voie de la résolution, comme la plus douce, avant d'en venir aux opérations indiquées.

On peut parvenir à ce but, en faisant usage des bains

de pied, du petit lait, des lavemens simples, ainsi qu'en fomentant ces éminences enflammées avec des collyres légèrement toniques et un peu répercussifs. Voyez à ce sujet le mot *Collyre*.

OUVRAGES A CONSULTER.

Ambroise Paré (les OEuvres d'), in-folio.
Boërhav. De morbis oculor, in-12.
Guillemeau, Malad. de l'œil, in-12.
Antoine Maître-Jean, Maladies d'yeux, in-12.
Deshayes-Gendron, Maladies des yeux, in-12.
Saint-Yves, Maladies des yeux, in-12.
Guérin, Maladies des yeux, in-12.
Plenck. Doctrin. de morb. oculor., in-8°.
Bell's, System. of Surgery, by *Benjamin*, in-8°.

ORGUEILLEUX, Tumeur inflammatoire des paupières, *Hordeolum*. Voyez le mot *Orgeolet*, qui est la même chose.

OXYOPIE. Voyez le mot *Augmentation de vue*.

FIN DU PREMIER VOLUME.

ERRATA.

Page 28, ligne 22, amphlibestroïdes, *lisez* amphiblestroïdes.

Page 49, ligne 20, il est sur-tout de plus grande, *lisez*, il est sur-tout de la plus grande.

Page 146, ligne 9, Brisseou, *lisez* Brisseau.

Page 158, ligne 21, figure VIII, *lisez* figure VII.

Page 165, ligne 32, cole, *lisez* colle.

Page 175, ligne 32, Lavoisier, *lisez* Lavoisien.

Page 218, ligne 17, on lui fait pour cet effet faire, *lisez*, on lui fait alors exercer.

Page 226, ligne 27, chambre intérieure, *lisez* chambre antérieure.

Page 298, ligne 7, et éviter, *lisez* et à éviter.

Page 376, ligne 15, l'immobilité de la pupille, *lisez* la mobilité de la pupille.

Page 409, ligne 22, c'est à la présence de la lumière et à la surface, *lisez* c'est à la présence de la lumière, à la surface.

Page 446, ligne 22, anneau vasiculaire, *lisez* anneau vasculaire.